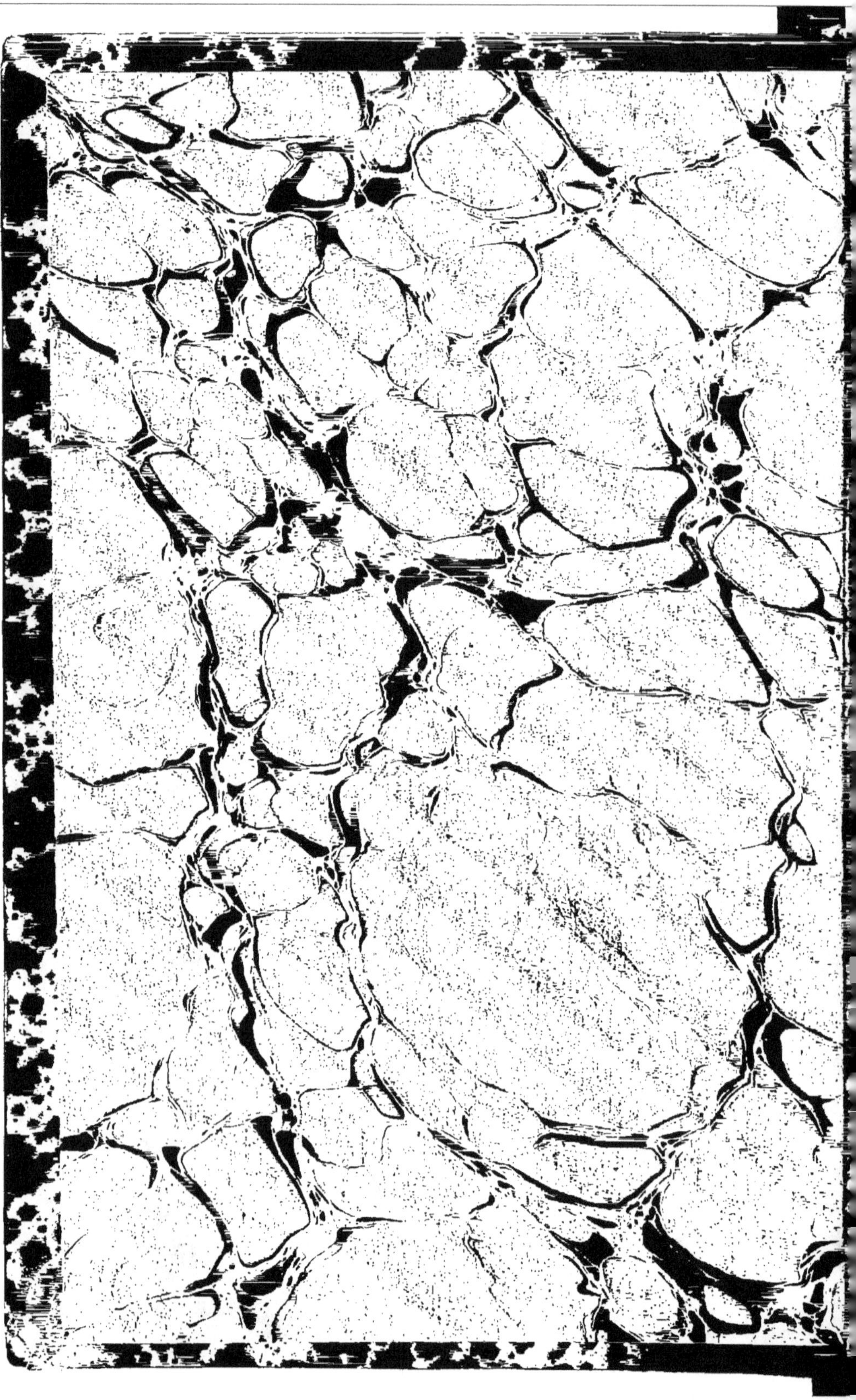

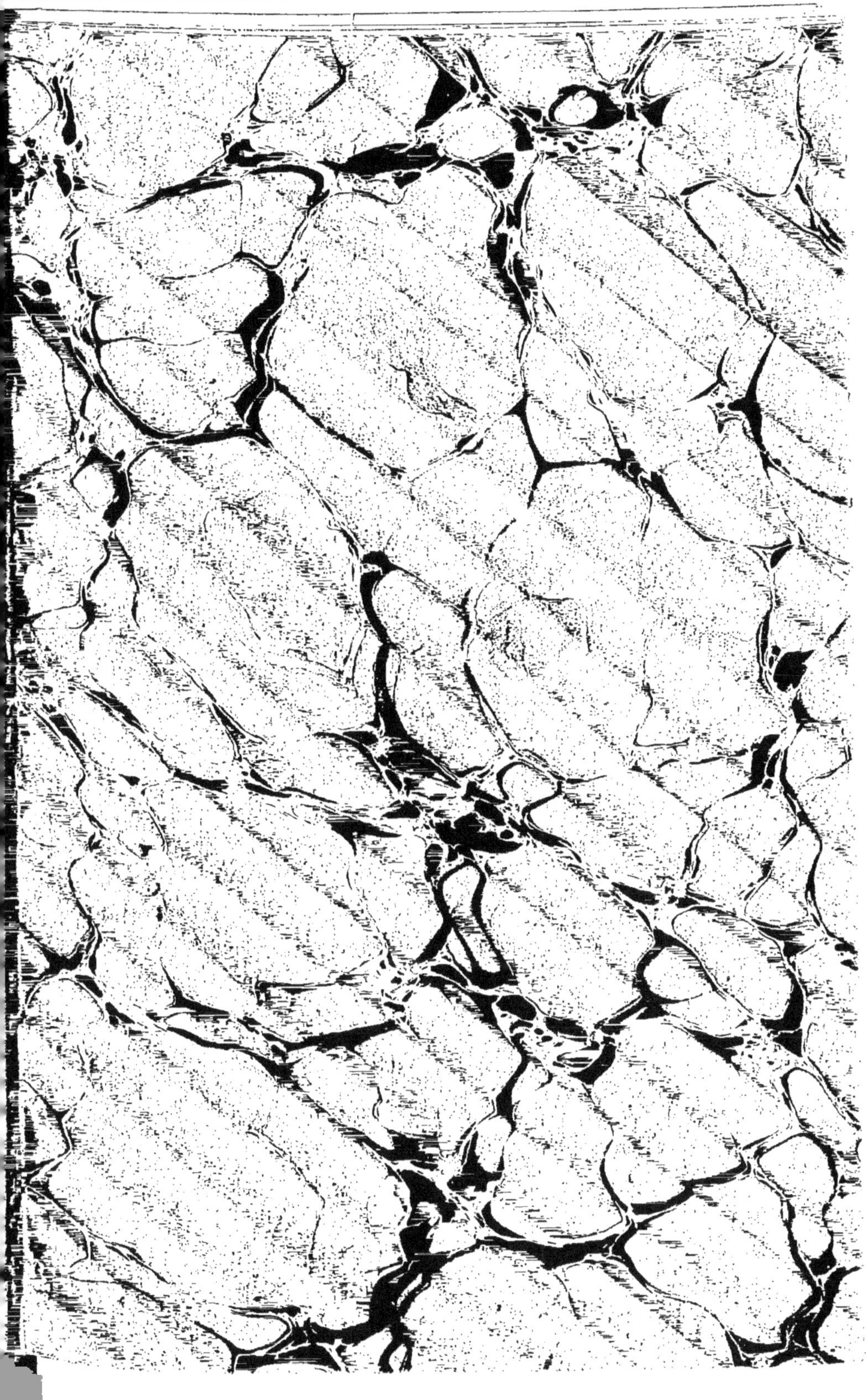

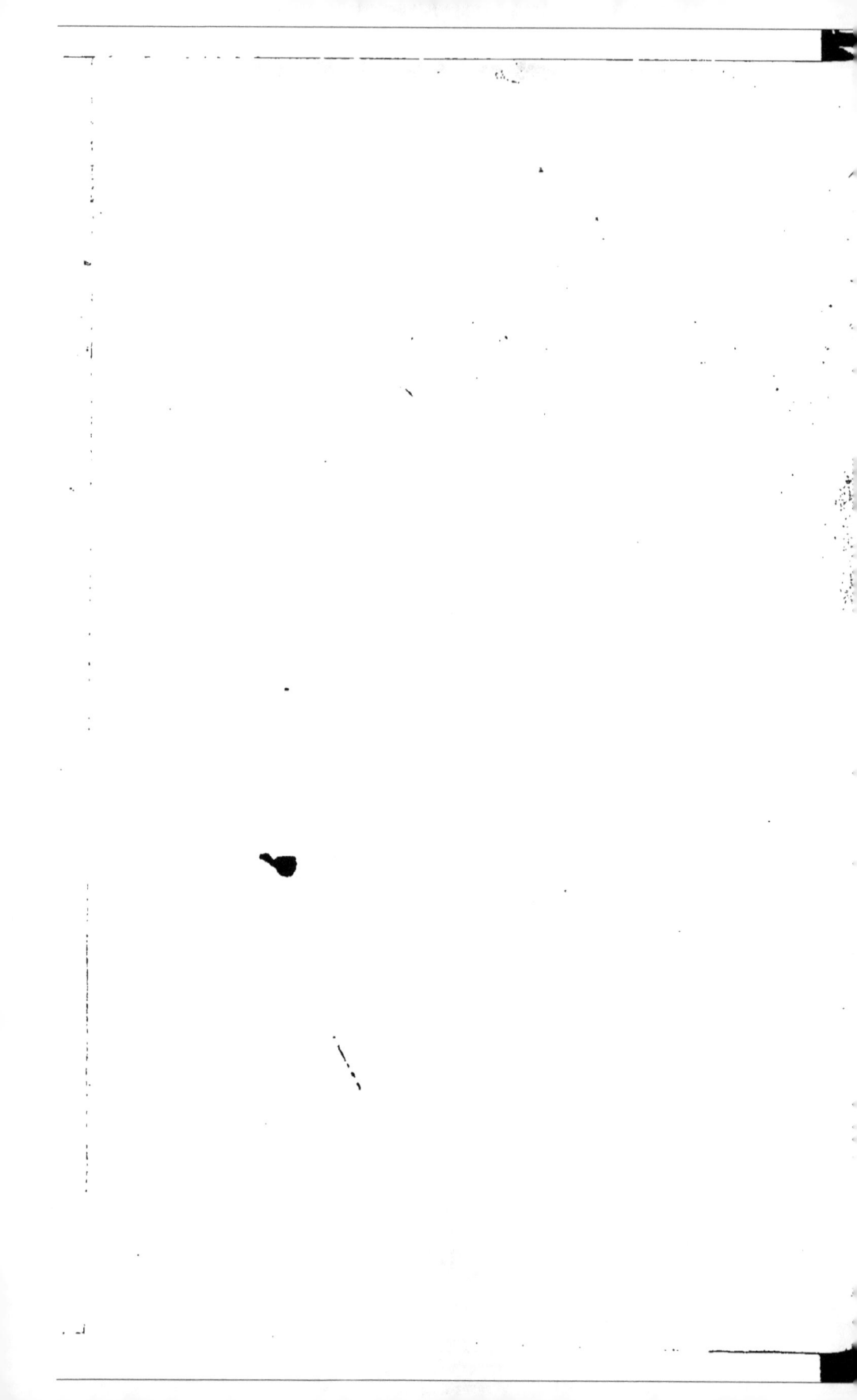

ÉTUDE PHYSIOLOGIQUE, CHIMIQUE
ET PATHOLOGIQUE

L'URINE HUMAINE

URINES NORMALES
URINES ANORMALES, URINES PATHOLOGIQUES

PAR

CAMILLE VIEILLARD

PHARMACIEN CHIMISTE
LAURÉAT DU CONCOURS BRASSAC
(Pharmacie C^{le} de France)
MEMBRE DE LA SOCIÉTÉ CHIMIQUE DE PARIS

PRÉFACE DE ARMAND GAUTIER
MEMBRE DE L'INSTITUT
PROFESSEUR DE CHIMIE A LA FACULTÉ DE MÉDECINE DE PARIS

Avec 29 figures dans le texte et 4 planches, dont une en couleur

DEUXIÈME ÉDITION
Revue et mise au courant des travaux les plus récents

PARIS
SOCIÉTÉ D'ÉDITIONS SCIENTIFIQUES
PLACE DE L'ÉCOLE DE MÉDECINE
4, RUE ANTOINE-DUBOIS, 4

1898

L'URINE HUMAINE

A LA MÊME SOCIÉTÉ D'ÉDITIONS

ARTHAUD G. et L. BUTTE (Drs). — **Diabète.** Albuminuries névropathiques, Asthme, etc. (physiologie du nerf pneumogastrique). In-8 carré de 220 pages .... **6** fr.

Dans ce remarquable ouvrage, les auteurs ont appliqué à la pathologie, les dernières découvertes fournies par l'étude physiologique du nerf vague. Ils ont démontré la pathogenèse de certaines affections qui ont pour cause première des altérations du nerf pneumogastrique.

BOUTARD (Dr E.), ancien Interne des Hôpitaux. — **Des différents types de diabète sucré.** — In-8 de 210 pages. **10** fr.

Il ne reste plus que cinq exemplaires de cet ouvage *épuisé*.

CHARNAUX (Le Dr L.). — **Diabète sucré syphilitique.** In-8 de 70 pages.. **2** fr.

GARROD (Dr Archibald-E.), médecin suppléant de l'Hôpital Saint-Barthélemy de Londres. — **Traité du rhumatisme et de l'arthrite rhumatoïde.** Traduit par le Dr BRACHET. In-8 carré illustré de 418 gravures.................... **12** fr.

Le praticien trouvera toute question rhumatismale traitée à fond dans ce volumineux ouvrage dû à la plume autorisée du savant clinicien anglais.

LEJEUNE (Dr Maxime). — **L'Arthritisme**, sa nature, sa médication, son hygiène. In-18 cartonné .... **3** fr.

MONIN (Dr E.). — **L'Hygiène et le traitement du diabète.** Vol. in-18 raisin, cartonné à l'anglaise.............. **3** fr.

MONIN (Dr E.). — **Hygiène et traitement curatif des maladies vénériennes.** In-18 de 118 pages, cartonné à l'anglaise. **3** fr.

RIVET (Dr Ad.) — **La Gravelle**, hygiène, régime, traitement, In-18 de 108 pages, cartonné à l'anglaise .... **3** fr.

SOREL (Dr J.). — **Diabète et glycosurie d'origine nerveuse.** Grand In-18 de 100 pages, avec 4 figures............ **4** fr.

SONNIÉ-MORET (Dr), pharmacien des Hôpitaux de Paris. — **Éléments d'analyse chimique médicale appliquée aux recherches cliniques**, 1 volume avec figures.......... **6** fr.

Dans cet ouvrage, l'auteur consacre une place importante à l'étude de l'*Urine*, puis il traite du *Sang*, des *Sérosités*, du *Suc gastrique*, de la *Bile* et de la *Salive*. Un chapitre final résume ce qui a trait à l'histoire du *Lait* et à son analyse. Tout en étant un livre élémentaire, s'adressant aux médecins qui s'intéressent aux choses de la chimie clinique, il est également destiné aux pharmaciens.

Envoi franco contre un mandat postal adressé à M. le Directeur de la SOCIÉTÉ D'ÉDITIONS SCIENTIFIQUES, *4, rue Antoine-Dubois, Paris.*

PRÉFACE

DU PROFESSEUR ARMAND GAUTIER

L'urine est pour le médecin le plus précieux des témoignages. Elle porte en elle la marque et la mesure de l'état de la nutrition, des échanges et de la désassimilation des tissus. Son étude détaillée, bien plus que celle du pouls ou de la température, est propre à renseigner sur les phénomènes intimes qui se poursuivent chez le malade, sur la toxicité de ses humeurs, sur le fonctionnement du rein et des principaux organes. Aussi les traités relatifs aux urines normales ou pathologiques et à leur analyse ne nous manquent-ils pas.

Mais les ouvrages tenant le milieu entre les livres de laboratoire, tels que le Traité des urines *de Neubauer et Vogel ou celui de Salkowski, ou les articles de journaux périodiques de médecine prétendant donner au jour le jour des méthodes rapides qui permettent au médecin de fonder son diagnostic ou son traitement sur les essais faits au lit du malade, ces ouvrages sont rares et mal au courant des besoins de la clinique et de la technique à leur appliquer.*

A ce point de vue, je suis heureux de signaler et de recommander l'ouvrage de M. C. Vieillard: l'Urine humaine. *Il sort de la plume d'un homme savant et consciencieux, bien au courant des méthodes, bien renseigné sur les questions soulevées dans ces derniers temps par l'examen approfondi des urines, et les conclusions qu'on en a tirées. J'ai trouvé dans ce livre à la fois les développements physiologiques, pathologiques et chimiques les plus précis et les plus sûrs. Les travaux modernes de MM. Ch. Bouchard, Charrin, A. Robin, Van den Velde, Salkowski, Baumann, Moreigne et bien d'autres, etc., y sont présentés avec soin.*

Je puis donc, en toute conscience, conseiller ce

petit Traité aux médecins instruits qui cherchent à s'élever au-dessus de la tradition empirique, aussi bien qu'aux chimistes qui peuvent être appelés à les renseigner sur le problème délicat de la composition des urines normales ou pathologiques et sur la signification précise des variations que révèle leur analyse.

ARMAND GAUTIER
DE L'INSTITUT.

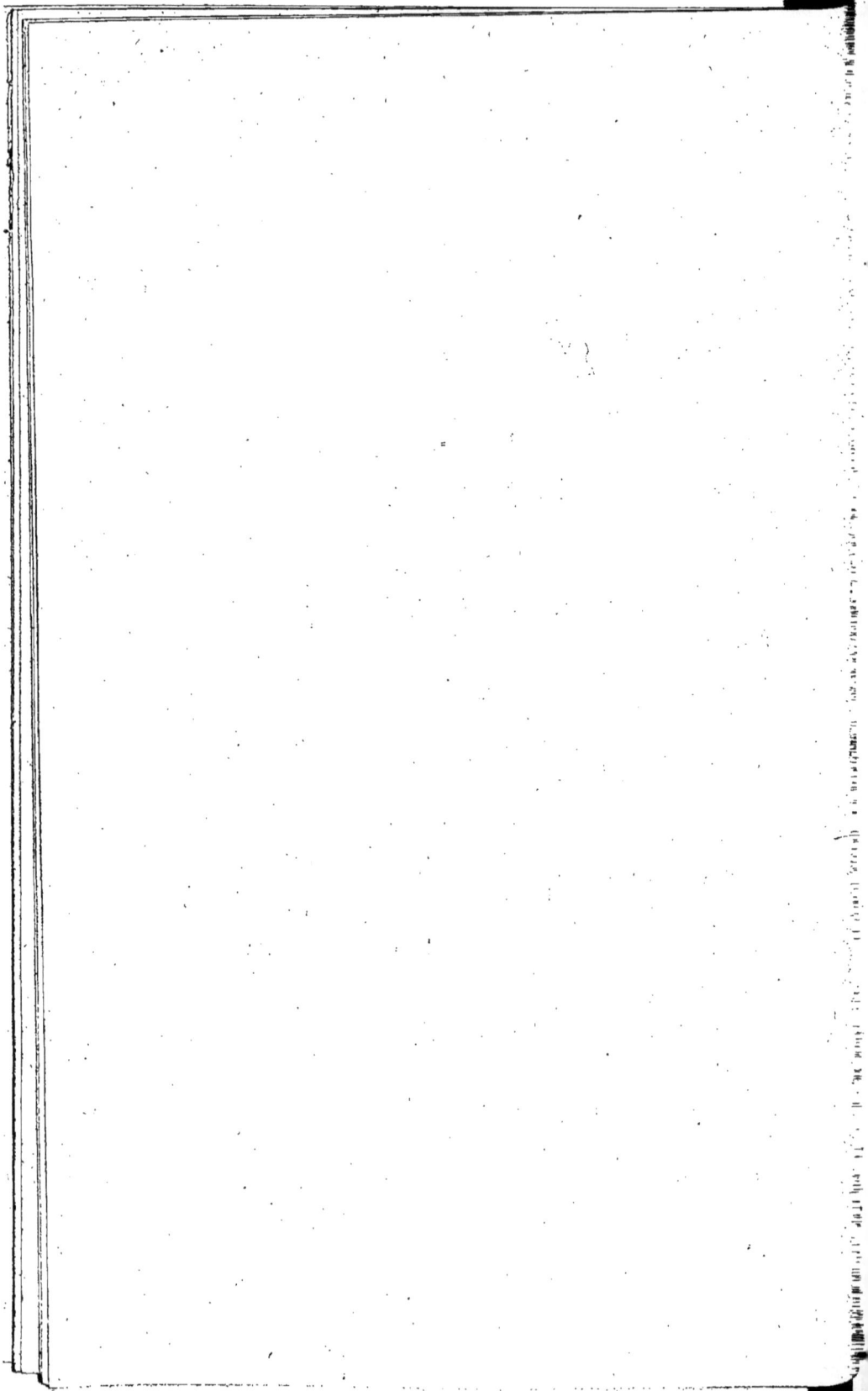

PRÉFACE

On estimera peut-être qu'il y a quelque témérité à aborder de nouveau la question de l'analyse des urines, après les nombreux et remarquables ouvrages qui traitent déjà de cette branche de la chimie biologique. Sans méconnaître le moins du monde la haute valeur et l'indiscutable autorité de ces livres, dont quelques-uns sont à juste titre devenus classiques, de ceux en particulier, du professeur Armand Gautier, de Neubauer et Vogel, d'Yvon, de Labadie-Lagrave, etc., etc., nous avons cru qu'il ne serait pas sans intérêt d'exposer à notre tour les récentes découvertes accomplies dans le domaine de l'urologie et de chercher quels enseignements pratiques il est possible d'en tirer.

La science, d'ailleurs, et plus que toute autre la science biologique, marche sans trêve et pose chaque jour de nouveaux jalons dans le mystérieux domaine de l'inconnu ; elle perfectionne ses méthodes d'investigation, découvre de nouveaux horizons, modifie ou change ses points de vue à mesure qu'il lui est donné d'enregistrer de nouveaux faits. N'est-ce pas alors qu'il convient de regarder en arrière, de considérer le chemin parcouru, de s'orienter mieux au besoin et de dresser en quelque sorte le bilan des dernières conquêtes.

Nous n'avons certes pas la prétention d'écrire un traité complet et définitif de l'analyse des urines. Cette œuvre considérable serait de beaucoup au-dessus de nos forces et nous n'éprouvons aucun embarras à en convenir. Notre but est beaucoup plus modeste ; nous voudrions, parmi les méthodes analytiques si nombreuses de la chimie urinaire, dégager et mettre en lumière celles qui nous semblent à la fois scientifiques et pratiques, en décrire la technique précise et, au besoin, en discuter la valeur. Nous voudrions, en un mot, au point de vue purement chimique de l'analyse des urines, nettement déterminer le juste milieu entre les recherches délicates du laboratoire, et les données parfois trop fantaisistes des procédés cliniques.

Sans empiéter sur le rôle du médecin en ce qui concerne la séméiologie urinaire, on nous pardonnera cependant de rattacher l'urologie à l'étude des phénomènes nutritifs et de faire à cette partie, toute moderne, de la physiologie, de nombreux et larges emprunts ; c'est au surplus la voie nouvelle et véritablement féconde dans laquelle les physiologistes engagent aujourd'hui l'analyse des urines. Les très remarquables travaux du professeur Albert Robin et de ses élèves méritent, dans cet ordre d'idée, une mention toute spéciale. Nous estimons, pour notre part, qu'il y a là tout un champ nouveau d'exploration des plus intéressant, et, pour tout dire en un mot, *l'avenir de la chimie urologique*.

Notre excuse, s'il en est besoin, se trouve dans le compte rendu qu'a bien voulu faire de ce travail l'éminent rapporteur du concours Brassac en 1896, M. Lefranc, du Havre.

« *Nous estimons*, disait-il, *que la publication d'un ouvrage aussi complet rendrait service à la santé publique. Médecins et pharmaciens pourraient y puiser de sérieuses indications dans la recherche des maladies.* »

Que M. Lefranc reçoive ici l'hommage bien respectueux de notre profonde gratitude pour sa trop élogieuse appréciation. Avec lui, nous croyons en effet, *qu'on ne saurait trop étudier l'état des urines pendant les maladies* ; puissions-nous, pour si peu que ce soit, avoir contribué à faciliter cette étude ou tout au moins, à en faire ressortir l'importance.

Paris, 1er novembre 1896.

La faveur avec laquelle la première édition de ce livre a été accueillie par le public médical et pharmaceutique, nous oblige aujourd'hui à en publier une seconde ; on y trouvera de très nombreuses additions et l'analyse des travaux les plus importants parus sur l'urologie pendant cette année.

En ce sens, nous signalerons, en toute première ligne, ceux d'Huguet, sur le *Dosage des matières ternaires*; de Denigès sur l'*urobiline*; d'Amann sur les *Phénols* et de Boureau (de Tours) sur les *Albumines urinaires*.

Nous avons essayé de faire une étude plus approfondie des rapports urologiques, et avons consacré un chapitre tout entier à établir leur valeur et leur signification cliniques. Plus que jamais, en effet, nous restons convaincus que c'est la seule base sérieuse de l'urologie et le vrai point de départ de son orientation scientifique.

Un certain nombre de critiques, toutes bienveillantes d'ailleurs, nous avaient été adressées. Nous avons cherché à les mettre à profit pour corriger quelques erreurs, combler quelques lacunes, mettre mieux au point quelques questions embrouillées. Nous ne nous dissimulons pas que beaucoup resterait encore à faire pour compléter et améliorer notre œuvre; aussi adressons-nous un pressant et sincère appel à la critique et à la discussion courtoises. Plus on s'intéressera à l'urologie et plus aussi cette utile auxiliaire de la diagnose médicale, se dégagera des à peu près dans lesquels elle s'est si longtemps débattue.

Paris, 1er janvier 1898.

INTRODUCTION

> « La véritable fixité des urines réside dans la proportion des éléments constituants ».
>
> (Professeur R. Huguet).

L'examen des urines a été de tout temps, et avec juste raison, considéré comme un des plus puissants auxiliaires de la diagnose médicale. L'importance de tout premier ordre que les anciens médecins y attachaient, depuis Hippocrate et son école, semble bien indiquer qu'ils en avaient tout au moins soupçonné la valeur, encore qu'ils fussent incapables d'y apporter la précision nécessaire et, par suite, de lui donner sa véritable et complète signification. L'école de Salerne recommande au médecin de ne rien négliger dans l'examen de l'urine et de ne pas se prononcer à la légère :

Tu quoque cuncta vide, nec profer verba repente.

Cette prudente réserve, malgré les progrès de la science moderne, ne s'impose pas moins au clinicien d'aujourd'hui qu'aux anciens disciples d'Hippocrate ; nous nous rappellerons donc avec l'école de

Salerne, qu'*il faut tout voir dans l'urine, mais ne pas croire qu'on y voit tout.*

Avant de devenir *utile* au médecin, il fallait que l'analyse des urines fut *possible*, et par conséquent que la chimie, qui est une science née d'hier, eût été créée ; il fallait trouver des méthodes analytiques spéciales à chacun des éléments constitutifs de l'urine ; il importait en outre que, sans nécessiter de trop coûteuses installations et le maniement d'appareils trop compliqués, ces méthodes fussent pourtant assez exactes pour servir de base à des déductions scientifiques et d'exécution assez facile pour être à la portée du plus grand nombre.

A ce point de vue purement technique, on peut dire que l'urologie est à peine constituée ; beaucoup de progrès restent encore à réaliser, beaucoup de perfectionnements à trouver ; toutefois, la somme des connaissances actuellement acquises est déjà considérable et largement suffisante pour répondre aux plus pressants besoins de la clinique.

Aussi bien, il est peu de questions de la chimie physiologique qui aient donné lieu à autant de travaux et de mémoires originaux que ceux relatifs à la chimie de l'urine ; encore se fait-il presque chaque jour, dans cette voie, de nouvelles et intéressantes recherches qui viennent apporter quelques indications utiles ou rectifier d'anciennes inexactitudes. La chimie de l'urine, dans sa technique, reste donc perfectible comme toutes les autres sciences ; mais il n'est pas téméraire d'affirmer que, dans ses grandes lignes au moins, elle est aujourd'hui pratiquement établie.

Si les progrès de la chimie ont rendu possible l'analyse de l'urine, il est juste d'ajouter que ce sont ceux de la physiologie et de la pathologie qui l'ont rendue *utile*. Cette observation ne s'applique pas moins à l'étude des éléments normaux de l'excrétion urinaire qu'à la recherche de ceux qui sont considérés comme anormaux. Nous verrons en effet, et c'est un point sur lequel on ne saurait trop insister, que, pour être anormale, une urine n'a pas besoin de contenir des éléments pathologiques ; il suffit que ses constituants normaux soient en proportions anormales ou que leurs rapports normaux soient plus ou moins profondément bouleversés. C'est là une indication des plus précieuses pour le médecin et c'est aussi, il faut le dire, une de celles dont on a jusqu'à présent fait le moins ressortir l'importance clinique.

De même, en effet, que l'on n'est pas fatalement très malade parce qu'on élimine de minimes quantités d'albumine ou de sucre, ou même, accidentellement au moins, une notable proportion de ces substances ; de même aussi, et par contre, on peut être dans un état de santé fort précaire sans que l'urine recèle la moindre trace de ces éléments morbides. A côté de la maladie proprement dite, il y a ce qu'on appelle *l'imminence morbide*, qui prépare la maladie et la rend d'autant plus grave ensuite qu'elle a été plus insidieuse dans sa marche et plus lente dans son évolution. Ainsi se créent et se perpétuent ces diathèses contre lesquelles échoue le plus souvent la médication, alors qu'une hygiène préventive en aurait empêché ou du moins modéré les manifestations initiales.

C'est donc une grave erreur de ne voir dans l'analyse de l'urine que la recherche et le dosage des éléments pathologiques : glucose, albumine, pigments biliaires, etc., etc. Presque toujours, la constatation de ces éléments ne sert qu'à confirmer un diagnostic déjà sûrement établi par d'autres symptômes ; le plus souvent leur dosage n'a d'autre intérêt que celui de contrôler l'efficacité du traitement institué et de surveiller la marche de la maladie. Ce résultat, à vrai dire, n'est pas à dédaigner et suffirait à lui seul à justifier le fréquent examen de l'urine. Mais, à notre avis, l'analyse de l'urine peut donner beaucoup plus et l'on aurait vraiment tort de ne pas lui demander ce surcroît d'informations utiles.

Nous verrons qu'il y a, entre les principes constituants de l'urine normale, une sorte d'équilibre bien déterminé qui lui donne sa fixité propre et lui imprime son individualité spéciale, équilibre d'autant plus stable et d'autant plus parfait que le sujet se rapproche lui-même davantage de l'état de santé absolue.

Il est vrai qu'on ne peut guère ici tabler que sur des moyennes; mais les moyennes, lorsqu'elles expriment des rapports, ont une toute autre valeur que lorsqu'elles portent sur des chiffres absolus. Nous estimons en effet qu'en dehors des expériences de laboratoire, *il n'y a pas, à proprement parler, de type fixe et absolu d'urine normale ; il y a, ce qui est bien différent, une urine normale propre à chaque individu*, parce que chaque individu brûle, il est vrai, ses aliments suivant le mode général de son espèce, mais les brûle aussi suivant le mode particulier de son fonctionnement vital. De même qu'on a pu dire que la santé parfaite n'est peut-être pas un mythe, mais qu'elle est certainement une rareté (1) ; de même aussi l'urine absolument normale, si elle n'est pas un mythe, ne se rencontre guère dans la pratique. Peu importe, dans ces conditions, que le chiffre absolu des excréta varie dans certaines proportions, pourvu que subsiste l'intégrité des rapports.

De nombreuses tentatives ont été faites, durant ces dernières années, pour arriver à fixer la composition normale moyenne de l'urine humaine ; nous aurons malheureusement à constater combien, jusqu'alors, elles ont été vaines et insuffisantes. Même à

(1) Professeur ARNOZAN : In *Traité de thérapeut. appliquée*, fasc. I., p. 14.

l'état de santé parfaite, qui est presque une chimère, de tels facteurs interviennent dans ces évaluations quantitatives qu'il est presque impossible de raisonner sur autre chose que sur des moyennes vagues et d'autant plus élastiques, que varient simultanément l'âge, le sexe des sujets, le climat qu'ils habitent et surtout l'alimentation dont ils font usage.

L'étude des *rapports urologiques*, si brillamment mise en lumière par les travaux d'Albert Robin, reste donc la seule utile et pratique. On comprend toutefois qu'elle doive être précédée elle-même de l'étude des phénomènes nutritifs, puisque l'urine n'est autre chose, en somme, que le détritus des phénomènes chimiques intimes qui s'accomplissent dans l'organisme.

Le double processus chimique et physiologique de la nutrition a été de nos jours particulièrement étudié par les professeurs A. Gautier, Bouchard et leurs élèves : on n'envisage plus seulement la nutrition comme un acte chimique, bien qu'elle repose au fond sur un ensemble de réactions chimiques, mais réactions chimiques commandées par une force qui n'est autre que la vie elle-même. Si donc, comme on a pu le dire avec raison, la nutrition se confond en dernière analyse avec la vie elle-même, il est naturel que la maladie puisse apporter à ses actes des troubles plus ou moins profonds et plus ou moins permanents, comme il est naturel aussi de penser que les troubles nutritifs primitifs puissent engendrer des états morbides ou aggraver ceux qui existaient antérieurement.

Or, dans l'étude des modifications morbides de la nutrition, il n'y a presque d'autre fil conducteur que l'analyse des urines. « Il est certain, dit le professeur Arnozan, de Bordeaux, que des modifications urinaires importantes et persistantes doivent toujours faire soupçonner un véritable état pathologique de la nutrition. C'est en effet dans le fonctionnement intime de l'organisme qu'il faut chercher l'origine de la variation dans la nature ou la quantité des résidus éliminés » [1]. L'urine est donc le miroir le plus fidèle des échanges nutritifs, le véritable thermomètre de leur activité ; il importe seulement d'en savoir comprendre et traduire les indications.

Ainsi se pose pour nous le problème urologique ; nous ne prétendons par arriver à le résoudre intégralement. Les sciences d'observation ne se font pas en un jour, ni par un seul observateur ; elles sont l'œuvre de longues et patientes recherches. Il faut tout d'abord créer une méthode, partir d'un principe, et nous ne voyons pas que cette méthode et ce principe aient été, jusqu'à présent, nettement définis en urologie.

Cependant, de très remarquables travaux que nous aurons à analyser semblent devoir imprimer à l'u-

(1) Loc. cit. p. 12.

rologie cette direction que nous venons d'indiquer et qui nous paraît, dans l'espèce, pleine de promesses pour l'avenir. La pensée maîtresse de ce livre n'est autre que le développement de ces idées, éparses un peu partout dans divers mémoires et communications récentes, et qu'il nous a paru utile de résumer en un corps de doctrine, sinon complet, au moins en rapport avec l'état actuel de la science.

Dans notre pensée, nous ne devions tout d'abord nous occuper que de l'urine normale et des variations de ses éléments normaux ; ainsi conçu, ce travail ne devait comprendre que l'étude de l'urine dans ses rapports avec la nutrition et l'exposé des méthodes analytiques les mieux appropriées au dosage de ses éléments. Mais comment étudier l'urine sans parler de ses altérations pathologiques ? Nous n'avons pas crû pouvoir négliger ce côté de la question, d'autant qu'il présente des difficultés techniques parfois considérables et qu'il a en clinique une importance capitale. La recherche de l'albumine ou du sucre, par exemple, n'est pas toujours aussi simple qu'on se le figure et il importe tout autant, sinon plus, de savoir la conduire avec précision, qu'il est essentiel de doser exactement l'urée, l'acide urique ou tout autre élément.

Nous étudierons donc successivement :

I. **La physiologie de l'urine humaine ;**

II. **La chimie de l'urine humaine ;**

III. **Les altérations pathologiques de l'urine humaine.**

Nous ne chercherons pas à tout dire, mais à dire seulement ce qui est scientifiquement établi ; s'il nous arrive d'hasarder quelques hypothèses et de formuler quelques vues personnelles, on voudra bien reconnaître que l'hypothèse ne nuit pas quand on a soin de déclarer qu'elle n'est que pure hypothèse. D'ailleurs nous n'en abuserons pas, nous rappelant avec Bacon qu'il faut exclure l'imagination de l'étude des phénomènes de la nature ; « *non fingendum aut excogitandum sed inveniendum quid natura faciat aut ferat* ».

PREMIÈRE PARTIE

PHYSIOLOGIE DE L'URINE HUMAINE

L'URINE HUMAINE

CHAPITRE PREMIER

GÉNÉRALITÉS SUR LA NUTRITION

Assimilation des Albuminoïdes, des Hydrates de Carbone et des Graisses. — Désassimilation. — Vie Anaérobie. — Vie Aérobie. — Mutations nutritives. — Mutations respiratoires.

Nous avons dit que l'étude de l'urine devait être logiquement précédée de celle de la nutrition. Cette proposition n'a pas besoin d'être démontrée ; elle découle de la définition même de l'urine qui, suivant la pittoresque expression de Fourcroy, n'est autre chose que la *lessive du corps*.

« L'urine, dit encore Cl. Bernard, représente en quelque sorte le détritus résultant des phénomènes chimiques intimes qui s'accomplissent dans l'organisme. Il est aussi naturel de juger par sa constitution de la nature des phénomènes nutritifs qu'il le serait de juger de ce qui se passe dans un fourneau par la nature des produits que laisse échapper sa cheminée. »

L'urine, en effet, représente à elle seule, au moins chez les carnivores [1], la presque totalité des déchets azotés et des sels de l'organisme, comme le montre le tableau suivant emprunté à Vierodt. C'est le tableau des excréta d'un adulte pour une période de 24 heures [2].

	EAU	C	H	Az	O	SELS	TOTAL
Respiration	330	248,8	»	?	615,15	»	1229,9
Peau..........	660	2,6	»	»	7,2	»	669,8
Urine..........	1700	9,8	3,3	15,8	11,4	26	1766
Excréments (fèces)	128	20	3	3	12	6	172
Eau formée dans l'organisme ..	»	»	32,89	»	263,41	»	296,3
Total	2818	281,2	39,19	18,8	944,86	32	4134

Il est donc tout indiqué de s'adresser à l'urine pour juger en partie au moins, ce qui se passe à l'intérieur de l'organisme par ce qui apparaît à l'extérieur : de mesurer l'activité du foyer, les matériaux qui l'ont alimenté, par l'examen de ses cendres, d'autant que la manipulation de l'urine est relativement facile et ne présente pas à beaucoup près les mêmes inconvénients que celle du produit d'autres émonctoires.

Mais comment examiner avec fruit les cendres d'un

(1) Chez l'herbivore, la voie fécale l'emporte de beaucoup sur la voie urinaire, qui est au contraire prépondérante chez le carnivore pour tous les éléments. Cf. A. GAUTIER : *Chim. biolog.* p. 810

(2) *Zeit für Biol.* t. XIX, 1878.

foyer, si l'on ne connait au préalable la nature du combustible, et surtout les conditions de sa conbustion? Nous connaissons bien, et les physiologistes l'ont déterminé avec précision, la *quantité* et la *qualité* du combustible, c'est-à-dire des aliments nécessaires au fonctionnement régulier de la machine humaine; c'est ce qu'on a coutume d'appeler *la ration d'entretien*. Elle doit évidemment servir à compenser les pertes subies par l'organisme et à lui rendre en quantités égales, chacun des éléments excrétés. Le tableau suivant de Vierodt établit quelle quantité de ces éléments il faudrait absorber pour obtenir l'équilibre entre les apports nutritifs et la désassimilation générale.

	C	H	Az	O	TOTAL
Oxigène inspiré	»	»	»	744,11	744,1
Albuminoïdes	64.18	8,60	18,88	28,34	120
Graisse	70,20	10,26	»	9,54	90
Amidon et sucre (hydrocarbonés)	146,82	20,33	»	162,85	330
Eau	»	»	»	»	2818
Sels	»	»	»	»	32
Total	281,20	39,19	18,88	944,84	4134,1

On voit, à la simple inspection de ce tableau, que *l'alimentation normale* comporte essentiellement quatre ordres de substances:

a. **Des albuminoïdes;**
b. **Des graisses;**
c. **Des hydrocarbonés (amidon et sucre);**
d. **Des sels ou matières minérales.**

En fait, les matières albuminoïdes sont seules absolument indispensables ; elles peuvent, en effet, se transformer dans l'économie, en perdant leur azote et sans intervention de l'oxygène, en sucres et corps gras (1).

Ces principes alimentaires primordiaux devront nécessairement varier de *quantité* suivant qu'on les appliquera à nourrir un homme au repos ou un ouvrier fournissant une certaine somme de travail : mais, dans l'un comme dans l'autre cas, leurs rapports restent sensiblement constants. Le professeur A. Gautier donne pour l'homme au repos les rapports suivants (2) :

Albumine		Graisses		Hydrates de carbone
100	:	45.4	:	373

et pour l'homme qui travaille :

Albumine		Graisses		Hydrates de carbone
100	:	40.0	:	375

Voici donc, bien exactement déterminées par la physiologie, la *qualité* et la *quantité* du combustible nécessaire au bon fonctionnement de la machine humaine (3).

(1) A. Gautier : *Chimie de la cellule vivante*, p. 159.
(2) A. Gautier : *Chimie biologique*, p. 796.
(3) Remarquons une fois pour toutes que ces expressions de *combustible* et de *combustion*, ne doivent pas être prises au sens strict d'*oxydation* qu'elles semblent indiquer. Il ne s'agit ici que d'une compa-

Mais que deviennent les aliments introduits dans l'organisme pour servir à son entretien? Quelles sont les conditions et les étapes de leurs transformations successives ?

Il importe tout d'abord d'observer que les *excréta*, bien que correspondant assez exactement comme quantité aux *ingesta*, sont loin de représenter ces derniers sous leur forme primitive. Aucun aliment ne traverse l'organisme sans y éprouver des modifications plus ou moins profondes qui résultent de l'*assimilation* et, si la même somme des corps simples primitifs se retrouve en effet à peu de choses près dans les excreta, dans l'urine, pour ne parler que de cet émonctoire, ils sont loin de s'y trouver sous le même état moléculaire.

L'urine renferme de fait, une série indéfinie de produits excrémentitiels qui constituent de nouveaux corps dont l'économie n'a que faire et dont elle se débarrasse, dans ce cas particulier, par la voie rénale. De ces corps, les uns sont azotés comme *l'urée, l'acide urique, l'acide hippurique, la xanthine, la créatinine, l'allantoïne*, etc., etc., les autres sont privés d'azote comme les *acides phosphorique, sulfurique, chlorhydrique, lactique, etc.*, comme encore les *sels de soude, de potasse, de chaux, de magnésie*, etc.

Par quel mécanisme intime se produisent chez l'être

raison grossière avec les combustions qui se produisent dans le foyer des machines industrielles ; dans la machine humaine, les phénomènes sont autrement complexes et ne sauraient comporter les mêmes explications.

vivant ces dédoublements moléculaires, ceux en particulier des albuminoïdes ? Quels organes président plus spécialement à leur formation ? A quels processus physiologiques correspondent ils ? C'est une des phases de la nutrition, ou, pour mieux dire, une des inconnues du problème de la vie elle-même.

Essayons de pénétrer le mystère de ces dissociations vitales : nous y trouverons, au point de vue spécial de l'excrétion urinaire, de très utiles et très précieuses indications.

I. — Pour simplifier l'étude de la désassimilation, on peut la limiter à la désassimilation des matières protéïques, puisque, en fait, comme nous l'avons déjà indiqué, ces dernieres donnent naissance dans l'organisme, non seulement à des produits azotés, mais encore à des graisses et à des hydrates de carbone.

Les remarquables travaux de M. P. Schutzenberger sur la *Constitution des albuminoïdes* (1) et ceux du professeur A. Gautier sur la chimie de la cellule vivante, ont éclairé d'un jour tout nouveau ces obscurs problèmes et permis, dans une certaine mesure au moins, d'en fournir la solution.

Le mécanisme de la désassimilation des albuminoïdes, c'est-à-dire de leurs transformations régressives, comprend deux phases bien distinctes : l'une surtout caracté-

(1) Voir *Dictionnaire de Chimie*, de Wurtz, 1er supplément : *matières albuminoïdes*.

risée par des phénomènes d'*hydratation* et de dédoublements corrélatifs ; l'autre, plus éclatante grâce à l'énergie et à la chaleur dont elle est la source, essentiellement caractérisée par des phénomènes d'*oxydation*.

« Il y a deux temps, dit Bouchard, dans la transformation destructive de la matière chez les animaux. Une première métamorphose qui semble s'accomplir dans la cellule, s'exécute *sans oxygène* et livre des produits qui sont encore en possession d'un haut degré d'organisation, qui n'ont cédé qu'une médiocre portion de leur énergie latente et qui, dans l'ordre des matières albuminoïdes, peuvent être douées d'activités physiologiques considérables, les unes très toxiques mais heureusement très instables, les autres utiles. Puis au-dessous des albumines, toxalbumines, globulines, albumoses et même peptones de désassimilation apparaissent les alcaloïdes animaux avec leur toxicité variable, souvent excessive. Tous ces produits de la désintégration des tissus mêlés à la matière circulante entrent dans la seconde phase de leur transformation et subissent l'action de l'oxygène. Alors leur toxicité diminue et en même temps leur aptitude à s'échapper de l'économie augmente. La matière de désassimilation devient excrémentitielle » [1].

Le premier stade de la désassimilation, c'est-à-dire la *période d'hydratation*, qui se passe en milieu réducteur, sans aucune intervention d'oxygène, est ce qu'on appelle la *vie anaérobie*, par comparaison avec la vie de certains

(1) BOUCHARD : in *Sem. medicale*. 13 mars 1895.

microbes. La *vie aérobie* ou *période d'oxydation* représente l'acte terminal de la désassimilation.

Dans la période d'hydratation « se produisent, aux dépens de l'albuminoïde fondamental du protoplasma, le glycogène, les graisses, les uréides, les corps amidés et l'urée elle-même, au moins en grande partie; dans la seconde période, ou *période d'oxydation*, les produits de la vie anaérobie de la cellule passent dans le sang et sont ou bien rejetés comme l'urée, ou comme les graisses, les sucres, les acides, etc., ou sont graduellement chargés d'oxygène et rejetés définitivement sous forme d'eau et d'acide carbonique. » (1)

Il faut noter ici que ce double processus d'*hydratation anaérobie* et d'*oxydation* porte sur *toute l'albumine ingérée*, quelle que soit sa destinée ultérieure dans l'organisme. On sait en effet qu'une partie seulement des matières fournies par l'alimentation est réellement *assimilée*, c'est-à-dire devient matière vivante, matière organisée, matière constitutive des cellules. Une autre partie des aliments, et de beaucoup la plus importante, traverse l'organisme sans en devenir partie intégrante, sans y atteindre nécessairement le degré suprême de l'organisation. C'est ce que l'on a justement appelé *l'albumine circulante*.

Cette distinction entre *l'albumine organisée* et *l'albumine circulante* n'est pas neuve en physiologie; mais quelques savants, comme Pflüger, Valentin, Hoppe-Seyler, etc., pensaient que l'albumine circulante devait, avant de

(1) A. GAUTIER : *Leçons de chimie biologique*, 2e édit., p. 736

subir les transformations qui la changent en produits excrémentitiels, passer à l'état d'albumine fixe. Voit a combattu cette doctrine ; pour lui, comme pour Bouchard, la dissociation des albuminoïdes porte aussi bien sur l'albumine absorbée que sur l'albumine organique. On admet aujourd'hui que c'est l'albumine ingérée qui fournit la presque totalité de l'albumine détruite ; l'albumine fixe, l'albumine organique, ne participant que pour une faible part à cette destruction.

Bouchard considère comme très probable que, dans les conditions normales, sur 10 calories que dépense l'organisme, 2,5 sont fournies par l'albumine fixe, résultant de la désassimilation, et 7.5 par la matière circulante.

L'assimilation et la désassimilation de l'albumine organisée ont été désignées par le professeur Bouchard sous le nom de *mutations nutritives*, par opposition aux *mutations respiratoires*, ou *dynamogéniques* qui portent plus spécialement sur l'albumine circulante. Mais, qu'il s'agisse de l'albumine fixe ou de l'albumine circulante, la désassimilation comporte une série de modifications, ou dédoublements qui sont tous sous la dépendance de l'activité des cellules, qui agissent ici comme de véritables ferments.

Quant à la vie propre de la cellule, ou mieux de son protoplasma et de son noyau, elle est essentiellement *anaérobie*. « Ce n'est que secondairement, à l'extérieur pour ainsi dire de la cellule et aux dépens de ses produits, que se passent les phénomènes de combustion qui fournissent à l'animal la majeure partie de sa chaleur et de son énergie » [1].

Vis-à-vis de la régression de la matière organique vers l'état excrémentitiel, les mutations nutritives n'ont donc pas, à beaucoup près, la même importance que les mutations respiratoires. « Elles n'accomplissent en effet que les premiers dédoublements de la matière organique ; elles ne la brûlent pas ; elles ne la poussent pas jusqu'à l'état excrémentitiel. Elles jettent dans le torrent de la matière circulante les premiers débris de ce qui était la matière fixe vivante ; et c'est dans ce tourbillon de la matière circulante que s'accomplissent, à l'aide de l'oxygène, les dernières transformations » [2].

Quelle est, dans cette série de transformations successives, la part qui revient à la *vie anaérobie* et à la *vie aérobie*?

A. — COMPOSÉS AZOTÉS PRODUITS PAR LA DÉSASSIMILATION DES ALBUMINOÏDES.

« Lorsqu'un albuminoïde végétal ou animal est ingéré, il s'hydrate d'abord grâce aux ferments digestifs et passe par une série de dédoublements qui le transforment en molécules plus simples, encore albuminoïdes, qui constituent les diverses peptones [3]. Ces peptones se transforment à nouveau, dans les chylifères, en substances

(1) A. GAUTIER : *Chimie de la cellule vivante* : introduction, p. 6
(2) BOUCHARD : Loc. cit.
(3) GAUTIER : Loc. cit., p. 78.

albuminoïdes nouvelles que le sang va charrier aux diverses cellules de l'organisme; c'est l'albumine destinée à s'organiser, à assurer la vie cellulaire, à devenir *albumine vivante*.

Mais une autre partie, la plus importante, des produits de la digestion stomacale et intestinale va directement au foie par les capillaires de la veine mésaraïque; là se forme toute une série *d'amides complexes* et finalement de *l'urée*, forme sous laquelle nous verrons que s'élimine la presque totalité de l'azote.

Mais que deviennent les substances protéiques entraînées par la circulation sanguine et apportées par cette voie aux diverses cellules de l'économie? Elles se transformeront bien aussi en urée, comme terme final, mais non sans avoir au préalable traversé une infinité de combinaisons azotées répondant, pour le plus grand nombre, à une forme particulière de l'activité protoplasmique de chaque espèce de cellules.

A. Gautier a classé ces dérivés albuminoïdes en quatre catégories qui, partant des *peptones*, aboutissent à *l'urée* en passant, comme principaux intermédiaires, par les *toxines*, les *ferments solubles*, les *amides complexes*, les *leucomaïnes* et les *uréïdes*. Nous ne décrirons pas en détail, après le savant professeur, ces divers corps et nous renvoyons pour cela à son ouvrage; il suffira de dire que sous le nom générique d'amides complexes, sont compris dans cette énumération, les principes protéiques propres à chaque espèce de cellules. « Avec les mêmes substances protéiques que transporte le sang, les cellules du tissu musculaire fabriquent le *myosinogène* et la *myoglobuline*, deux albuminoïdes de la famille des globulines, essentiellement propres aux muscles. Les cellules du tissu conjonctif produiront, avec ce même sang et ces mêmes produits assimilables, de l'*élastine* et de la *géline* analogue à l'*osséine* des os, etc., les cellules osseuses et cartilagineuses formeront l'*osséine* et le *chondromucoïde* spéciaux aux tissus de l'os ou du cartilage » [1].

Toujours est-il que ces composés azotés, lors de l'usure des cellules qui leur ont donné naissance, s'éliminent en grande partie encore à l'état d'urée, formée dans la rate, le tissu adipeux, le cerveau, les muscles eux-mêmes : le surplus est éliminé sous formes d'acides amidés, de leucomaïnes névriniques, créatiniques, xanthiques et corps de la série urique, acide urique principalement ; ce dernier représente environ 2 % de l'azote total.

En dehors donc de l'oxygène, et principalement dans le foie, se forme *l'urée* [2], qui est destinée à l'élimination directe ; puis des *sucres*, du *glycogène*, des *corps gras*, de la *cholestérine*, des *acides lactique* et *autres*, du *glycocolle* de la *taurine* et, comme intermédiaire, l'ensemble des autres matières azotées, créatine, corps uriques, leucomaïnes, etc.

(1) A. Gautier : Loc. cit., p. 81.

(2) Il ne faudrait pas croire cependant que la production de l'urée n'ait lieu que par ce mécanisme (vie anaérobie) : elle peut également provenir, pour une partie au moins, d'une suite de dédoublements et d'oxydations dont les intermédiaires se retrouvent dans un grand nombre d'excrétions. (A. Gautier : *Chimie biologique*, p. 763.)

L'urée, la créatine (sous forme de créatinine) et les leucomaïnes passent directement dans les urines. Le glycocolle et la taurine s'écoulent en partie par la bile à l'état d'acides sulfo-conjugués : acides glycocholique et taurocholique. Les acides amidés, tels que la leucine, se transforment en urée ; quant aux acides lactiques, une partie s'unit à l'urée pour former les uréïdes, une autre passe dans le sang à l'état de sels de soude.

Voilà pour la période *anaérobie* ou de fermentation intracellulaire.

B. — COMPOSÉS TERNAIRES DÉRIVÉS DE LA DESASSIMILATION DES ALBUMINOÏDES OU DIRECTEMENT FOURNIS PAR L'ALIMENTATION

En même temps que se forme l'urée dans le foie, aux dépens de la molécule albuminoïde, il s'y forme aussi, comme nous venons de le dire, du *glycogène*, de la *cholestérine*, de la *lécithine*, du *glycocolle*, de la *taurine*, etc., etc. Ces mêmes produits, ou des similaires, se forment aussi dans le protoplasma de toute cellule albuminoïde.

La production des corps gras aux dépens des albuminoïdes a été démontrée par Pettenkoffer et Voit ; le fait si vulgaire des diabétiques continuant à fabriquer du sucre en abondance, malgré une alimentation exclusivement carnée démontre le même processus pour le sucre.

Les hydrates de carbone s'oxydent dans le sang et par degrés, mais une grande partie se change préalablement en graisses qui, à leur tour, se dédoublent en acides gras et sont finalement transformés en eau et acide carbonique, avec production considérable de chaleur. Ce phénomène d'oxydation successive donne naissance à deux séries d'acides, les uns qui paraissent dériver de l'inosite ou des sucres organiques et qui ont pour type et pour point de départ l'acide lactique, les autres qui dérivent des matières grasses. « Parmi les degrés intermédiaires de la transformation de ces deux séries d'acides, nous trouvons l'acide oxalique, qui peut aussi dériver directement des acides urique et oxalurique. Enfin deux acides minéraux résultent de l'oxydation du soufre des substances albuminoïdes et du phosphore de quelques-unes de ces substances : ce sont l'acide sulfurique et l'acide phosphorique qui dépassent dans les excréta la quantité de ces acides contenus dans les ingesta » ([1]) et peuvent, de ce chef, servir comme nous le verrons, à mesurer l'intensité de la désassimilation.

A la période *aérobie* appartient l'oxydation des *graisses*, des *sucres*, des *acides gras* ou *lactiques*.

C'est finalement « de la combustion des sucres, des corps gras et des autres matériaux ternaires que l'économie tire la majeure partie, non la totalité, de l'énergie mécanique et calorifique dont elle dispose » ([2]).

(1) BOUCHARD : *Maladies par ral. de la nutrition*, p. 236. Cf GAUTIER : Loc. cit. p. 97.

(2) A. GAUTIER : Loc. cit. p. 172.

II. — Le professeur A. Gautier a proposé, pour expliquer les transformations régressives des albuminoïdes, deux formules hypothétiques qui rendent bien compte de la dissociation de la molécule protéique sous l'influence de l'hydratation. La première de ces formules s'applique aux dédoublements dont le foie est le siège :

$$\underset{\text{Matière albuminoïde}}{C^{72}H^{112}Az^{18}SO^{22}} + 20\,H^2O = \underset{\text{Urée}}{7\,CO\,Az^2H^4} +$$
$$+ \underset{\text{Glycogène}}{5\,C^6H^{10}O^5} + \underset{\text{Cholestérine}}{C^{27}H^{46}O} + \underset{\text{Glycocolle}}{3\,C^2H^5AzO^2} +$$
$$+ \underset{\text{Taurine}}{C^2H^7AzSO^3} + 6\,H \qquad (1)$$

Elle indique, en partant de la formule la plus simplifiée de l'albumine, qu'une molécule d'albumine s'unissant à vingt molécules d'eau, se décompose en deux groupes de substances : les unes *azotées*, consistent en sept molécules *d'urée*, trois de *glycocolle*, une de *taurine ;* les autres *non azotées*, sont représentées par cinq molécules de *glycogène*, une de *cholestérine*, six d'*hydrogène*.

Une équation analogue explique la production des *corps gras*, du *glycogène* et *du soufre*, aux dépens des albuminoïdes dans la majeure partie des tissus de l'économie.

$$\underset{\text{Albumine}}{4\,C^{72}H^{112}Az^{18}SO^{22}} + 68\,H^2O = \underset{\text{Urée}}{36\,CO\,Az^2H^4} +$$
$$\underset{\text{Oléo-stéaro-margarine}}{3\,C^{55}H^{104}O^6} + \underset{\text{Glycogène}}{12\,C^6H^{10}O^5} + 4\,SO^3H^2 + 15\,CO^2 \qquad (2)$$

(1) A. Gautier : *Chimie de la cellule vivante*, p. 77.
(2) A. Gautier : Loc. cit., page 94.

Il va sans dire qu'entre l'albuminoïde primitif et l'urée, son dernier terme de dédoublement, se placent bien des termes intermédiaires encore azotés, qui n'aboutissent pas tous fatalement à l'urée ; c'est là que nous rencontrons en particulier la *créatinine*, *l'acide urique* et l'ensemble encore mal connu des substances que l'on désigne sous le nom de *matières extractives*.

Quoi qu'il en soit, le terme final de la destruction de la matière se traduit en dernière analyse par des produits azotés, de l'acide carbonique et de l'eau. L'urée, à elle seule, résume presque tout le déchet azoté de l'organisme (14/15ème) et c'est surtout par le rein qu'elle s'élimine ; le carbone s'élimine principalement par la peau et les poumons à l'état d'acide carbonique ; l'eau tout à la fois par le rein et le poumon et aussi par la peau et l'intestin.

Nous éliminons en moyenne par jour 1300 centimètres cubes d'eau par les urines et autant par les poumons et la perspiration (A. Gautier).

Nous voyons déjà que le grand intérêt de l'excrétion urinaire réside dans l'élimination des déchets azotés. Les sels proviennent en majeure partie de l'alimentation, mais occupent cependant une place importante dans les déchets urinaires.

Sur 32 grammes environ de sels minéraux éliminés en 24 heures, 26 passent par les urines. Ce sont, par ordre d'importance, des chlorures, des sulfates, des phosphates, des carbonates et bicarbonates d'alcalis et de terres alcalines.

D'une façon générale, on peut dire que les variations quantitatives des sels dans l'excrétion urinaire sont plus sous la dépendance de l'alimentation que de la nutrition proprement dite ; peut-être cependant faudrait-il faire exception pour les sulfates et les phosphates.

Les aliments sont d'ordinaire pauvres en sulfates ; ceux qui se rencontrent dans l'urine, proviennent en majeure partie au moins de l'oxydation des substances sulfurées de l'économie (albuminoïdes, protéides, substances collagènes), en sorte qu'on a pu dire que l'élimination du soufre urinaire donnait la mesure de la désassimilation des albuminoïdes. Une grande partie du soufre organique se retrouve dans l'urine sous forme de sulfate ou à l'état d'acides conjugués avec les phénols, phénylsulfates. La quantité des phénylsulfates urinaires paraît être en relation avec les fermentations intestinales. Enfin une autre partie du soufre de l'organisme s'élimine par la bile sous forme de *taurine* ou mieux *d'acide taurocholique.*

Les phosphates de l'urine proviennent, pour une part, des phosphates des aliments; mais, pour une part aussi. ils se forment aux dépens des combinaisons phosphorées de l'organisme et en particulier des lécithines et des nucléo-albumines.

Les chlorures et les carbonates dérivent surtout de l'alimentation.

La plupart de ces sels, notamment les chlorures, les phosphates et les sulfates, existent aussi dans l'organisme à l'état de combinaisons organiques. Nous aurons à en reparler à propos des méthodes analytiques appliquées à leurs dosages respectifs. Pour le moment, il nous suffira de dire que ces combinaisons organiques sont encore fort mal connues et fort difficiles à séparer les unes des autres.

III. — Si maintenant nous essayons de faire une application plus directe à l'urine de tout ce que nous venons de dire, nous verrons tout d'abord que la production de l'urée et de corps azotés analogues peut être justement considérée comme la mesure de la dissociation régulière, de la vie anaérobie du protoplasma. On comprend d'ailleurs que cette vie puisse être augmentée ou diminuée suivant des masses de circonstances ; en tous cas, elle reste intimement liée au degré de vitalité des cellules et aussi à l'action prépondérante du système nerveux. C'est ainsi, pour ne considérer que l'urée, que l'enfant, d'après les observations de Uhle, confirmées par celles de Bretet, produit, à poids égal, beaucoup plus d'urée que l'adulte.

D'après Bretet :

A 6 ans,	un kilogr. d'enfant	produit	1 gr.00	durée.
A 8 ans,	—	—	0 90	—
A 10 ans,	—	—	0 80	—
A 12 ans,	—	—	0 70	—
A 14 ans,	—	—	0 60	—
A 16 ans,	—	—	0 50	—
A 18 ans,	—	—	0 40	—

Chez le vieillard, la proportion se renverse, comme il fal

lait s'y attendre, en raison de la diminution de l'activité cellulaire.

Ainsi que le fait très judicieusement observer le docteur Lécorché « la quantité et la qualité des cellules d'une part, la quantité de substances d'autre part, détermine l'étendue des dissociations. La puissance des cellules organiques, toutefois, est soumise à une limite que ne peut lui faire dépasser la somme ou la qualité des matériaux (1).

L'exagération dans l'étendue des dissociations azotées n'indique pas une vie anaérobie parfaite, bien au contraire; elle a en effet pour conséquence de produire en excès dans l'organisme, d'une part des déchets azotés qui ne se transforment pas tous en urée, ainsi que nous l'avons vu, et d'autre part des acides gras, des sucres, etc., que l'oxydation est ensuite impuissante à brûler complètement. *A priori*, il semble donc rationnel d'admettre qu'un excès dans l'assimilation soit suivi d'une diminution dans les oxydations, c'est-à-dire qu'à une *vie anaérobie exagérée* corresponde une *vie aérobie défectueuse*.

C'est en effet ce que l'expérience établit pour la plupart au moins des maladies dites de nutrition, en particulier pour l'obésité, la goutte et surtout le diabète. Chez le diabétique, les matières azotées sont toujours ou presque toujours en excès, mais par contre les sucres ne sont pas brûlés, non plus que les acides organiques.

Il est très facile de se rendre compte de l'enchaînement

(1) Lécorché : *La goutte*, p. 523.

qui relie entre eux les phénomènes de la *vie anaérobie* et de la *vie aérobie*. Nous avons vu en effet, d'après A. Gautier, que les parties centrales des cellules sont essentiellement *réductrices* et que ce sont elles qui commencent les dédoublements des albuminoïdes ; au contraire, les parties périphériques absorbent continuellement l'oxygène et c'est là, à la périphérie de la cellule seulement, que semblent se produire, grâce à l'arrivée du sang oxygéné, les phénomènes d'oxydation d'où résultera la désassimilation définitive. Mais on conçoit qu'il n'est pas possible, en fait, de séparer ces deux temps de la désassimilation : si la dissociation des substances protéiques est normale, les déchets azotés seront réduits à leur minimum, et l'oxydation des substances ternaires se fera intégralement. Qu'au contraire la cellule s'encrasse par une surabondance de produits de désintégration, nul doute que son fonctionnement élémentaire n'en souffre.

C'est ce qui explique, au moins en partie, le rôle si connu de l'eau dans la nutrition. On sait que l'eau augmente le chiffre de l'urée, non pas tant par le fait d'un lavage des tissus, que par celui d'une suractivité imprimée aux cellules, du fait même de ce lavage. D'autre part, si la somme des produits à oxyder augmente dans le sang, celui-ci consommera tout son oxygène à cette combustion qui restera d'ailleurs forcément incomplète et, du fait d'une insuffisante dépuration élémentaire, les oxydations organiques se trouveront encore entravées et compromises.

Ces troubles nutritifs se commandent donc les uns les autres et lorsque Bouchard appelle les maladies qui en dérivent des *maladies par ralentissement de la nutrition*, cela signifie tout simplement qu'il y a diminution des oxydations de la vie aérobie, diminution parfaitement compatible d'ailleurs avec une augmentation de la vie anaérobie, c'est-à-dire avec une suractivité morbide de la vie cellulaire. Nous pouvons donc très bien admettre, ce semble, avec Lécorché, que la goutte implique une hypernutrition avec exagération du travail moléculaire, avec Alb. Robin, que le diabète est une maladie par accélération de la nutrition, tout en concluant avec le professeur Bouchard que ces deux affections rentrent au premier chef dans le cadre nosologique de la nutrition retardante; il suffit de s'entendre sur la valeur des mots et le sens qu'on y attache. Dans la goutte et surtout le diabète, la vie anaérobie est en effet excessive, mais la vie aérobie est ralentie au suprême degré.

L'analyse de l'urine, par le dosage non plus seulement de l'urée, mais surtout par la détermination du rapport entre l'urée qui représente l'azote à l'état de matière excrémentitielle complète et les autres produits incomplètement dédoublés, donnera donc à la fois la mesure des échanges nutritifs absolus et celle plus intéressante encore, du mode suivant lequel ils s'opèrent.

Au regard de la vie aérobie, c'est-à-dire des résidus ternaires qu'elle laisse dans l'économie, elle nous renseignera encore, au moins approximativement, par l'évaluation des déchets oxydables de l'urine; à un moindre degré, par celle de son acidité. Toutefois, il ne faut pas demander à l'urologie plus qu'elle ne saurait donner; nous ne devons pas oublier que si l'urine est bien en effet le miroir le plus fidèle que nous ayons des échanges nutritifs, elle l'est surtout des échanges nutritifs azotés. Le tableau de Vierodt nous a montré que c'était la voie principale de la désassimilation azotée et des sels minéraux; il faut pour le moment du moins, s'en tenir à ces deux sources d'information.

Ces notions, fort incomplètes d'ailleurs, sur le processus nutritif en général, étaient indispensables pour bien comprendre la nature de l'excrétion urinaire. Nous savons maintenant qu'elle représente surtout l'élimination des déchets azotés, soit sous forme d'urée qui représente l'azote organique à son degré excrémentitiel le plus parfait, soit sous forme d'acide urique et autres substances azotées incomplètement dédoublées. C'est dans l'évaluation de ce résidu excrémentitiel, minime comme quantité, mais d'une puissance toxique souvent considérable, que réside surtout l'intérêt de l'analyse de l'urine; c'est aussi malheureusement le côté le plus obscur et le plus incertain de l'urologie.

CHAPITRE DEUXIÈME

ROLE
DE L'URINE DANS LA DÉSASSIMILATION

Déchets azotés.
Déchets minéraux. — Matières Extractives.

Nous avons vu que l'urine était la principale voie d'élimination de l'azote et des sels ; sur 18.86 d'azote éliminé, 15.86 passent par l'urine et 3 seulement par les fèces. De même pour les sels, sur une élimination totale de 32 gr., 26 sont attribuables à l'excrétion urinaire et 6 aux fèces. Nous devons étudier d'abord cette élimination de l'azote, de beaucoup la plus importante ; puis, nous parlerons des sels et des substances ternaires.

I. — Déchets azotés éliminés par l'urine.

Urée. — 84 °/₀ environ de l'azote qui s'échappe par les reins de l'organisme humain, en sort à l'état d'urée. C'est le produit excrémentitiel par excellence, celui qui correspond non pas au dernier terme de l'oxydation des albuminoïdes, comme on disait autrefois, mais au dernier terme de leur dédoublement hydrolitique en milieu anaérobie.

L'Urée a pour formule :

$$C^2 Az^2 H^4 O^2$$

correspondant à 46.66 d'azote %.

Elle provient, en majeure partie au moins, d'une hydratation des substances protéiques, les corps créatiniques et uriques servant d'intermédiaire (1). Un phénomène analogue se produit dans la destruction par voie d'hydratation sous l'influence des bactéries putréfactives, des corps albuminoïdes ; presque tout leur azote se transforme en carbonate d'ammoniaque, qui n'est autre chose que de l'*urée hydratée* et peut se changer en urée par déshydratation.

Une autre source d'urée dans l'organisme serait le groupement cyanique CO Az H qui ne diffère de l'urée que par la perte de Az H³

$$CO\,Az\,H + Az\,H^3 = \underbrace{Az\,H^2 - CO - Az\,H^2}_{\text{Urée}}$$

Ainsi, toute production d'ammoniaque ou d'amines dans l'économie animale est suivie d'une production d'urée correspondante. Il semble en effet très probable, comme l'affirme Bouchard, que « l'ammoniaque est l'un des stades intermédiaires de la destruction de la matière azotée et circule dans l'organisme pendant la courte durée qui sépare sa production dans les tissus et sa synthèse dans

(1) Cf. A. Gautier : *Chimie biologique*, p. 772.

le foie » [1]. On admet aujourd'hui que le foie est le principal lieu de formation de l'urée ; ce rôle prépondérant de la glande hépatique dans la production de l'urée est scientifiquement établi depuis les expériences de Meisner, de Schrœder, Frerichs, etc., et l'on sait quelle magistrale démonstration en a fourni le professeur Brouardel. Cet auteur a démontré que la quantité d'urée sécrétée et éliminée en 24 heures est sous la dépendance de deux influences principales :

1° L'état d'intégrité ou d'altération des cellules hépatiques ;

2° L'activité plus ou moins grande de la circulation hépatique [2].

Tout ce qu'on peut dire, c'est que le foie n'a pas le monopole de la formation de l'urée ; il n'en est que le principal agent ; il est le plus important des organes chargés d'amener les matériaux de la désassimilation à l'état excrémentitiel.

En réalité, l'urée se forme en même temps que le glycogène dans toutes les cellules de l'économie, et elle s'y forme, au moins en majeure partie, sans intervention de l'oxygène. Bouchard estime que chaque kilogramme du poids du corps produit en 24 heures 0,20 d'urée, *par le seul fait de la désassimilation des tissus*, tandis que l'homme qui se nourrit dans les conditions habituelles, en fournit de 0,33 à 0,36. Il ressort de ces chiffres que, dans

(1) In *Semaine médicale* : Loc. cit. p. 103.
(2) Brouardel. *L'Urée et le foie* : *Arch. de Physiologie*. 1876.

l'alimentation normale, la désassimilation est la source principale de l'urée, tandis que l'urée d'origine alimentaire ou l'urée dérivée de l'albumine circulante, prédomine dans les cas de polyphagie (1).

Les reins ne sauraient être envisagés comme le lieu de production de l'urée : ce sont des organes d'élimination ou d'excrétion (2).

L'urée est un des corps les moins toxiques de l'excrétion rénale : elle ne tue qu'à la dose de 6 gr. par kilogramme d'animal : pour des poids égaux d'azote, elle est 22 fois moins toxique que l'ammoniaque (Bouchard). Cette seule considération suffit à faire pressentir quel intérêt il y a à ce que le taux de l'urée soit le plus élevé possible vis-à-vis des autres déchets azotés, ces derniers, l'acide urique excepté, ayant une toxicité des plus considérables.

Acide urique. — L'acide urique représente environ 2 % de l'azote total éliminé par les urines : si l'urée est à peine toxique, l'acide urique ne l'est pas du tout, ce qui n'empêche pas son accumulation dans l'organisme de produire des accidents souvent fort graves. Longtemps on a enseigné avec Liébig, que c'était un des termes de transition par lequel passait la matière azotée avant d'aboutir à l'urée, que *c'était un produit vers l'urée.*

Cette théorie n'est plus soutenable aujourd'hui et bien que beaucoup d'incertitude subsiste encore au sujet de

(1) *Mal. par. ral. de la nutr.*, p. 211

(2) Cf. QUINQUAUD : *De l'Urée*, p. 139 et suiv.

l'origine de l'acide urique, on sait de façon certaine, qu'il répond à une phase du processus nutritif distincte de celle qui donne naissance à l'urée. Il appartient au groupe des uréïdes, corps qui possèdent l'urée en puissance et sont caractérisés par la propriété qu'ils ont de la produire par hydratation directe, quelquefois par hydratation et oxydation.

La transformation de l'acide urique en urée est sous la dépendance simultanée d'une hydratation et d'une oxydation ; l'hydratation fournit d'abord *directement* de l'urée et de l'alloxane, puis cette dernière se transforme à son tour en urée et acide oxalique, qui, par une oxydation plus avancée, passe à l'état d'acide carbonique et s'élimine par le poumon.

La conséquence de ce fait est que la destruction des uréïdes, et spécialement de l'acide urique, est tout à la fois fonction de la vie anaérobie et de la vie aérobie ; c'est ce qui explique que tout ce qui entrave les phénomènes d'oxydation, favorise l'accumulation ou la production en excès de l'acide urique dans les tissus.

Nous croyons que lorsqu'il s'agit de l'acide urique, il faut plutôt tenir compte des conditions qui mettent obstacle à son élimination que de celles qui augmenteraient directement sa formation absolue. C'est qu'en effet, il n'y a guère qu'une maladie dans laquelle on ait bien constaté la formation en excès de l'acide urique : c'est la leucocytémie et nous en verrons tout à l'heure la raison.

Mais il en est tout autrement de l'accumulation de l'acide urique dans les tissus, alors même qu'il ne serait pas produit surabondamment. Cet état pathologique est créé par toutes les causes morbides qui augmentent l'acidité des humeurs en général et de l'urine en particulier, causes qui sont liées, ainsi que nous le verrons, à un trouble dans les oxydations, c'est-à dire dans la vie aérobie.

S'il n'était pas, d'autre part, téméraire d'assimiler outre mesure la chimie de l'être vivant à celle du laboratoire, on pourrait peut-être assigner, comme une des causes de production de l'acide urique, l'action de l'acide lactique sur l'urée, ou mieux de l'acide tartronique, produit d'oxydation de l'acide sarcolactique et du glucose, substances qui se forment en abondance dans le foie et les muscles [1].

Physiologiquement, l'acide urique paraît être lié à la destruction des albuminoïdes spéciaux des noyaux cellulaires et des globules blancs en particulier. C'est ce qui expliquerait sa formation en excès [2] (*jusqu'à 3 gr. par jour*) dans la leucocytémie, affection dans laquelle le foie est tout à la fois riche en globules blancs, c'est-à dire en éléments figurés abondamment pourvus de nucléine, et en corps du groupe xanthique. C'est encore ce qui explique l'augmentation de l'acide urique au moment où la résorption intestinale est la plus active, phénomène lié à une action migrative des globules blancs [3].

(1) Gautier : *Chimie de la cellule vivante*, p. 96 et 152.
(2) Lépine : *Semaine médic.*, 1894 p. 48.
(3) Deroide : *Contribution à l'étude des procédés de dosage de l'acide urique*, Lille 1891.

J. Horbaczewski a montré qu'on peut obtenir artificiellement de l'acide urique avec n'importe quel organe riche en nucléine. En fait, des injections sous-cutanées de nucléine augmentent beaucoup l'excrétion de l'acide urique chez les animaux et chez l'homme. Par contre, certaines substances, comme la quinine et l'atropine, qui diminuent le nombre des leucocytes, abaissent aussi l'excrétion de l'acide urique.

Il paraît donc bien démontré que l'acide urique tire son origine de la nucléine. Ce serait, dirons-nous avec le professeur Guyon [1], le produit de la désintégration de certains tissus ; ce qui est, en tous cas, hors de doute, c'est que sa genèse est absolument indépendante de celle de l'urée (Lécorché-Beneke-Voit, etc.).

D'après Weintrand, de Breslau, la substance mère de l'acide urique serait la nucléine qui provient des aliments et non des noyaux des cellules.

Comme pour l'urée, le foie paraît être le principal lieu de formation de l'acide urique au moins à l'état normal.

Si, comme l'a fait Minkowski, on extirpe le foie à des oies, on constate une disparition presque complète de l'acide urique dans les urines, tandis que l'ammoniaque et l'acide sarcolactique y apparaissent en notables proportions. Ainsi se trouverait confirmée la synthèse d'Horbaczewski qui a obtenu de l'acide urique en faisant réagir l'acide trichlorolactique sur l'urée.

(1) Guyon : *Voies urinaires*, t. I. p. 404.

Retenons seulement ce fait général que toutes les causes qui produisent un trouble fonctionnel du foie, provoquent une augmentation de l'acide urique (Meissner Murchison, Dyce Duckworth, Lécorché, etc.).

Autres déchets azotés de l'urine.

Nous nous sommes longuement étendus sur l'urée et l'acide urique à cause de leur importance dans l'excrétion urinaire et aussi parce que ce sont les corps les mieux connus. Le surplus de l'azote s'élimine sous des formes plus complexes, moins facilement dialysables et d'autant plus dangereuses pour l'économie qu'elles ont de ce fait une tendance plus marquée à s'y accumuler. Ce sont des résidus de la vie anaérobie qui ont échappé à la seconde phase de la destruction, à la phase aérobie.

Nous ne pouvons passer en revue un à un tous ces déchets azotés dont l'ensemble constitue l'écart entre la totalité de l'azote éliminé et celui qui est éliminé à l'état d'urée et d'acide urique. Ces substances n'existent d'ailleurs pour la plupart, qu'en très faible quantité dans l'urine normale ; mais ce qui donne de l'intérêt à leur étude, c'est que si leur quantité est minime, il n'en est malheureusement pas de même, au moins pour quelques-unes, de leur toxicité.

Les mieux connus de ces corps azotés appartiennent au groupe des *leucomaïnes* ou *bases animales*, en partie découvertes et étudiées par Armand Gautier. Ce sont, en première ligne, les leucomaïnes créatiniques et xanthiques.

La **Créatinine** se forme au sein même du tissu rénal, aux dépens de la créatine des muscles. Sa toxicité est très faible et l'on a établi que, pour déterminer des accidents graves, il faudrait introduire dans l'économie la masse totale qui correspond à treize journées d'élimination (Feltz et Ritter). L'élimination moyenne de la créatinine est d'environ 1 gr. par 24 heures (0 gr. 6 à 1 gr. 3) ; chez le vieillard, elle diminue de moitié. Elle est presque nulle chez l'enfant à la mamelle.

A côté de la créatinine, on place dans le même groupe la *crusocréatinine* et la *xanthocréatinine*. Ces bases, spécialement la créatinine, augmentent beaucoup sous l'influence de l'exercice musculaire. Ce sont surtout des produits de désassimilation de l'activité musculaire et il semble que dans le muscle lui-même, les matières albuminoïdes perdent leur azote uniquement sous forme de bases créatiniques, transformées d'ailleurs plus tard en urée dans d'autres organes, spécialement dans le foie. Ces bases augmentent notablement aussi à l'état pathologique chez les typhiques, les tétanisants, les surmenés, etc., etc.

Les bases *xanthiques*, plus encore que les précédentes, se rattachent aux uréïdes et paraissent se transformer en partie dans l'organisme, en produits uriques. En fait, on n'en rencontre que de très minimes quantités dans l'urine normale (environ 1 gr. de *xanthine* pour 300 litres d'urine). La présence de la *sarcine* ou *hypoxanthine* y a même été contestée par quelques auteurs. Les bases xanthiques sont au surplus dénuées de toxicité.

Ce qu'il faut retenir au sujet de ces diverses leucomaïnes, c'est que leur présence en excès dans l'urine est toujours un indice d'un arrêt dans les oxydations ; elles disparaissent généralement sous forme d'urée.

Le surplus de l'azote urinaire est fourni par d'autres substances mal connues chimiquement et englobées sous le nom d'*amides complexes, acides amidés gras*, etc. Ce sont des *leucines et leucéïnes*, de la *tyrosine*, etc. Normalement, la *leucine* se transforme dans l'économie en urée et probablement aussi les acides de la série lactique qui se transforment à leur tour en acides gras par une série d'oxydations ultérieures.

La *Tyrosine*, en s'oxydant, donne de l'acide benzoïque qui, en se combinant au glycocolle, fournit un acide azoté, *l'acide hippurique*. On admet assez communément aujourd'hui que la synthèse de l'acide hippurique, aux dépens de l'acide benzoïque et du glycocolle, se produit dans le rein lui-même, ce qui indique bien que cet organe n'est pas un simple filtre, mais qu'il possède aussi une activité propre susceptible d'opérer certaines métamorphoses régressives de la matière. La quantité d'acide hippurique excrétée en 24 heures, est d'environ 0,25 à 0,50 centigrammes ; il va sans dire qu'elle augmente rapidement par l'ingestion d'acide benzoïque ou de benzoates.

Nous devons aussi mentionner parmi les corps azotés

de l'urine, outre l'*acide oxalurique*, certains acides sulfo-conjugués de la série aromatique, les *acides indoxylsulfurique* et *scatoxylsulfurique* et enfin tous les produits dérivés de la matière colorante. Nous parlerons des acides sulfo-conjugués à propos des soufres urinaires. Quant à la matière colorante de l'urine, l'*urobiline*, nous nous bornerons, pour le moment, à la signaler comme dérivant de la matière colorante de la bile, la *bilirubine*, par un simple phénomène d'hydratation.

L'ensemble des substances azotées dont nous venons de parler, sauf l'urée et l'acide urique, constituent en partie ce qu'on est convenu d'appeler les *matières extractives de l'urine*; comme elles comprennent également des substances ternaires non azotées, nous en donnerons la liste complète après avoir décrit ces dernières.

Rappelons seulement, en ce qui concerne l'élimination de l'azote, que sur 15 à 16 gr. environ d'azote total éliminé en 24 heures, 14 sont à l'état d'urée et 0,20 seulement à l'état d'acide urique, la différence représente l'azote des substances dites extractives :

Azote total	15.8	100.00
Azote de l'urée	14	88.60
Azote de l'acide uriq.	0.20	1.26
Azote extractif	1.60	10.14

Ces chiffres ne représentent, bien entendu, que des moyennes et sont susceptibles, même à l'état normal, de quelques oscillations en plus ou en moins.

II. — Principes minéraux et substances ternaires éliminés par l'urine.

Nous distinguons dans les principes minéraux éliminés par l'urine les *sels minéraux proprement dits* et les *sels d'acides sulfo-conjugués.*

A. — SELS MINÉRAUX

Les sels de l'urine sont :

Des chlorures ;
Des phosphates ;
Des sulfates ;
Des carbonates et bicarbonates d'alcalis et de terres alcalines.

Chlorures. - Le chlore existe dans l'urine normale à l'état de chlorure de sodium et un peu aussi à l'état de chlorure de potassium. Évalué en chlorure de sodium, il forme environ les 2/3 du résidu minéral total.

A côté de ce chlore, combiné à la soude et à la potasse, que l'on désigne sous le nom de *chlore fixe*, on s'est demandé s'il n'y aurait pas dans l'urine du chlore en combinaison organique, comme il en existe dans le suc gastrique. Cette question a fait l'objet d'une très intéressante étude publiée par MM. Berlioz et Lépinois dans les *Archives de médecine expérimentale*, mais elle ne nous paraît pas encore résolue.

En ce qui concerne le suc gastrique, il ne semble pas douteux que le chlore s'y trouve en effet à l'état de combinaison chlorée organique acide [1]. Tout porte à croire également qu'une partie au moins du chlore urinaire puisse exister sous forme de composés chloro-organiques; mais il ne semble pas que les méthodes employées par MM. Berlioz et Lépinois soient absolument concluantes. Ces auteurs évaporent une certaine quantité d'urine (10 cent. cubes) dans deux capsules de platine, à l'une desquelles ils ajoutent un peu d'azotate de potasse pour retenir le chlore qu'ils supposent provenir de la dissociation des composés chlorés organiques.

Mais M. Lambert [2] a montré de son côté que si l'on évapore à siccité une solution de chlorure de sodium en présence d'acides organiques fixes, tels que les acides urique, hippurique ou lactique, il y a toujours une décomposition partielle du chlorure de sodium ; en sorte qu'il ne serait pas nécessaire d'admettre que le chlore mis ainsi en liberté provient de combinaisons organiques. Nous verrons d'ailleurs, en parlant de la technique de l'analyse de l'urine, que la méthode de dosage de MM. Berlioz et Lépinois ne laisse pas que de prêter à quelques critiques.

Quoiqu'il en soit, pour MM. Berlioz et Lépinois, le chlore organique représenterait de 10 à 40 °/₀ du chlore total. En appelant *coefficient de chloruration* le rapport des chloru-

(1) ARTHUS : *Chimie physiologique*, pages 249 et suiv.
(2) *Journal de Pharmacie et de Chimie*, 1er mai 1894.

res fixes au chlore total, on constaterait que celui-ci est en raison inverse du chlore organique ; de plus, la courbe du chlore organique, plus encore que celle du chlore fixe, se trouverait sous la dépendance de l'alimentation et en parallélisme à peu près complet avec celle des chlorures du suc gastrique.

Phosphates. — L'acide phosphorique provenant de la désintégration des tissus ou de l'alimentation, passe dans les urines sous deux formes :

1° *A l'état d'acide phosphoglycérique ;*

2° *A l'état de phosphates alcalins ou terreux.*

L'acide phosphoglycérique n'existe dans l'urine qu'à l'état de traces (environ 1 centigramme par litre suivant Lépine). D'après Lépine [1] il y aurait encore d'autres combinaisons phosphorées incomplètement oxydées et mal déterminées formant environ 1 °/₀ du phosphore total de l'urine. Ce phosphore, incomplètement oxydé, paraît venir principalement des lécithines et des nucléo-albumines.

C'est sous la forme de phosphates alcalins et terreux que s'élimine la majeure partie du phosphore de l'organisme : les phosphates alcalins sont ceux de soude et de potasse ; les phosphates terreux, ceux de chaux et de magnésie.

Nous verrons que tous les auteurs indiquent des méthodes de séparation de ces divers phosphates et basent sur leurs proportions relatives un certain nombre de con-

(1) LÉPINE : *Comptes rendus*, 1894.

clusions séméiologiques. D'après les récentes recherches de Bretet, de Vichy, il conviendrait de se tenir, à cet égard, sur une prudente réserve et de ne rien préjuger sur la nature des combinaisons phosphorées de l'urine. Tout ce que l'on peut faire, c'est de doser d'une part l'acide phosphorique total et de l'autre les diverses bases contenues dans l'urine, s'il y a quelque intérêt à en connaître les variations quantitatives. « Je serais heureux, conclut sagement Bretet, si mes observations pouvaient décider les physiologistes à ne pas demander à la chimie plus qu'elle ne peut leur donner et à se contenter actuellement du dosage des acides et des bases contenues dans l'urine, comme on le fait pour les eaux minérales ; la physiologie, je crois, ne pourrait qu'y gagner [1] ».

Sous la réserve scientifique qu'imposent ces conclusions, nous dirons que l'on considère généralement la proportion des phosphates terreux comme égale au 1/3 environ de celle des phosphates alcalins.

Le rapport de l'acide phosphorique à l'azote éliminé par les urines est, d'après A. Gautier, de 18 : 100. Les jeunes enfants, les femmes enceintes, éliminent moins de phosphates. L'adulte rejette vers 30 ans le maximum d'acide phosphorique par ses urines [2].

Sulfates. Une partie seulement du soufre urinaire, mais cependant la plus considérable, est éliminée à l'état

(1) *Répertoire de Pharmacie*, juin, 1895.
(2) Armand Gautier : *Chimie biologique*, p. 611.

de sulfates ; il rentre dans ce qu'on appelle le *soufre complètement oxydé.*

Le soufre des sulfates provient de l'alimentation et surtout des albuminoïdes qui renferment, comme on sait, une notable proportion de soufre. L'acide sulfurique dérive par hydratation des albuminoïdes primitifs des tissus.

Carbonates. — L'élimination des carbonates n'a pas une signification bien précise ; ils proviennent soit des carbonates des aliments, soit des sels à acides organiques de ces mêmes aliments (lactates, malates, tartrates) qui se transforment dans l'économie en carbonates et bicarbonates.

L'acide carbonique libre ou combiné forme environ les 4/5 des gaz de l'urine ; c'est lui qui maintient en partie les phosphates terreux en dissolution.

B. — SELS D'ACIDES SULFO-CONJUGUÉS.

Nous avons dit que les sulfates étaient loin de représenter la totalité du soufre urinaire ; nous devons maintenant reprendre cette question et énumérer les principales combinaisons organiques sulfurées de l'urine.

L'école allemande, représentée surtout par Salkowski, distingue dans l'urine :

Le *soufre acide* ;
Et le *soufre neutre*.

Le *soufre acide* comprend :

1° *L'acide sulfurique des sulfates ;*

2° *L'acide sulfurique des phénols-sulfates.*

Dans le soufre neutre on place des sulfocyanures, de la cystine, de la taurine et d'autres corps mal connus à fonction alcaloïdique.

MM. Lépine, Guérin et Flavard désignent sous le nom de *soufre complètement oxydé* le soufre acide des Allemands et sous celui de *soufre incomplètement oxydé* leur soufre neutre. Ils divisent ce dernier à son tour en :

Soufre facilement oxydable { Cystine.
Sulfocyanure.

et *soufre difficilement oxydable* : Taurine, etc.

Nous nous occuperons surtout ici du soufre sulfo-conjugué, c'est-à-dire du soufre des phénylsulfates. Les acides sulfo-conjugués de l'urine sont des sulfates acides de phénols : ils existent dans l'urine surtout à l'état de sels de potasse. Les principaux sont :

Le phénylsulfate
Le paracrésylsulfate
L'indoxylsulfate
Le scatoxylsulfate } de potasse.

La quantité d'acide sulfurique à l'état de composés sulfo-conjugués dans l'urine humaine des 24 heures, est en moyenne de 0.25. L'indoxylsulfate et le scatoxylsulfate de potasse se forment aux dépens de l'indol et du scatol résultant dans l'intestin de fermentations microbiennes de substances protéiques et partiellement résorbées : il en est de même pour les phénylsulfates et paracrésylsulfates dont la quantité est en raison directe des fermentations intestinales.

Toutes les fois, dit A. Robin, qu'il y a des fermentations digestives vicieuses, on trouve dans l'urine une plus grande quantité de soufre conjugué, et la teneur en acides sulfo-conjugués de l'urine est toujours proportionnelle à l'intensité des processus de fermentations vicieuses (1).

On a donné le nom de *coefficient de Baumann* au rapport qui existe entre l'acide sulfurique total de l'urine et l'acide sulfurique des acides sulfo éthérés. Ce coefficient est normalement de 10 0/0, mais il augmente dès que la digestion intestinale se fait dans de mauvaises conditions.

Le dosage différentiel du soufre des sulfates et du soufre incomplètement oxydé est assez compliqué ; nous le décrirons à la seconde partie de ce livre, en même temps que nous indiquerons les méthodes de recherche et de dosage des phénols urinaires.

Les principales substances ternaires de l'urine sont :

L'*acide lactique* ;

L'*acide benzoïque* ;

L'*acide succinique* ;

L'*acide phénique* ;

Les *acides taurylique, damalurique* et *damolique* ;

Enfin des *acides gras volatils* : *Acide formique*, — *acétique*, — *butyrique*, — *propionique* ;

(1) In *Bulletin de thérapeutique*, 15 janvier 1897.

La plupart de ces corps, qui n'existent d'ailleurs qu'en proportions très minimes dans l'urine normale, proviennent de l'oxydation incomplète du glycogène.

Nous avons, au chapitre précédent, indiqué la double source des hydrates de carbone de l'économie, et le processus normal de leur transformation en eau et acide carbonique. Nous ajouterons seulement ici que la présence en excès dans les urines de ces substances ternaires, implique toujours une diminution, un ralentissement, une perversion, si l'on aime mieux, des oxydations organiques, c'est-à-dire de la vie aérobie.

Au risque de nous répéter, nous ne pouvons mieux faire que de revenir encore sur ce point capital en urologie pathologique de la nutrition ralentie et des caractères particuliers qu'elle imprime à l'urine. Écoutons à ce sujet le professeur Bouchard : « Dans un temps donné, dit-il, l'homme sain transforme complètement une quantité déterminée de matières organiques alimentaires et, par des étapes successives digestives et nutritives, la fait passer définitivement à l'état d'eau, d'acide carbonique et d'urée. Si, dans le même temps, l'homme ne peut faire passer à l'état de combustion parfaite, qu'une quantité moindre de matière, ou si, dans le même temps, il n'amène la même quantité de matière qu'à des degrés inférieurs ou intermédiaires de métamorphoses, s'il livre aux émonctoires non plus l'eau et l'acide carbonique, mais des *acides organiques fixes ou volatils*, non plus l'urée, mais un excès d'*acide urique* et de *matières extractives*, il y a alors, suivant l'expression de Béneke, nutrition ralentie ou nutrition retardante » (1).

Le ralentissement de la nutrition peut donc porter sur les *produits azotés* ou sur les *hydrates de carbone*. Dans le premier cas il se traduit dans l'urine par une diminution du rapport de l'azote de l'urée à l'azote total ; dans le second, par l'apparition ou plus exactement l'augmentation des substances ternaires.

Quelque séduisantes et bien fondées que soient ces théories, nous aurons souvent à regretter que l'imperfection des méthodes analytiques ne permette pas toujours de les traduire sous la forme rigoureuse et brutale des chiffres.

Pour résumer ce long chapitre, nous avons groupé dans les tableaux suivants les divers corps qui s'éliminent par l'urine, soit à l'état d'oxydation complète, soit à celui d'oxydation incomplète et de sels. Nous les divisons pour plus de clarté en :

Substances azotées :

Substances non azotées ;

Et *sels minéraux*.

Nous avons indiqué en regard de chacun de ces éléments, les moyennes d'élimination par 24 heures données par les principaux auteurs.

(1) BOUCHARD : *Maladies par ralentissement de la nutrition*, p. 57.

Tableau I. — **Substances azotées de l'urine**

NOMS DES SUBSTANCES	MOYENNES EN 24 HEURES	NOMS des AUTEURS
Urée ($C^2 H^4 Az^2 O^2$)...........	21 à 26,50	Yvon.
	28 à 33	Labadie-Lagrave
	32 à 33	Beale.
	29,90 (30)	Charrin.
	18 à 22	Brouardel.
	22 à 35	Neubauer.
Acide urique ($C^{10} H^4 Az^4 O^6$)..	0,50 à 0,60	Yvon.
	0,40 à 0,80	Salkowski.
	0,52	Charrin.
Créatinine ($C^8 H^7 Az^3 O^2$)....	1,00	Yvon.
	0,959	Voit.
	0,60 à 1,3	Neubauer.
	0,52 à 0,81	Hoffmann.
Acide hippurique ($C^{18} H^8 AzO^5 HO$)........................	0,60 à 0,90	Yvon.
	0,25 à 0,50	Labadie-Lagrave
Xantine ($C^{10} H^4 Az^4 O^4$)	0,06	Yvon.
Acides sulfoconjugués (azotés) acide indoxylsulfurique — scatoxylsulfurique	traces	Tous les auteurs.
Ammoniaque..............	0,70	Neubauer.
	0,64	Coranda.
Matières extractives (azotées)		
Leucine..................	traces ?	Neubauer.
Carnine..................	»	»
Guanine..................	»	»
Tyrosine..................	»	»
Allantoïne..................	»	»
Cystine..................	»	»
Acides oxalurique.........	»	»
— aspartique.........	»	»
— glutamique........	»	»
Leucomaïnes	»	»
Matières colorantes, urobiline	»	»

Tableau II. — **Composés salins de l'urine.**

NOMS DES SUBSTANCES	MOYENNES en 24 HEURES	NOMS des DES AUTEURS.
	grammes	
Chlore des chlorures	7	Arthus.
	5 à 8	Labadie-Lagrave
Chlorures de sodium et potassium	10 à 12	Yvon.
Acide phosphorique	2,8 à 3,50	Labadie-Lagrave
	2,60 à 3,20	Yvon.
	2,86	Charrin.
	2,05 à 3	Salkowski.
Phosphates alcalins	4 à 5	Yvon.
— *terreux*	1,7 à 2,1	»
Acide sulfurique	3	»
	2 à 2,50	Labadie-Lagrave
Chaux	0,216 à 0,297	Saborow.
	0,257 à 3,387	Neubauer.
	0,353 à 0,407	Schetling.
	0,45	Yvon.
Soude.	5 à 7,50	Salkowski.
Potasse	3 à 4	»
Magnésie	0,40 à 0,50	»
	0,30 à 0,354	Neubauer.
	0,60	Yvon.
Ammoniaque	0,60	A. Gautier.
Silice	0,003	»
Fer	traces	Magnier de la S.

Tableau III. **Matières ternaires non azotées.**

Acide lactique	traces
— benzoïque	traces
— succinique	traces
— phénique	traces
— taurylique	traces
— damolique	traces
— damalurique	traces
— formique	traces
— acétique	traces
— butyrique	traces
— propionique	traces
— phosphoglycérique	0,01
— phénolsulfurique	0,017 à 0,051

Telles sont les principales substances qui se rencontrent dans l'urine humaine normale. On voit tout d'abord que deux éléments dominent, *l'urée* parmi les substances azotées et le *chlorure de sodium* parmi les sels. Aussi on a pu dire que *l'urine* était une *dissolution d'urée et de sel marin*. Nous savons combien est fausse cette manière de voir ; l'urine est au contraire un liquide d'une extrême complexité, dans lequel ce ne sont pas toujours les corps les plus abondants qui sont les plus intéressants au point de vue pathologique.

Nous voyons aussi par l'examen de ces tableaux, combien sont variables les proportions indiquées par les divers auteurs pour les corps constituants de l'urine et combien, par suite, il est difficile, en pratique, de fixer à l'urine normale une composition moyenne précise et déterminée. Nous allons, dans le chapitre suivant, serrer de plus près cette question et voir dans quel sens il est peut-être pratiquement possible de la résoudre.

CHAPITRE TROISIÈME

L'URINE NORMALE

Composition moyenne. — Coefficients urologiques.

Que faut il entendre par urine normale? Si l'on se contentait de répondre que *l'urine normale* est celle qui ne renferme pas d'éléments anormaux, c'est-à-dire d'éléments pathologiques, la question serait facile à résoudre. Elle est malheureusement beaucoup plus compliquée et l'on conçoit sans peine, d'après ce que nous avons dit sur le processus de la nutrition, que l'urine puisse déceler un trouble nutritif plus ou moins profond, en dehors même de la présence de tout élément pathologique. Mais alors comment reconnaitre une urine normale ? Où commence, où finit l'urine normale ? Problème des plus épineux, sur lequel nous ne possédons encore que des données un peu vagues.

Nous venons de voir au chapitre précédent que les auteurs qui se sont occupé du dosage des principaux éléments de l'urine, donnent la plupart du temps des chiffres peu concordants. En mettant tout d'abord à part les différences qui peuvent provenir des méthodes analytiques employées, il est clair qu'il faut chercher ailleurs les causes de ces divergences. Nous disons *les causes* parce qu'en effet les conditions susceptibles de faire varier en plus ou en moins l'excrétion urinaire, chez un individu sain, sont des plus nombreuses.

Il convient d'abord de signaler, chez un même sujet, l'influence du *poids du corps*, celle *des boissons*, des *aliments*, de *l'âge*, du *sexe*, du *climat*, du *travail musculaire*, etc., etc.

Prenons pour exemple l'excrétion de l'urée, qui est l'élément le plus important de l'urine ; il est de toute évidence que la consommation individuelle en azote, et par suite l'excrétion, doivent augmenter avec le *poids du corps*.

On a trouvé ainsi qu'un kilogramme d'homme adulte, à l'état d'entretien, sécrète en 24 heures de 0,37 à 0,60 d'urée. Mais ici intervient encore la nature de l'alimentation, suivant qu'elle est exclusivement végétale, mixte, ou exclusivement animale. En outre, on sait qu'une *vie sédentaire* diminue l'urée, qu'une *vie active* l'augmente ; on sait que les enfants excrètent proportionnellement plus d'urée que les adultes et les vieillards moins, les femmes également moins que les hommes.

« C'est assurément le kilogramme corporel qui fait l'urée, l'eau, l'acide carbonique, qui dégage la chaleur, mais il fait tout cela parce que c'est le caractère et la condition de la vie. Il peut le faire *plus ou moins* parce que la substance vivante est *plus ou moins* active par elle-même, abstraction faite des excitations. » On ne peut donc poser en principe qu'un kilogramme d'un individu est semblable à un kilogrammme d'un autre individu [1].

La prise en considération d'autres éléments, intéressants d'ailleurs à connaître, tels que la *taille* et la *surface du corps* ne saurait davantage conduire à fixer par le calcul pour un individu donné un chiffre absolu d'excrétion, ou pour mieux dire, de désassimilation. Aussi ne comprenons-nous pas qu'on ait pu écrire que la détermination de la surface du corps était aussi utile qu'une analyse d'urine et que sans elle les résultats de l'analyse ne livraient pas toute leur signification [2].

Toutes ces considérations, et bien d'autres qu'on pourrait faire dans le même sens, soit au sujet de l'urée, soit au sujet de chacun des autres éléments de l'urine, démontrent surabondamment l'impossibilité où l'on se trouve de représenter la normale de l'excrétion urinaire par des chiffres absolus.

On a supprimé, en grande partie, l'influence des variations horaires en faisant porter l'analyse sur la totalité de l'urine des 24 heures. Cette période correspondant à un cycle complet du fonctionnement vital, il est permis de considérer l'urine émise pendant ce laps de temps comme en reflétant assez exactement l'image. Encore faudrait-il admettre, d'après Lépine et Bayrac, que nous vivons généralement suivant un *mode tierce*, c'est-à-dire

(1) BOUCHARD : *Considérations sur l'état statique du corps*, In *Semaine médicale*, 17 mars 1897.

(2) BOUCHARD : Loc. cit.

que l'intensité de nos échanges nutritifs ne serait pas la même dans deux journées consécutives, mais se rapprocherait, le troisième jour, de celle du premier et ainsi de suite (¹). Quoiqu'il en soit, l'ensemble d'une journée et d'une nuit, représentant une période d'actions vitales énergiques et une d'actions modérées, suffit pour donner la mesure moyenne des échanges vitaux.

Toujours est-il que l'influence des autres facteurs que nous avons énumérés, n'en subsiste pas moins, et il ne paraît pas qu'on ait trouvé le moyen de l'évaluer avec une précision suffisante.

Observons tout d'abord qu'à notre avis, lorsqu'il s'agit de déterminer la composition de l'urine normale, il faut commencer par restreindre le problème au pays que l'on habite, c'est-à-dire à un groupement humain bien défini, vivant dans des conditions analogues de régime alimentaire, de climat, d'activité musculaire. De ce chef, nous écartons d'emblée tous les chiffres des physiologistes allemands, anglais ou autres ; ils ne sauraient avoir pour nous qu'une valeur documentaire et ne sont pas plus applicables en France que ne le seraient par exemple les moyennes météorologiques ou ethnographiques de ces contrées.

Mais, dans ces conditions encore, si les causes de variations de l'excrétion urinaire sont largement atténuées, elles conservent pourtant une réelle influence qu'il serait utile de pouvoir évaluer. C'est le but, nous allions dire

(1) Bayrac : *Thèse de Lyon*, 1887, p. 17.

l'utopie, que certains urologistes, Gautrelet en particulier, ont cherché à atteindre.

Sous le nom de *coefficient urologique absolu*, cet auteur désigne le rapport absolu de l'élimination urinaire à l'unité pondérale corporelle, c'est-à-dire au kilogramme, toutes les conditions des *facteurs intrinsèques (poids corporel, âge, taille)*, ou *extrinsèques (alimentation, climat, exercice)* étant supposées normales. Disons tout de suite que, pour Gautrelet, ces conditions sont normales chez des sujets sains, bien proportionnés de taille et de poids, pris à l'âge moyen de la vie, soumis à un régime alimentaire aussi rapproché que possible de la ration d'entretien, non surmenés par le travail intellectuel, se livrant à un exercice modéré en rapport avec leur force et leur alimentation, habitant un climat moyen et étudiés seulement au point de vue de leur excrétion urinaire à l'époque de saisons moyennes (1).

En supposant réalisées toutes ces conditions, voici quelles sont, d'après Gautrelet, les quantités des divers éléments de l'urine éliminées en 24 heures par kilogramme de poids vivant :

Volume de l'émission totale...........	24 c/c
Éléments fixes à + 100°..............	1.00
Acidité totale en Ph O⁵	0,30
Chlore	0,10
Urée	0,45

(1) GAUTRELET : *Urines*, p. 45.

Acide urique	0,01
Acide phosphorique	0,05
Urobiline	0,01
Uroérythrine	0,006 (1)

Ce sont là les *unités urologiques* de Gautrelet ; rappelons qu'elles correspondent, par définition, à l'élimination normale d'un adulte, ni gras, ni maigre, et placé dans toutes les conditions moyennes énumérées plus haut. C'est en quelque sorte *l'élimination théorique*. Le professeur Huguet, de Clermont-Ferrand, estime que ces chiffres sont un peu trop élevés et représentent des maxima ; il croit que les moyennes réelles ne sont guère que les 2/3 ou les 3/4 de ces quantités (2).

Le professeur Charrin a également rapporté au kilogramme l'excrétion urinaire normale ; ses chiffres ne diffèrent pas beaucoup, au surplus, de ceux de Gautrelet.

Volume par 24 heures	18 c/c	
Urée	0,46	
Chlorure de sodium	0,22	
Acide phosphorique	0.044	
Acide sulfurique	0,032	
Chlorure de potassium	0,0384	
Acide urique	0,008	
Substances solubles organiques	0,573	0,787 (3)
— — inorganiques	0,213	

(1) GAUTRELET : Loc. cit., p. 101.
(2) HUGUET : *Notes d'urologie*, p. 16
(3) CHARRIN : *Poisons de l'urine*, p. 60.

Citons encore les chiffres de Parker :

Eau par 24 heures	23 c/c
Urée	0,50
Acide urique	0,0084
Acide hippurique	0,006
Créatinine	0,014
Matières extractives et colorantes	0,151
Chlorure de sodium	0.207
Sulfates alcalins	0,061 (1)

Ces *unités urologiques* semblent donc assez constantes et pourraient, jusqu'à un certain point, servir de base à la composition de l'urine normale. Mais elles supposent toutes des sujets placés dans des conditions de poids et de régime alimentaire qui ne se rencontrent que rarement en pratique.

Le poids normal moyen de l'adulte est généralement fixé à 65 kilogrammes (Bouchard) ; si l'on multiplie par ce nombre les unités urologiques ci-dessus, on obtient des chiffres concordant assez bien avec ceux que la plupart des auteurs adoptent pour l'urine normale. Prenons par exemple les chiffres de Charrin ; nous arrivons ainsi pour l'urine de 24 heures d'un adulte, pesant 65 kilogrammes, aux résultats ci-dessous, en chiffres ronds :

Volume de l'excrétion		1200 c/c
Éléments fixes organiques	37	51 gr.
— — minéraux	14	

(1) In *Dict. encyclopédique*, art. URINES.

Éléments minéraux	Sels terreux........	0,30	
	Sels potassiques....	3,00	
	Sels sodiques.......	7,50	
	Autres sels.........	3,20	
Urée..........			30 gr.
Acide urique..................			0,50
Chlorure de sodium............			14,00
Acide phosphorique............			2,80
Acide sulfurique..............			2,10
Chlorure de potassium.........			2,50

Mais encore une fois, ces chiffres résultant d'expériences de laboratoire, ont-ils une valeur absolue ? En d'autres termes, étant donné un individu pesant un poids x au-dessus ou au-dessous de 65 kilogrammes, suffira-t-il pour obtenir ce que devrait être son excrétion normale, de multiplier son poids par les unités urologiques normales ? Nous n'hésitons pas à répondre par la négative. En dehors des autres facteurs, dont nous supposons pour un instant l'influence annihilée, il en subsiste deux : *le poids corporel* et *l'âge* qui s'opposent d'une façon absolue à la généralisation de ce calcul.

Pour tourner cette difficulté, on a imaginé de subtiles distinctions entre le *poids réel* et le *poids théorique*, ce dernier étant calculé en fonction à la fois de la taille et de l'âge.

Divers auteurs se sont occupé de trouver une relation entre le poids et la taille. Les uns estiment qu'à 21 ans le poids corporel est égal en kilogrammes au chiffre de la taille, exprimée en centimètres, dépassant le mètre moins un dixième. Ainsi un sujet mesurant 180 centimètres devra peser 80 kilogrammes moins 1/10 = 72 kilogrammes. D'autres, et c'est la formule adoptée par Gautrelet, calculent ce poids en prenant les 4 dixièmes en kilogrammes de la taille exprimée en centimètres

$$\frac{180}{10} \times 4 = 72 \text{ kilogr.}$$

Mais, en admettant que ces formules fussent exactes à 21 ans, il est certain que l'âge les fausse. Pour évaluer cette influence de l'âge, Gautrelet propose les trois formules suivantes :

1° Avant 30 ans.... ..... $P = \frac{4 \times t}{10} - \frac{30 - A}{2}$

2° De 30 à 60 ans......... $P = \frac{4 \times t}{10} + \frac{A - 30}{2}$

3° Au-dessus de 60 ans ... $P = \frac{4 \times t}{10} - \frac{A - 60}{2}$

A = L'âge du sujet :

t = Sa taille en centimètres.

Bretet, de Vichy, a donné la meilleure démonstration de la fausseté de ces formules par l'exemple suivant :

Appliquons, dit-il, la formule 2 à un sujet de 60 ans moins un jour, ayant une taille de 1 m. 60, on aura :

$$P = \frac{4 \times 160}{10} + \frac{60 - 30}{2} = 79 \text{ kilogr.}$$

Appliquons maintenant la formule 3 au même sujet deux jours après, c'est-à-dire à 60 ans et un jour

$$P = \frac{4 \times 160}{10} - \frac{0}{2} = 64 \text{ kilogr.}$$

En deux jours, pour être toujours ni gras ni maigre, ce sujet aura dû maigrir de 15 kilogrammes ([1]).

Gautrelet d'ailleurs, est allé bien plus loin encore dans la voie de le fantaisie. Les formules précédentes qu'il a publiées ne tiennent compte que des facteurs intrinsèques (âge et taille) : pour arriver à une évaluation approximative de l'influence des facteurs extrinsèques (alimentation, exercice, climat), il a imaginé des formules qu'on nous pardonnera de reproduire ici à titre de curiosité. Étant donné le coefficient urologique X trouvé en fonction de la taille et de l'âge, Gautrelet le corrige de la façon suivante :

$$X' = \frac{2X}{3} + \left(\frac{X}{3} \times \cfrac{18}{\cfrac{t'-t}{2}} \times \frac{c}{c' \times X} \times \frac{a}{a' \times X} \right)$$

Formule dans laquelle

X' représente le coefficient urologique cherché :

X — le coefficient déterminé précédemment :

t' — la température la plus élevée du jour de l'expérience ;

(1) HUGUET : *Notes d'urologie*, p. 14 et 15.

t représente la température la plus basse du jour de l'expérience ;
18 — la normale des températures moyennes ;
a' — l'azote alimentaire absorbé le jour de l'expérience ;
a — l'azote alimentaire de la ration d'entretien ;
c' — le carbone absorbé ;
c — l'unité de carbone de la ration d'entretien propre à l'âge et à l'exercice du sujet.

C'est déjà beau comme effort d'imagination. Mais que dire de la formule suivante qui est, paraît-il, le dernier mot de la science urologique :

$$X = \frac{P + \left(0{,}4T\right) + \left(C \times 4 \times 0{,}4\right) + \left(\frac{Tp \times 10}{4} \times 4 \times 0{,}4\right) +}{9}$$

$$\frac{\left(\frac{Tb}{2} \times 4 \times 0{,}4\right) + \left(\frac{Cb \times 3}{2} \times 4 \times 0{,}4\right) + \left(\frac{Cab \times 10}{6} \times 4 \times 0{,}4\right) +}{9}$$

$$\frac{\left(Cc \times 4 \times 0{,}4\right) + \left(\frac{Cj \times 10}{8} \times 4 \times 0{,}4\right)}{9}$$

$$+ \left\{ \begin{array}{l} -\left(15 - A\right) \times 2 \\ -\left(20 - A\right) \times 2{,}75 \\ -\left(30 - A\right) \times 0{,}685 \\ +0 \\ +\left(\frac{A - 30}{2}\right) \\ +\left(\frac{60 - A}{2}\right) \\ +\left(\frac{15}{3} - \frac{A - 60}{2}\right) \end{array} \right.$$

Dans cette équation :

P représente le poids corporel des sujets ;

T — leur taille (hauteur) ;

C — leur carrure ;

Tp — leur tour de poignet ;

Tb — leur tour de bassin ;

Cb — leur tour de bras :

Cab représente leur tour d'avant-bras ;
Cc — leur tour de cuisse ;
Cj — leur tour de jambe ;
Et A — leur âge vrai.

Le professeur Huguet qui reproduit ces formules, se contente de dire qu'il suffit de les avoir vues pour se rendre compte de l'impossibilité d'en tirer parti : il aurait pu ajouter qu'il suffit de les avoir vues pour se dispenser de les prendre au sérieux.

Tout en critiquant, et avec combien de raison, les formules de Gautrelet, relatives à l'âge et à la taille, Bretet a cru pouvoir leur substituer les deux suivantes :

1° Jusqu'à 45 ans.. $P = \frac{4t}{10} + \frac{A - 30}{2}$

2° Après 45 ans.. $P = \frac{4t}{10} + \frac{60 - A}{2}$

Le poids ainsi obtenu, en fonction de l'âge et de la taille, serait le *poids théorique* : en prenant la moyenne entre ce poids théorique et le poids vrai, on obtiendrait ce qu'on appelle le *poids actif*, poids par lequel il conviendrait de multiplier les unités urologiques normales pour avoir la composition normale de l'urine d'un sujet quelconque.

Nous avouons ne pouvoir suivre Bretet dans cette voie qui nous paraît peu scientifique et sur laquelle on ne peut édifier que des probabilités.

A nos yeux, la notion de poids n'a, en urologie, qu'une

importance secondaire. On sait bien, pour ce qui concerne la ration d'entretien par exemple, qu'elle doit augmenter avec le poids corporel et rien n'est plus facile à comprendre. Mais ce qui nous intéresse dans l'excrétion urinaire, c'est moins la *quantité absolue* des excréta, encore que celle-ci doive être proportionnelle aux ingesta, que la *qualité relative* de ces mêmes excréta, c'est-à-dire la perfection excrémentitielle plus ou moins grande sous laquelle ils sont éliminés.

Une très judicieuse observation du professeur Huguet montre encore l'inanité des formules relatives au poids corporel. Elle repose sur ce fait bien connu des physiologistes, que l'intensité des échanges nutritifs varie avec l'âge, non moins que la taille et le poids, ce dont les formules précédentes ne tiennent aucun compte (1).

Huguet, d'ailleurs, après avoir cherché lui-même un moyen pratique de déterminer le coefficient urologique, s'empresse de déclarer « qu'il ne faut pas ajouter une trop grande importance à sa détermination (2) ». Nous irons plus loin et nous dirons que, dans l'état actuel de la science, ce coefficient, par quelque méthode qu'on l'obtienne, n'a aucune valeur et ne mérite aucune considération. Si nous étions ici sur le terrain des phénomènes physiques où les lois sont précises et d'une rigueur mathématique, tout serait pour le mieux. Mais vouloir transporter l'algèbre en physiologie, comme l'a fait Gautrelet,

(1) Huguet ; Loc. cit. p. 16.
(2) Loc. cit. p. 19.

vouloir subordonner à l'évaluation plus que problématique de quelques facteurs, l'ensemble des actes nutritifs, c'est faire fausse route et s'exposer aux pires mécomptes.

En fait, à supposer que l'on pût parvenir à déterminer le *coefficient urologique individuel*, cela conduirait à déterminer *a priori* et avant toute analyse *l'état physiologique idéal* d'un sujet quelconque, l'analyse devant ensuite renseigner sur son *état physiologique actuel*.

Enoncer une semblable proposition, c'est en faire sentir le côté chimérique. L'état physiologique, en effet, dépend de nombreux facteurs qui échappent absolument à notre appréciation, facteurs parmi lesquels il en est un que nous appellerons le *dynamisme physiologique individuel*, qui prime tous les autres par son importance. C'est ce dynamisme physiologique que le professeur Bouchard appelle le *tempérament*, c'est-à-dire : « tout ce qui concerne les variations individuelles de l'activité nutritive et fonctionnelle... tout ce qui concerne les variations individuelles dans l'intensité des métamorphoses de la matière vivante. Le tempérament a donc trait à l'activité de l'organisme : il est une caractéristique dynamique (1) ».

Aucune formule, si complexe soit-elle, ne pourra fournir une constante pour ce dynamisme, tînt-elle compte aussi minutieusement qu'on le voudra de l'influence des autres facteurs, tels que l'*hérédité*, le *milieu*, les *habitudes professionnelles*, l'*âge*, l'*alimentation*, le *régime*, etc., etc.

(1) Bouchard : *Maladies par ralentissement de la nutrition*, p. 26.

En théorie, nous convenons avec les docteurs A. Proust et Mathieu, que cette idée de dégager pour chaque être humain, la formule de son coefficient physiologique personnel, est d'une incontestable justesse. Mais, ajoutent ces auteurs, c'est une idée de philosophie physiologique, pour ainsi dire, qu'il n'est pas facile de traduire par une formule mathématique applicable en pratique à la mensuration des cas isolés. (1)

Il faut donc en prendre son parti et convenir que s'il est possible, en s'entourant de toutes les précautions nécessaires, d'obtenir des moyennes normales pour l'excrétion urinaire de sujets placés dans certaines conditions physiologiques déterminées, il est au contraire illusoire de chercher à établir une comparaison utile entre ces chiffres d'une part et de l'autre ceux que fournit l'excrétion urinaire d'un sujet donné. Il y a pour chaque individu un *coefficient de vitalité personnelle* qui échappe à nos moyens d'investigation.

Sous le bénéfice de ces observations, nous donnons ci-dessous, d'après Yvon, le tableau de la composition moyenne de l'urine normale. Nous l'avons choisi de préférence à tout autre parce qu'il repose sur un très grand nombre d'analyses, consciencieusement exécutées et qu'à ce titre, il nous paraît être l'expression la plus rapprochée de la vérité. Ces analyses, est-il besoin de le dire, s'appliquent à des sujets de race française, choisis

(1) A. Proust et Mathieu : *Hygiène du goutteux*, p. 8.

autant que possible à l'état de santé absolue, et acquièrent de ce fait une valeur moyenne indiscutable.

Composition moyenne de l'urine normale (1)

Volume de 24 heures............	1.200 à 1400 c. c.
Couleur............................	jaune citrin ou ambré.
Aspect.............................	transparent.
Dépôt.............................	nul ou floconneux.
Odeur..........................	sui-generis.
Consistance........................	fluide.
Réaction...........................	franchement acide.
Densité............................	1022
Éléments organiques................	30 à 35 gr. par 24 h.
— minéraux..................	16 à 21 gr.
Éléments fixes (total)..............	46 à 56.
Acidité en acide oxalique...........	2.
— en acide sulfurique.........	1.55.
Urée...............................	26.50.
Acide urique.......................	0.50 à 0.60.
— hippurique..................	0.60 à 0.90.
Créatinine.........................	1.00.
Xanthine........	0.06.
Matières extractives et colorantes..	4.00.
Acide phosphorique total..........	3.20.
Phosphates alcalins................	5.00.
— terreux................	2.13.
Chlorures..........................	10 à 12 gr.
Acide sulfurique...................	3.
Chaux..............................	0.45.
Magnésie...........................	0.60.
Sels ammoniacaux................	0.90.

On pourra rapprocher de ce tableau celui du professeur A. Gautier, qui s'en écarte d'ailleurs fort peu :

(1) Yvon : *Manuel clinique de l'analyse des urines*, 4me édition p. 164.

Tableau des substances qui composent l'urine normale humaine de densité moyenne = 1,020

		Quantités moyennes par kilogr. d'urine	Quantités moyennes correspondant à 24 heures	Quantités moyennes par kilogr. du poids du corps d'ap. *Parkes*
Eau : Par kilog. d'urine.. 976 gr. Par jour... 1243 gr.	....	956 gr.	1243 gr	23,000
Matières organiques Par kilog. d'urine. 28 à 30 gr. Par jour.. 36 à 38 gr.	Urée................	25.37	33,00	0,500
	Acide urique........	0,40	0,52	0,008
	— hippurique....	0,50	0,65	0,006
	Créatinine (et créatine).............	0,80	1,0	0,014
	Xanthine et corps analogues...........	0,04	0,052	»
	Matières colorantes et extractives.....	4,5	5,850	0,151
	Acides gras volatils.			
	Acide oxalique......			
	Phénols-sulfates.....			
	Indoxyl- et scatoxyl-sulfates..........			
	Acide paroxyphényllacétique..........	très peu	très peu	très peu
	Glycose.............			
	Mucus; pepsine......			
	Acides gras; glycérophosphates.......			
Sels minéraux : Par kilog. d'urine. 16 à 17 gr. Par jour. 20 à 21 gr.	Chlorure de sodium.	10,5	13,65	(Cl) 0,0126
	Sulfates alcalins.....	3,1	4,03	(SO^3) 0,030
	Phosphate calcique..	0,31	0,40	(P^2O^5) 0,048
	— magnésique	0,45	0,58	»
	Phosphates alcalins..	1,43	1,86	»
	Sels amoniacaux....	0,70	0,91	
	Acide silicique....			
	— azotique......	traces	traces	»
	Gaz (O; CO^2; Az) ...			

Voici enfin, d'après M. Charles Platt la composition moyenne de l'urine normale, déduite d'une série de nombreuses analyses :

Couleur : Ambrée pâle, jaune paille.
Aspect : Limpide ou avec faible nuage de mucus.
Odeur : Aromatique.
Réaction : Acide. L'acidité en vingt-quatre heures équivaut à 2 ou 4 grammes d'acide oxalique.
Densité à 15 degrés : Adultes 1.015 à 1.025 { Hommes, 1.020. Femmes, 1.018.
Quantité émise en vingt-quatre heures : 1,100 à 1,600 centimètres cubes.
MOYENNE : Hommes, 1,450 centimètres cubes, soit 22 centimètres cubes par kilogramme.
Femmes, 1,250 centimètres cubes.

COMPOSITION MOYENNE POUR LES ADULTES

	Urine normale grammes		HOMMES Grammes par 24 heures	HOMMES Grammes par kilog. de corps	FEMMES Grammes par 24 heures
Résidu solide	45.0	— 65.0	60.0	0.91	51.0
Urée	20.0	— 30.0	34.0	0.51	30.0
Acide urique	0.3	— 0.8	0.6	0.009	0.5
Créatinine	0.4	— 1.3	0.9	0.014	0.8
Acide hippurique	0.4	— 1.0	0.7	0.010	0.6
Xanthine, sarcine, etc	0.001	— 0.010	0.005	»	»
Acide oxalique	0.020	— 0.030	0.025	»	»
Acide glycérophosphorique	0.010	— 0.020	0.015	»	»
Acides propionique, valérique, caproïque et butyrique	0.008	— 0.080	0.040	»	»
Phénol, crésol, etc	0.005	— 0.020	0.010	»	»
Soufre des sulfates éthérés	0.090	— 0.500	0.250	»	»
Acide indoxylsulfurique. (calculé en indigo)	0.005	— 0.019	0.008	»	»
Acide sulfocyanique	0.001	— 0.008	0.005	»	»
Acides paraoxyphénylacétique, paraoxyphénylpropionique, dioxyphénylacétique, paraoxyphénylglycolique	0.010	— 0.030	0.020	»	»

COMPOSITION MOYENNE POUR LES ADULTE

	Urine normale grammes	HOMMES Grammes par 24 heures	Grammes par kilog. de corps	FEMMES Grammes par 24 heures
Sels biliaires...........	0.005 — 0.010	0.020	»	»
Urobiline, urochrome, etc.	0.080 — 0.140	0.125	»	»
Hydrates de carbone (pouvoir réducteur de l'urine normale correspondant à une solution à 0.3 p. 100 de glucose)	0.014 — 0.075	0.044	»	»
Acides sarcolactique, succinique, glyconurique, et oxalurique, acétone, inosite, cystine, taurine, urorubinogène, urorubine, pigment de Giacosa, acide scatoxylsulfurique et scatoxylglyconurique, néphrozymase, pepsine et autres ferments, pseudoxanthine, paraxanthine hétéroxanthine, guanine, adénine, etc., pyrocatéchine, hydroquinone, acide protocatéchique.	traces	0.044	»	»
Chlore..................	5.0 — 10.0	7.3	0.110	6.0
Acide phosphorique.....	2.0 — 3.5	3.0	0.045	2.5
Acide sulfurique........	1.5 — 3.0	2.2	0.033	1.9
Potasse................	2.5 — 3.5	3.0	0.045	2.8
Soude..................	4.0 — 6.0	4.5	0.068	4.0
Ammoniaque	0.5 - 0.8	0.72	0.010	0.6
Chaux............	0.2 — 0.4	0.30	0.0045	0.28
Magnésie..............	0.3 — 0.5	0.40	0.0066	0.35
Fer....................	0.001 — 0.040	0.007	»	»
Silice, acide carbonique azotates, métaux, manganèse, cuivre..... ..	traces	»	»	»

GAZ DE L'URINE NORMALE

	pour 100 de gaz.	pour 1 lit. d'urine
Acide carbonique ...	65 c.c. 40	15 c.c. 957
Oxygène...........	2 74	0 658
Azote..............	31 86	7 775
	100 c.c. 00	

(*American Journal of pharmacy*, 1897, p. 411.)

Nous avons vu que la plus grande incertitude régnait au sujet de la détermination du *coefficient urologique* propre à chaque individu, considéré isolément : d'autre part, les moyennes analytiques les plus sérieuses, comme celles d'Yvon, de Charrin et autres auteurs, comportent des écarts parfois assez considérables. Sur quoi, par suite, se baser pour affirmer qu'une urine donnée est normale ou non ? Quelle règle servira au médecin pour diagnostiquer l'existence ou l'absence d'un trouble nutritif, en s'appuyant sur le seul examen de l'urine ? Quel est enfin le caractère fondamental de l'urine normale ?

A cette question qui prime toutes les autres en urologie, le professeur Huguet a répondu par l'affirmation d'une doctrine qui doit, à nos yeux, servir de base à toutes les recherches d'urologie clinique, doctrine qui n'est autre d'ailleurs que celle qui est depuis plusieurs années déjà, professée par Alb. Robin. « *Pour nous*, dit Huguet, *la véritable fixité des urines réside dans les proportions des éléments constituants; c'est dans ces rapports que l'on doit chercher les anomalies... La quantité des excreta urinaires représente la quantité de travail produit ; les rapports des éléments représentent la qualité de ce travail : dans la machine humaine, la qualité prime de beaucoup la quantité*.(1) »

Il y a là tout un programme des plus intéressants pour l'urologie ; nous allons essayer, dans le chapitre suivant, d'en fixer les points principaux en même temps que nous analyserons les récents travaux qui s'y rapportent.

(1) HUGUET : *Notes d'urologie*, p. 29.

CHAPITRE QUATRIÈME

L'URINE NORMALE (*suite*)

Rapports urologiques : coefficient d'oxydation ou d'utilisation. — Rapport azoturique. — Rapport de l'urée à l'acide urique, de l'urée à l'acide phosphorique. — Coefficient de déminéralisation, etc.

On a souvent comparé l'organisme humain à une machine à vapeur, et l'expression si fréquemment employée de *machine animale*, pour désigner l'ensemble des organes qui président aux fonctions vitales, témoigne, sinon de la justesse absolue de cette comparaison, au moins de l'usage habituel qu'on en fait.

Tout en tenant compte des différences capitales qui existent entre l'être vivant et l'être inanimé, il est certain que, pour vivre, nous avons besoin de calorique, comme la machine a besoin de charbon pour fonctionner ; comme la machine aussi, nous n'utilisons pas la totalité du combustible introduit et nous en rejetons la partie inutile sous forme d'excrétions. Notre combustible, à nous, ce sont les aliments ; nos cendres, ce sont les excréments solides et liquides, l'urine en première ligne parmi ces derniers.

Si nous poussons plus loin cette grossière comparaison, nous verrons qu'une machine est construite pour fournir *normalement* une certaine quantité de travail, et qu'il lui faut pour cela une quantité également déterminée de combustible; de même, la machine humaine est organisée, suivant son état, c'est-à-dire son âge, son tempérament, etc., pour fournir une somme donnée de travail qui nécessite également une somme donnée de combustible, c'est-à-dire d'aliments.

Mais, de même que dans la machine à vapeur, quelle que soit la quantité de charbon brûlée, les éléments résiduels des cendres resteront *proportionnellement* les mêmes pour un même tirage de foyer ; de même, dans la machine animale, quelle que soit la proportion d'aliments ingérés, les rapports des *éléments excrémentitiels* devront rester à peu près identiques, en supposant, bien entendu, que le fonctionnement normal des organes ne soit pas compromis.

Il est, en effet, facile de comprendre que la désintégration de la molécule albuminoïde est soumise dans l'organisme animal à des *lois fixes* d'où résulte, à l'état normal, une série de rapports bien déterminés entre ses divers éléments.

Prenons, par exemple, 100 gr. d'albumine d'œuf dont la composition centésimale est la suivante :

Carbone	52.9
Hydrogène	7.2
Azote	15.6
Oxygène	22.1
Soufre	1.8

Ces poids donneront naissance par hydratation et oxydation aux composés suivants :

Acide carbonique.	165.4
Eau	41.4
Urée.	39.0
Acide sulfurique	4.5 (1)

Nous constatons déjà un rapport bien déterminé entre l'azote et le soufre, ou mieux entre l'urée et l'acide sulfurique. Pour simplifier les choses, nous ne faisons pas intervenir l'azote de l'acide urique et celui de l'extractif, non plus que le phosphore des lécithines, nucléines et nucléo-albumines.

Quoi qu'il en soit, la désintégration organique azotée comporte, *pour une même espèce animale* des *rapports constants* entre les proportions respectives de ses termes normaux de dédoublement : soit entre l'urée, l'acide urique et l'azote résiduel, soit encore entre l'urée, le soufre et le phosphore.

Ces rapports sont : l'*expression extériorisée* de la nutrition de l'espèce animale chez laquelle on les considère.

Nous savons, d'autre part, qu'il y a un rapport constant entre les divers éléments qui constituent la ration d'entretien, c'est-à-dire qu'il faut à l'homme, pour compenser ses pertes quotidiennes, une quantité déterminée d'azote, de carbone, d'oxygène et d'hydrogène. La ration d'entretien n'est suffisante, cela va de soi, qu'à l'état de repos absolu ;

(1) A. Gautier : *Chimie biologique*. p. 749.

plus le travail à produire augmente, plus doit augmenter aussi la quantité des aliments. Toutefois, quel que soit le taux des aliments ingérés, leur proportionnalité en éléments primitifs (carbone, azote, etc.) doit, en principe, rester constante. Une alimentation où prédomine l'azote sera nuisible à l'organisme ; nuisible aussi celle où le carbone sera en excès. La pondération des substances alimentaires, suivant leur richesse particulière en principes albuminoïdes, hydrates de carbone et sels minéraux, est la base de *l'alimentation rationnelle*.

Si l'organisme fonctionnait d'une façon parfaite, on devrait retrouver dans les excréta, sous le mode excrémentitiel propre à chaque espèce animale, la totalité des principes constituant les ingesta. En fait, Voit a soutenu que la quantité d'azote éliminée par jour sous forme d'urée par un adulte à l'état d'entretien, c'est-à-dire dont le poids n'augmente ni ne diminue, était sensiblement égale à celle de l'azote ingéré par les aliments. Sans être rigoureusement exacte, cette proposition se rapproche beaucoup de la vérité. Mais, pour que tout l'azote ingéré s'échappât de l'organisme à l'état d'urée, même dans des conditions de santé absolue, il faudrait que tout cet azote fut intégralement transformé en urée dans le cours du processus nutritif et nous savons qu'il n'en est jamais ainsi en réalité. Aucune machine, en effet, et la machine animale moins que toute autre, n'est assez parfaite pour fournir un rendement effectif égal à son rendement théorique ; il y a, quoi qu'on fasse, des pertes de force et d'énergie qui se traduisent par des combustions incomplètes, par des oxydations insuffisantes et qui, pour le cas particulier de l'urine, constituent les véritables déchets organiques.

Peut-être aussi, car beaucoup d'obscurités subsistent encore autour de ces phénomènes de la nutrition, faudrait-il faire entrer ici en ligne de compte cette considération que certains éléments ne sont pas normalement susceptibles de se transformer en urée et conservent un mode spécial d'élimination, tels que les nucléines, par exemple, qui donneraient naissance à l'acide urique et aux corps xanthiques. Quoi qu'il en soit, ce fait reste acquis que l'écart subsistant entre l'azote total éliminé par l'urine et celui qui est éliminé sous forme d'urée, représente, dans une certaine mesure, l'*imperfection normale,* si l'on peut s'exprimer ainsi, du fonctionnement de la machine humaine. Les notions que nous avons acquises au sujet de la nutrition, nous permettent d'imputer ce vice nutritif essentiel à la vie anaérobie.

Si nous appliquons ces mêmes considérations aux hydrates de carbone et aux substances ternaires, nous verrons que, normalement oxydées, elle ne devraient pas se retrouver dans l'urine, puisque l'eau et l'acide carbonique sont les termes extrêmes de leur désintégration. Si pourtant elles s'y rencontrent, pour ainsi dire constamment, cette proportion, si minime soit-elle, impliquera nécessairement une oxydation incomplète, non adéquate de ces substances.

D'une part donc, nous avons en présence une ration

alimentaire, *variable dans sa quantité* suivant le poids corporel du sujet, son âge, le climat qu'il habite et surtout le travail qu'il a à fournir; mais *invariable dans la proportionnalité relative* de ses éléments (azote, carbone, etc.). De l'autre aussi nous devrons avoir dans l'excrétion urinaire des quantités élémentaires variables et proportionnelles, toutes choses égales d'ailleurs, aux ingesta, mais invariables quant à leurs rapports respectifs.

En résumé, la thèse que nous soutenons ici se réduit à ceci : *à une alimentation comprenant entre les principes élémentaires des aliments une proportionnalité déterminée correspond une excrétion comprenant également entre ses éléments primordiaux une proportionnalité de même ordre.*

En ce qui concerne spécialement l'excrétion urinaire normale, la constance des rapports entre les divers éléments est basée sur la constance parallèle des lois qui président dans l'organisme aux transformations désassimilatrices de ces mêmes éléments.

Lorsque nous aurons déterminé la valeur de ces rapports, de ceux au moins qui nous sont le mieux connus, nous serons plus exactement renseignés sur les *véritables constantes* de l'urine normale.

I. — Rapport de l'urée aux éléments solides.

Le rapport qui semble avoir attiré le premier l'attention des physiologistes, est celui de l'urée aux éléments solides.

Genth a été conduit à déterminer le rapport de l'urée aux éléments solides par ses belles recherches sur l'influence de l'eau sur la nutrition de l'homme sain ; il a constaté que l'eau, ingérée en abondance, augmentait à la fois le chiffre des éléments solides et celui de l'urée et que le rapport de cette dernière, relativement aux éléments solides, suivait également une marche ascendante.

Voici les chiffres auxquels Genth est arrivé :

RÉGIME	MATÉRIAUX SOLIDES	URÉE	Rapport de l'urée aux matières solides
Régime ordinaire...	70.129	43.269	61.6
2 litres d'eau.......	73.057	48.359	66.1
4 — —	74.356	53.194	70.5

Le professeur A. Robin, qui a repris ces expériences, est arrivé à des chiffres assez concordants, consignés dans le tableau suivant :

RÉGIME	Quantité d'urine	Densité	Matières solides	Urée	Rapport
Moyenne de 5 jours.	1200	1.0235	65.75	32.52	49.4
— avec 1250 d'eau	2150	1.013	65.33	34.76	53.2

Nous n'avons pas à rentrer ici dans la discussion des causes qui peuvent expliquer, sous l'influence de l'eau, cette augmentation de l'urée. Les uns ne veulent y voir qu'une influence mécanique qui produit un meilleur lavage des tissus ; les autres, sans nier cette part d'action qui revient au lavage des tissus, estiment avec raison qu'il faut surtout attribuer l'augmentation de l'urée à une augmentation des combustions élémentaires ou oxydations organiques, sans qu'il y ait par ailleurs augmentation de la désintégration organique.

Quoi qu'il en soit, comme l'observe A. Robin, ce rapport de l'urée aux éléments solides pris en bloc, peut être à bon droit considéré comme la mesure approximative des oxydations élémentaires. « Ce coefficient, ajoute Albert Robin, est très variable, suivant les individus et les circonstances pathologiques ; mais chez un même sujet, avec une alimentation identique, il suffit aux besoins de la clinique » (1).

Avec un régime ordinaire, ce rapport serait de 49,4, ou en chiffres ronds de 50, d'après A. Robin. C'est également le chiffre que donnent Huguet et la plupart des auteurs français ; Moreigne donne 60 °/₀. On désigne quelquefois ce rapport sous le nom de *coefficient de Bouchard* ; il serait d'un usage très pratique si la détermination des éléments solides de l'urine n'était entourée de très sérieuses difficultés et entachée de nombreuses causes d'erreurs. Nous lui préférons, pour notre part, le rapport de l'azote total à l'azote de l'urée.

II. — **Rapport azoturique.**

Le rapport de l'azote total à l'azote de l'urée est, dans l'état actuel de la science urologique, un des plus impor-

(1) A. Robin : In *Bulletin de la Société médicale des hôpitaux*, février 1886.

tants à connaître ; c'est le *coefficient d'oxydation* d'Albert Robin, le *coefficient d'utilisation de la machine humaine* de R. Huguet, le *rapport azoturique* de Bayrac.

« Comme l'urée, dit A. Robin, est le produit le plus parfait de l'oxydation des albuminoïdes, le rapport qu'affecte l'azote de cette urée avec l'azote total de l'urine, pourrait servir à chiffrer le taux des oxydations élémentaires et être dénommé à ce titre : *coefficient d'oxydation* » (1).

A part le mot *d'oxydation* qui ne répond plus, ainsi que nous l'avons vu, aux notions chimiques actuelles, cette proposition conserve toute sa valeur. A Robin lui-même, dans ses récents ouvrages. tend à substituer à l'expression *coefficient d'oxydation* celle plus exacte de *coefficient d'utilisation azotée.*

Le Docteur Bayrac a fait, de l'étude du rapport azoturique, le sujet d'une thèse remarquable, soutenue à Lyon, en juillet 1887. En voici les principales conclusions :

1° Le rapport entre l'azote de l'urée et l'azote total, ou *rapport azoturique*, varie chez les individus sains. de 80 à 99 ; en aucun cas il n'arrive à 100 ; 87 est le chiffre le plus souvent obtenu ;

2° Il est variable chez un même individu dans une même journée ;

3° Le rapport de deux jours consécutifs n'est pas le même ; mais le rapport du troisième et du premier, celui

(1) A. Robin : Loc. citat., p. 14.

du second et du quatrième sont presque identiques :

4° La quantité d'aliments influe sur le rapport qui s'abaisse (sans toutefois dépasser 80) d'autant plus que l'individu se nourrit davantage. Le soldat, dont l'alimentation est juste suffisante, a un rapport supérieur à 90. Il brûle ses matériaux jusqu'au bout ;

5° L'ingestion d'une forte quantité d'eau augmente le rapport, probablement en favorisant spécialement le passage de l'urée dans l'urine ;

6° La nature des aliments (végétaux, viande, lait) n'a pas d'influence sur le rapport, qui est seulement influencé par la quantité :

8° Le travail musculaire augmente légèrement l'énergie comburante tant qu'on ne le pousse pas jusqu'à la fatigue, auquel cas il fait baisser le rapport et par suite l'énergie.

Au point de vue pathologique, le Docteur Bayrac a trouvé que la fièvre thyphoïde n'abaisse jamais le rapport azoturique : il en serait de même de la pneumonie et du rhumatisme articulaire aigu. Le professeur A. Robin soutient au contraire que dans la fièvre typhoïde les oxydations sont diminuées.

« Normalement, dit-il, 85 % de l'azote désintégré sont éliminés sous forme d'urée et 15 % sous forme de divers extractifs. Dans la fièvre typhoïde, au contraire, la proportion d'azote excrété sous forme d'urée, tombe à 75 et même 72 % » (1).

(1) Cf. A. Robin : In *Bulletin général de thérapeutique*, 30 janvier 1897.

Nous ne saurions prendre parti dans le débat, mais il convient de faire remarquer, avec le Docteur Bayrac, que ses observations n'ayant porté que sur trois malades, il a pu avoir rencontré trois cas exceptionnels, ce qui n'infirmerait nullement l'assertion de Robin, basée sur un bien plus grand nombre d'observations.

Bretet a spécialement étudié les variations du rapport azoturique, dans le diabète, maladie où l'on sait que l'azoturie est très fréquente. Sur 48 rapports déterminés, il en a trouvé 30 de supérieurs à la normale et 18 seulement d'inférieurs. Comme il fallait s'y attendre, les coefficients d'oxydation les plus élevés se rencontrent presque toujours chez les malades ayant de grandes quantités de sucre et des proportions d'urée supérieures à la normale.

Il y a lieu, toutefois, de faire une très intéressante exception pour les alcooliques, chez lesquels l'urée et le rapport azoturique sont toujours faibles. Albert Robin arrive, pour le diabète, à la même conclusion : « un premier point incontesté, dit-il, c'est que la *désassimilation totale* est augmentée. La *désassimilation azotée* est spécialement accrue : le diabétique consomme plus de matériaux azotés que l'homme bien portant... et il utilise, il consume les matériaux de la désassimilation azotée mieux qu'un organisme normal, puisque le *coefficient d'oxydation* ou *d'utilisation azotée* atteint en moyenne 87 % au lieu de la normale 80 % » (1).

(1) A. Robin : *Traité de thérapeutique appliquée*, fascicule I, p. 115.

Les chiffres donnés par les divers auteurs, sur la moyenne normale du rapport azoturique, sont quelque peu discordants. Bayrac adopte le chiffre de 87 %. MM. Gley et Ch. Richet donnent le chiffre de 84 %, qui est également celui de Bouchard et d'Huguet ; Albert Robin admet aujourd'hui 85 %. Avec le docteur Moreigne, nous estimons que ces chiffres sont un peu trop faibles.

MM. Ritter, Thorion et Moreigne donnent comme moyenne d'un grand nombre d'analyses, le chiffre de 90, l'équilibre nutritif étant obtenu (1).

Ces divergences trouvent leur explication dans les différentes méthodes employées jusqu'ici pour la détermination de l'azote urinaire total ; la technique de ce dosage était restée un peu vague jusqu'à ces derniers temps, mais nous verrons qu'elle est aujourd'hui fixée avec une précision et une facilité relatives d'exécution qui ne laissent rien à désirer.

Pour le moment, nous adoptons le chiffre de 90 % parce que c'est celui qui résulte du plus grand nombre d'analyses.

L'azote total, chez un homme sain, convenablement nourri, atteint le chiffre moyen de 15 à 16 gr. par 24 heures, celui de l'azote de l'urée étant de 13,50 à 13,60.

MM. Gley et Richet ont donné les moyennes suivantes :

Azote de l'urée. . . .	13.65	Rapport 84 %
Azote total.	16.22	

(1) Moreigne : Loc. cit. p. 186.

Le docteur Bayrac a trouvé :

Azote de l'urée. . . 13.597 }
Azote total . . . . . 15.741 } Rapport 87 %

Voici les résultats obtenus par le docteur Moreigne (1).

DÉSIGNATION DES URINES de 24 heures		VOLUMES d'azote uréique et d'azote total correspondant à une même quantité d'urine à 0° et 760mm dans l'air sec.	RAPPORT de l'azote uréique à l'azote total	RAPPORT MOYEN (l'équilibre nutritif étant obtenu)
		c. c.		
N° 1	*Urée* (Moyenne de 2 dosages)	12,23	0,915	0,914
	Azote total. . (id.). . . .	13,37		
N° 2	*Urée*. . . . . . . (id.). . . .	13,61	0,917	
	Azote total. . (id.). . .	14,83		
N° 3	*Urée*. . . . . (id.). . . .	15,10	0,910	
	Azote total. . (id.). . . .	16,60		
N° 4	*Urée*. . . . . (id.). . . .	16,16	0,913	
	Azote total. . (id.). . . .	17,70		
N° 5	*Urée*. . . . . (id.). . .	13,56	0,914	
	Azote total. . (id.). . . .	14,84		

L'azote total mesure l'activité de la désassimilation des albuminoïdes, tandis que l'azote de l'urée est en rapport avec leur degré d'oxydation, ou si l'on préfère avec l'énergie comburante. Il faut se rappeler, comme le dit très bien Bouchard, que parmi les produits azotés de la

(1) MOREIGNE : Loc. cit., p. 182.

désassimilation, l'urée est le seul qui ne puisse pas atteindre, dans l'organisme, un degré plus élevé d'oxydation ; tandis que l'acide urique et les autres corps azotés ne réalisent pas, au maximum, l'oxydation des produits azotés (1). Un rapport azoturique très élevé indique donc une *augmentation dans l'assimilation*, une vie anaérobie très intense ; au contraire, un rapport azoturique au-dessous de la normale implique une *diminution de la désassimilation*.

III. — Rapport de l'urée à l'acide urique.

Nous avons vu que, dans l'état actuel de la science, on ne pouvait plus considérer l'acide urique comme précédant l'urée dans la transformation normale des matières azotées ; l'acide urique n'est donc pas à proprement parler un déchet, au sens strict du mot, c'est-à-dire un produit excrémentitiel incomplet : c'est un *élément normal* de l'urine, dans laquelle il existe principalement sous forme d'urate de soude.

Ce qui caractérise surtout l'acide urique, au point de vue de l'excrétion urinaire, c'est son extrême insolubilité ; d'où la facilité avec laquelle il est susceptible de s'accumuler dans l'organisme ; cette insolubilité est encore accrue par la présence des acides, en sorte qu'on peut affirmer que toutes les causes susceptibles d'augmenter l'acidité

(1) Bouchard : *Maladies par ralentissement de la nutrition*. p. 127.

ou de diminuer l'alcalinité des humeurs, augmentent la proportion d'acide urique, sinon d'une façon absolue, au moins d'une façon relative.

Il faut en effet ne jamais perdre de vue, lorsqu'il s'agit du dosage de l'acide urique, que sa *quantité absolue* est rarement augmentée dans l'organisme, même à l'état pathologique. Dans l'urine au contraire, l'acide urique peut paraître au premier abord très augmenté, alors qu'en fait, sa formation intra-organique ne l'est pas ou ne l'est que de façon insignifiante. C'est ainsi, comme l'observe Sir Dyce Duckworth (1), que la présence des dépôts uratiques n'indique pas toujours qu'il y ait excès de ces sels dans l'organisme. On sait en effet que nombre de causes influent sur la formation de ces dépôts, toutes celles en particulier, qui font varier en moins la quantité de l'urine. Plus une urine est dense, plus elle est concentrée et partant *plus acide*; plus aussi l'acide urique et les urates s'y déposent avec facilité.

Nous savons, et Bouchard l'a démontré, que l'acide urique n'est aucunement toxique, moins encore que l'urée, encore que cette dernière le soit fort peu ; mais, si l'urée est éminemment dialysable par le rein, puisqu'elle traverse cet organe cinquante fois plus vite que l'eau dans laquelle elle est dissoute, il n'en est plus de même de l'acide urique. C'est donc bien moins la proportion absolue d'acide urique qui est intéressante que sa rétention dans l'organisme qui est à redouter.

(1) *Traité de la goutte*, p. 34.

On comprend maintenant l'intérêt qui s'attache à la détermination du rapport entre l'urée et l'acide urique. Etant donné qu'à l'état physiologique, 2 °/₀ environ de l'azote total s'échappent à l'état d'acide urique et 84 °/₀ à l'état durée, on conclura de la diminution de ce rapport, qu'il y a un obstacle à l'élimination de l'acide urique et par suite rétention de ce corps dans l'organisme. Si au contraire ce rapport augmente, il faudra y voir un excès dans la désassimilation et en général l'augmentation de l'urée sera parallèle. « Un excès persistant d'acide urique dans l'urine, dit Sir Dyce-Duckworth, est l'indice d'une modification constitutionnelle et indique une augmentation des métamorphoses des tissus dans certains organes ou même dans toute l'économie » ([1]).

Voici quelques chiffres donnés par divers auteurs pour exprimer le rapport de l'acide urique à l'urée, à l'état normal. L'acide urique serait à l'urée comme :

1 à 33 Lecanu et Haig.
» » Dyce Duckworth.
1 à 44 Bouchard.
1 à 49 Huguet.
1 à 57 Charrin.

Labadie-Lagrave indique :

1 à 36 avec une nourriture animale.
1 à 27 avec une nourriture mixte.
1 à 22 avec une nourriture végétale.

(1) DYCE-DUCKWORTH : Loc. cit., p. 114.

Yvon avoit tout d'abord donné comme valeur de ce rapport 1/30, mais il a constaté que ce chiffre était trop élevé et il n'admet plus aujourd'hui que 1/40 ; c'est également le chiffre que nous adopterons en disant qu'à l'état normal, l'acide urique représente le 1/40 du poids de l'urée.

Le docteur Moreigne trouve 1/38 à 1/42 °/₀.

De divers travaux récents, il semble résulter qu'à l'état normal au moins, c'est surtout l'alimentation qui exerce une influence considérable sur les proportions relatives des divers éléments azotés de l'urine.

E. Schultze [1] est arrivé aux conclusions suivantes :

1° L'azote de l'urée s'accroît proportionnellement à l'azote total quand le régime s'approche d'une composition purement albumineuse ;

2° L'acide urique augmente en valeur absolue, mais diminue relativement, à la fois, à l'azote total et à l'urée dans un régime formé de viande, si l'on boit de grandes quantités d'eau alcaline et de boissons alcooliques ou narcotiques.

W. Camerer [2] s'est préoccupé de l'influence du régime sur les variations de l'azote de l'urée, de l'acide urique et des bases xanthiques.

Il a déterminé : (1) l'azote total : (2) l'azote de Hüfner, c'est-à-dire l'azote de l'urée et de l'ammoniaque ; la différence (1) — (2) qu'on peut appeler azote résiduel ; (3) l'a-

(1) Schultze ; *Pflüger's Archiv.* t. 45, p. 401-460. 1888.
(2) Camerer : *Zeit. Biolt.*, t. 28, p. 72-103, 1891.

cide urique *a*, c'est-à-dire l'acide urique obtenu par la méthode de Salkowski : (4) l'acide urique *b*, c'est celui obtenu par la méthode de Ludwig ; la différence (3) (4) qui donne l'azote des substances analogues à la xanthine.

Les expériences ont été faites sur sa propre personne, qui fut soumise successivement aux régimes suivants pendant quelques jours :

(A) régime animal seul ; (B) régime presque exclusivement végétal ; (C) régime végétal avec excès de végétaux verts ; (D) régime mixte, mais sans fruits et végétaux verts. L'usage du vin ne modifiait pas sensiblement les résultats qui sont consignés dans le tableau suivant. Les quantités sont exprimées en grammes et portent sur l'élimination en vingt-quatre heures :

RÉGIME	AZOTE total	AZOTE d'Hüfner	AZOTE résiduel	ACIDE urique *a*	ACIDE urique *b*	AZOTE de la xanthine
A	17,85	16,66	1,19	0,746	0,695	0,176
B	8,61	7,48	1,13	0,600	0,508	0,307
C	7,73	6,63	1,10	0,539	0,397	0,473
D	13,42	11,85	1,57	0,712	0,603	0,364

On voit que l'azote de l'urée et de l'ammoniaque (azote d'Hüfner) est d'autant plus considérable que le régime est plus animal, tandis qu'au contraire l'azote de la xanthine est accru par l'ingestion des végétaux et est presque indépendant de l'azote total (1).

(1) Cl. Guyon : *Leçons sur les maladies des voies urinaires*, I. p. 398.

IV. — Rapport de l'acide phosphorique à l'azote total et à l'urée [1].

Ce rapport est un des mieux connus de l'analyse urologique. D'après Yvon, il offrirait une constance remarquable à l'état normal. « Il est tellement constant, dit cet auteur, que je n'hésite pas à conclure à la phosphaturie toutes les fois qu'il devient plus élevé, quelle que soit d'ailleurs la quantité d'acide phosphorique éliminée » [2].

La valeur de ce rapport avait été fixée par Tanret, puis Bretet à 1/10. Yvon estime que ce chiffre est un peu faible et qu'il faut le porter à 1/8 du poids de l'urée.

D'après Zülzer, le rapport de l'acide phosphorique à l'azote total de l'urine serait de 18 à 20 %, soit comme 1 à 5 environ. Il augmenterait notablement chez les enfants allaités (de 3 à 6 mois), 30 %, et s'abaisserait chez les vieillards jusqu'à 10 ou même 6, 7 %.

Moreigne a trouvé des chiffres un peu plus faibles ; mais il faut remarquer que ses expériences, dont les résultats sont consignés dans le tableau suivant, n'avaient pas pour but spécial de déterminer la valeur moyenne du rapport de l'acide phosphorique à l'azote total ou à l'azote de l'urée, mais plutôt de montrer l'influence apportée dans ces résultats par le passage d'un régime mixte à un régime riche en viande, ainsi que la constance dans ces mêmes résultats, une fois l'équilibre nutritif obtenu.

(1) Il s'agit ici de l'Anhydride phosphorique. $Ph^2O^5 = 71$.
(2) Yvon : Loc. cit., p. 148.

D'ailleurs, si l'on considère le rapport 17,60 correspondant au 1er jour de l'expérience, alors que le régime mixte n'a pas cessé de manifester son action sur les produits éliminés, on voit qu'il est très voisin du chiffre 18 (1).

EXPÉRIENCES	DÉSIGNATION des urines	POIDS D'AZOTE total A	POIDS D'AZOTE uréique B	POIDS D'ACIDE phosphorique C	RAPPORT de l'acid. phosph. à l'azote total 0/0 C/A	RAPPORT MOYEN	RAPPORT de l'acid. phosph. à l'azote uréique 0/0 C/B	RAPPORT MOYEN
Expériences I	N[os]	gr.	gr.	gr.				
	1	14,973	12,053	2,639	17,60		21,90	
	2	16.469	14.541	2,614	15,87		17,97	
	3	18,187	16.213	2,673	14.70		16,36	
	4	19,253	17,648	2,803	14,56	14,61	15,88	16,00
	5	19,237	17,755	2,804	14,57		15,77	
Expériences II	N[os]	gr.	gr.	gr.				
	1	15,520	13.980	2,261	14,57		16.17	
	2	17,070	15,838	2,363	13,84		14,92	
	3	18.905	17.477	2,369	12.53		13.55	
	4	18.598	17,343	2,370	12,74	12,58	13,51	13,55
	5	18,888	17,254	2,358	12,48		13,60	

Albert Robin compare également l'élimination de l'acide phosphorique à celle de l'azote total et admet comme moyenne 18 %. Lorsque ce rapport dépasse 20 %, il dit qu'il y a phosphaturie (2).

A cet égard, il faut bien distinguer la *phosphaturie absolue* de la *phosphaturie relative*. « Dans la première variété, dit A. Robin, le chiffre brut de l'acide phosphorique est augmenté ; il atteint ou dépasse 4 gr. par 24 heures.

(1) MOREIGNE : Loc. cit. p. 188.
(2) A. ROBIN : Loc. cit., p. 198.

Dans la seconde variété, le chiffre brut de l'acide phosphorique n'est pas augmenté, ou il l'est à peine ; il peut même descendre un peu au-dessous de la normale ; mais son rapport à l'azote total de l'urine, rapport qui, dans l'état normal ne dépasse pas 18 %, s'accroît plus ou moins et peut s'élever à 30, 40 et même 50 %. Il n'y a pas phosphaturie dans le sens absolu du mot, mais il y a désassimilation exagérée des organes riches en phosphore » (1).

Il ne faut pas confondre le rapport de l'acide phosphorique à l'urée ou à l'azote total avec ce que le professeur Robin appelle *coefficient d'oxydation du phosphore* ou *coefficient des oxydations phosphorées*. Il s'agit là du rapport qui existerait entre l'élimination du phosphore à l'état de phosphates et celle du phosphore à l'état de combinaison organique. Robin a décrit sous le nom de *phosphorurie* des états morbides caractérisés par ce dernier symptôme, mais il convient lui-même que leur diagnostic repose sur des recherches chimiques fort délicates.

D'après Lépine, l'acide phosphorique organique est égal à 1,25 % environ de l'acide phosphorique total. Dans une série d'expériences personnelles, le docteur Thorion a trouvé une moyenne de 1'17, ce qui donne un rapport de 85,4 % entre l'acide phosphorique des phosphates et le phosphore incomplètement oxydé.

Le coefficient des oxydations phosphorées suit d'ordinaire une marche parallèle à celle du coefficient azoturique.

(1) A. Robin : Loc. cit., p. 175.

V. — Coefficient d'oxydation du soufre. — Coefficient de Baumann.

On désigne sous le nom de *coefficient de Baumann*, le rapport qui existe entre l'acide sulfurique total de l'urine et l'acide sulfurique des acides sulfo-éthérés.

Dans l'urine normale il est de 10 %, c'est-à-dire que 10 % du soufre acide total sont imputables aux phénols-sulfates. Ce rapport paraît être sous la dépendance directe de la digestion intestinale.

Il ne faut pas confondre le coefficient de Baumann avec le coefficient d'oxydation du soufre urinaire total. Nous savons, en effet, qu'à côté du soufre des sulfates et des phénols-sulfates, on rencontre encore dans l'urine du soufre *incomplètement oxydé*, ou *soufre neutre* (soufre de la taurine, de la cystine, des matières extractives, etc.).

Le véritable coefficient d'oxydation du soufre est donc le rapport qui existe entre le soufre total et le soufre incomplètement oxydé ou soufre neutre, exprimés tous deux en acide sulfurique.

Le Docteur H. Moreigne a trouvé pour ce rapport une moyenne de 17 % environ (exactement 16,91), c'est-à-dire que pour 100 de soufre total 17 % seraient éliminés à l'état de soufre neutre et 83 à l'état de soufre acide.

A. Robin adopte comme moyenne 80 à 90 %.

Comme le coefficient d'oxydation du phosphore, mais plus encore peut-être, celui du soufre est parallèle au coefficient azoturique. « Ce parallélisme, observe Moreigne, qui ne se rencontre pas au même degré pour les autres éléments urinaires, n'a pas lieu de nous surprendre quand on songe que ces deux corps (soufre et azote) ont l'un et l'autre pour origine, les matières protéiques dont ils font partie intégrante » [1].

Toutes les fois donc que le processus nutritif est entravé, le coefficient d'oxydation du soufre sera abaissé; tandis qu'au contraire il dépassera la normale dans les cas où se rencontre une exagération de la nutrition générale.

Ajoutons qu'en pratique on ne détermine guère ce rapport du soufre complètement oxydé au soufre incomplètement oxydé et nous ne le signalons ici que pour être complet.

VI. — Coefficient de déminéralisation.

Sous ce nom, Albert Robin désigne le rapport des matériaux inorganiques de l'urine aux matéraux solides pris en bloc. Il s'élève normalement à 30 %, c'est-à-dire que 30 pour % du résidu solide de l'urine sont formés de sels minéraux ou matières inorganiques.

Chez certains diabétiques, la déminéralisation est très grande et le coefficient qui la représente peut atteindre 35, 40 et même 45 %.

On comprendra l'importance de ce coefficient si l'on réfléchit à l'influence de la déminéralisation sur la genèse

(1) H. Moreigne : *Etudes sur les Méthodes de dosage de quelques Eléments importants de l'urine*, p. 192.

et l'évolution de certaines maladies. Dès qu'elle aura été constatée en bloc, il faudra, comme le recommande Albert Robin, « s'assurer si elle est totale ou partielle, c'est-à-dire si la déperdition porte sur tous les principes salins de l'organisme pris en bloc ou si elle affecte spécialement tel ou tel d'entre eux. Je me suis assuré que les chlorures, l'acide phosphorique, la potasse, la chaux et la magnésie pouvaient s'éliminer en excès, soit ensemble, soit avec une particulière prédominance pour l'un d'entre eux » (1).

En ce qui concerne la tuberculose où la question de terrain joue un si grand rôle, A. Robin a trouvé que le coefficient de déminéralisation organique était, d'une façon à peu près constante, plus élevé à la première période. Il touche à son minimum chez les sujets qui ont succombé.

VII. — Rapport de l'extractif à l'urée.

Le coefficient d'utilisation azotée ou rapport azoturique, tel que nous l'avons déterminé, ne fournit que le rapport entre l'urée et les autres matières azotées de l'urine. Quelque intéressante et précieuse que soit cette indication, il faut bien reconnaître qu'elle est incomplète. En somme, les matières azotées autres que l'urée, ne représentent qu'une partie de l'extractif; il convient également d'y faire entrer en ligne de compte nombre de substances non azotées dont nous avons donné antérieurement une

(1) A. Robin : Loc. cit., p. 120.

assez longue énumération et qu'on est convenu d'appeler *substances ternaires*,

Nous ne croyons pas exagérer en affirmant que dans l'évaluation totale des matières extractives de l'urine soit azotées, soit ternaires, gît l'intérêt capital de l'analyse des urines. Une partie du problème est assez exactement résolue par la détermination du rapport azoturique, mais l'autre reste encore bien incertaine et bien obscure. Si l'on songe pourtant que, dans certains états pathologiques, les matières extractives de l'urine atteignent un chiffre fort élevé (Hirtz a pu les évaluer chez un diabétique à 99 gr. par jour), il est au moins permis de supposer que les hydrates de carbone y figurent pour une notable part. Cette évaluation pondérale des déchets non azotés serait, s'il était facile de l'obtenir, la véritable mesure de la vie aérobie, c'est-à-dire de l'activité des combustions organiques proprement dites.

Les travaux remarquables du professeur Bouchard sur les discrasies acides font bien ressortir le rôle de ces substances ternaires, dont les principales sont des acides gras organiques. « Tous ces acides, écrit Bouchard, qui peuvent modifier l'alcalinité ou créer l'acidité des tissus et des humeurs sont des produits naturels de la désassimilation de toutes les substances organiques du corps ou des aliments, et si ces acides ne prédominent pas ou ne s'accumulent pas dans les conditions habituelles, c'est parce que, normalement, ils se *brûlent pendant leur séjour dans l'organisme*, et que la partie non détruite s'élimine par les émonctoires. Mais la production de ces acides peut être augmentée, leur combustion peut être diminuée, leur élimination peut être entravée : il y a donc des circonstances qui peuvent provoquer leur accumulation et cette accumulation peut devenir la condition pathogénique d'accidents morbides » (1).

Nous avons donc affaire ici à des substances incomplètement oxydées, c'est-à-dire *réductrices*. Mesurer par conséquent le *pouvoir réducteur* d'une urine donnée sera en même temps mesurer la proportion relative des substances oxydables qu'elle renferme. Divers auteurs, parmi lesquels il faut citer le professeur Richet, les docteurs Chavanne, Etard et Flamant, se sont occupés récemment de cette importante question. Nous décrirons plus loin les méthodes analytiques mises en œuvre ; pour le moment, il nous suffira de consigner ici quelques-uns des résultats obtenus.

Disons tout d'abord que, d'après MM. Richet et Etard, la quantité d'urée n'est pas proportionnelle au déchet organique total, surtout pour les urines pathologiques (2) ; on ne saurait donc aucunement prévoir, par la richesse d'une urine en urée, la quantité des autres substances organiques qui viennent s'ajouter à ce corps pour former le déchet total. Le pouvoir réducteur total de l'urine, c'est-à-dire y compris l'urée, se mesure par l'action de l'urine sur un hypobromite alcalin ; ce même pouvoir vis-à-vis

(1) Bouchard : *Loc. cit.*, p. 61.
(2) Cf. Flamant : *Thèse de Paris*, 1895, p. 9.

de l'acide urique et des matières extractives, s'apprécie par l'action de l'urine sur l'eau bromée; on l'exprime dans l'un et l'autre cas par le nombre de centimètres cubes de réactif réduits par un volume déterminé d'urine.

On a ainsi constaté que le pouvoir réducteur d'urines appartenant à des individus différents pouvait varier normalement du simple au quadruple, beaucoup plus que ne varient dans ces mêmes urines les chiffres de l'urée; mais ce pouvoir oscille, pour un même individu, dans des limites très étroites. C'est une conclusion analogue à celle du docteur Bayrac à propos du rapport azoturique.

Le docteur Flamant a étudié dans sa thèse les variations du pouvoir réducteur de l'urine dans certains états pathologiques, tels que la tuberculose pulmonaire, la chlorose, l'obésité, etc. Nous ne ferons à son travail qu'un seul reproche, mais il est grave, c'est qu'il n'a tiré de ses analyses aucune conclusion, qu'il n'a même pas pris la peine d'évaluer le déchet urinaire à l'état de santé. Ces recherches sont, à vrai dire, toutes nouvelles encore et ont besoin d'être poursuivies pour permettre des conclusions fermes. Pour le moment, il faut s'en tenir à quelques indications générales qui ne nous apprennent rien de plus que la détermination du rapport azoturique.

Les rapports urologiques que nous venons d'étudier, sauf peut-être le dernier, sont les mieux connus et les plus constants; nous devons en signaler un autre dont la détermination nous semble, pour des raisons diverses, beaucoup moins importante et à laquelle on peut en pratique se dispenser de recourir.

VIII. — Rapport de l'urée aux chlorures et du chlore fixe au chlore organique.

Nous ne nous étendrons pas longuement sur ces rapports, qui n'ont à nos yeux qu'une valeur fort relative. Lorsqu'il s'agit des chlorures urinaires, on peut poser en principe que leurs variations étant en majeure partie sous la dépendance de l'alimentation, il est bien difficile, pour ne pas dire impossible, d'en tirer des conclusions sérieuses.

Certains auteurs (A. Robin) déterminent le rapport du chlorure de sodium non plus vis-à-vis de l'urée, mais bien vis-à-vis de l'azote total ; cette manière de faire est passible de la même objection que celle que nous venons de formuler et nous n'y insisterons pas.

En ce qui concerne le *chlore organique* et les travaux de MM. Berlioz et Lépinois, nous avons vu que l'évaluation pondérale de ce corps était sujette à caution et nous en donnerons plus longuement la raison en décrivant la technique du dosage du chlore.

Si, maintenant, nous résumons les considérations qui précèdent, nous verrons que les rapports urologiques les mieux connus peuvent se traduire par les moyennes suivantes :

Rapport de l'Urée aux Matières solides		50 %
—	**des Mat. inorganiques aux Mat. solides** (Coefficient de déminéralisation MI : MS)	30 %
—	**azoturique** (coefficient d'oxydation azotée)	84 à 91 %
—	**de l'acide urique à l'urée**	2,5 %
—	**de Ph^2O^5 à l'Urée**	12,5 %
—	**de Ph^2O^5 à l'Azote total** (Ph^2O^5 : AzT)	18 %
—	**des Sulfates à l'Azote total**	18 à 20 %
Coefficient d'oxydation du soufre		80 à 90 %
Rapport du Chlore à Az T		48 %
—	**du Chlorure de sodium à l'Urée**	42 %

Chez l'enfant, les rapports urologiques sont un peu plus élevés en raison de l'activité plus grande des échanges nutritifs. MM. Caron de la Carrière et Monfet qui ont étudié tout spécialement l'urine normale de l'enfant, ont trouvé que l'enfant sain urine proportionnellement plus que l'adulte, que la densité de son urine est plus élevée et l'acidité plus forte. D'après ces auteurs, chez l'enfant, *tous* les phénomènes de nutrition sont plus actifs que chez l'adulte et le maximum paraît atteint dans la période comprise entre 5 et 10 ans.

Ils donnent les chiffres suivants pour la *valeur moyenne* des rapports urologiques de l'enfant et de l'adulte :

AGE	RAPPORT de l'azote-urée à l'azote-total ou rapport azoturique	RAPPORT des éléments minéraux aux éléments totaux ou coefficient de déminéralisation	Rapport de l'acide urique à l'urée	Rapport de Ph^2O^5 à l'urée	Rapport de Ph^2O^5 à l'azote-total	Rapport de Na Cl à l'urée	Rapport du chlore à l'azote total
De 15 mois à 5 ans	90,3	42 %	1/56,3	1/9	20,6 %	52 %	60 %
De 5 ans à 10 ans	89,9	40 %	1/52,4	1/11,7	15,8 %	52,3 %	61 %
De 10 ans à 15 ans	88,4	43 %	1/45	1/11,2	15,8 %	76 %	86 %
Adultes	85,0	30 %	1/40	1/10	18 %	42 %	48 %

(1)

Le professeur Huguet, qui s'est beaucoup occupé de la question des rapports urologiques, les traduit sous une forme des plus originales ; il groupe les éléments de l'urine sous trois chefs principaux, savoir :

L'extrait,
Les matières azotées,
Les sels.

(1) Dr CARON DE LA CARRIÈRE et MONFET : *L'urine normale de l'enfant.*

En regard de la composition centésimale de ces trois groupes, se trouvent les normales par litre.

	COMPOSITION CENTÉSIMALE		NORMALE par litre
Extrait	60	Matières azotées calculées en urée	25
	36	Sels	15
	4	Matières ternaires	1,67
	100		41,67
Matières azotées	84	Urée	20,83
	1,7	Acide urique	0,42
	14,3	Le reste des matières azotées	3,75
	100		24,99
Sels	27,8	Chlore total	4,16
	13,9	Anhydride phosphorique	2,08
	58,3	Le reste des sels	8,76
	100		15,00

Observons, à propos de ces chiffres, que le poids des substances ternaires est obtenu par différence entre le poids de l'extrait d'une part, celui des sels et des matières azotées calculées en urée de l'autre. De même Alb. Robin calcule les matières extractives azotées par différence entre le poids de l'urée et celui des matériaux organiques. On pourrait faire plusieurs objections à cette manière de procéder ; mais, dans l'état actuel de l'urologie, nous avouons qu'il est bien difficile de calculer ces substances par une autre méthode.

CHAPITRE CINQUIÈME

Importance clinique des rapports urologiques. — Influence des médicaments sur les échanges nutritifs. — Variations des rapports dans quelques états pathologique. — Méthode analytique de M. A. Robin.

Après tout ce que nous venons de dire pour justifier le principe des rapports urologiques, il semble superflu de chercher à faire ressortir leur valeur comme élément d'interprétation de l'analyse urinaire. Ou il faut renoncer à demander à l'urologie de nous éclairer sur la façon dont s'opèrent les échanges nutritifs, ou c'est à l'étude des rapports urinaires, et plus spécialement à celle du rapport azoturique, que nous devons nous adresser dans ce but.

Toujours est-il que cette méthode d'investigation clinique, en dépit des brillants résultats qu'elle a déjà fournis entre les mains d'Albert Robin et de la faveur dont elle jouit, à l'heure actuelle, dans l'école allemande, est loin d'être comprise et utilisée en France comme elle mériterait de l'être.

Dans son travail, si remarquable d'ailleurs, sur « *l'influence du travail intellectuel, sur les variations de l'urine à l'état physiologique* », le Docteur Thorion ne parle des rapports urologiques que « *pour sacrifier*, dit-il, *à la tendance du jour ; ils ne méritent, à son avis, qu'une médiocre attention et il ne voit qu'avec défiance les conclusions qu'on en prétend tirer* (1).

Le Docteur H. Moreigne est beaucoup moins sévère ; il convient que les rapports urinaires *peuvent rendre des services réels et donner des indications utiles* (2).

Tout autre est le sentiment du professeur Hugounenq qui n'accorde aucune valeur à la détermination du coefficient d'oxydation. « *Les variations de ce rapport ne semblent pas*, écrit-il, *avoir beaucoup de portée, en pathologie ou en chimie* » (3).

L'emploi quelque peu abusif, que l'on fait encore du terme impropre de *coefficient d'oxydation* pour désigner le *rapport azoturique*, ou mieux le *rapport d'utilisation azotée* n'implique pas l'idée qu'on cherche dans ce rapport la mesure des oxydations intra-organiques. On sait très bien, et nous nous sommes expliqué à cet égard, que la désintégration des matières albuminoïdes a toujours lieu en deux temps : il y a d'abord, comme le dit très bien A. Robin, des phénomènes de dédoublement et d'hydratation qui commencent l'opération. Les produits d'hydratation représentent des matières extractives mal solubles et qui, par cela même, ont tendance à encombrer l'organisme. C'est en second lieu qu'interviennent les phéno-

(1) THORION : Loc. cit. p. 102.
(2) H. MOREIGNE : Loc cit. p. 206.
(3) HUGOUNENQ : *Chimie physiologique*. p. 472.

mènes d'oxydation véritable, lesquels ont justement pour effet et pour but de détruire les matières extractives dérivant de la première opération, et d'en débarrasser l'organisme » (1).

Mais, issue d'un dédoublement hydrolitique ou d'une oxydation véritable, il n'en reste pas moins établi que « l'urée représente le terme le plus parfait de l'oxydation ou de l'évolution des matières albuminoïdes, tandis que les dérivés xanthiques, créatine, créatinine, etc., représentent de leur côté les produits d'une oxydation ou d'une évolution moins complète. On peut donc établir un rapport constant entre l'énergie de ces diverses actions, pour toutes les conditions physiologiques ou pathologiques qui peuvent présider à la formation de ces éléments (2) ». « Et, dit encore le même savant, parce que l'urée est un produit de la vie cellulaire anaérobie, il ne s'ensuit pas qu'elle ne constitue le maximum de l'évolution oxydée de l'azote et que sa diminution ne soit en rapport avec une diminution parallèle de l'oxydation anaérobie » (3).

Comme, d'autre part, les méthodes analytiques qui permettent le dosage de l'azote total et celui de l'azote uréique sont suffisamment précises, il est rationnel d'attribuer au rapport azoturique une valeur réelle et d'en attendre d'utiles indications.

On peut toutefois se demander si la détermination des

(1) A. Robin : In *Bulletin général de thérapeutique*. 30 janvier 1897 p. 52.

(2) Id. ibid. p. 53.

(3) A. Robin : *Traité de thérapeutique appliquée*. p. 24. (note).

rapports urologiques exige, comme condition essentielle, que l'*équilibre* soit établi dans les échanges intra-organiques.

Nous estimons qu'ici une distinction capitale s'impose. S'il s'agit d'expériences physiologiques, la question n'est pas douteuse. Il va de soi que la première condition à remplir est de faire une constante de tous les facteurs susceptibles d'influencer l'excrétion urinaire, en exceptant bien entendu celui dont on se propose d'étudier l'action. C'est la méthode suivie par le docteur Thorion, dans le travail que nous avons cité ; c'est aussi la marche adoptée par le docteur Moreigne, pour la détermination des rapports normaux.

Mais, à part ce cas particulier, nous estimons que l'influence de l'alimentation est absolument négligeable dans l'étude des rapports urologiques. Qu'indiquent en effet ces rapports ? Nous avons vu qu'ils ne nous renseignaient guère que sur la transformation plus ou moins parfaite des albuminoïdes. Peu importe alors que ceux-ci varient dans l'alimentation de *quantité* ou même de *qualité*, puisque, en fin de compte, leurs produits ultimes doivent être dans les mêmes rapports.

Pour mieux faire comprendre notre pensée, considérons la ration d'entretien de l'homme au repos ; elle se formule généralement ainsi :

Albuminoïdes..................	108 gr.
Graisses..................	49
Hydrates de carbone..........	403

Ces 108 grammes d'albuminoïdes fourniront, en se dédoublant dans l'organisme, une quantité déterminée d'azote total, d'azote uréique, d'acide urique, de soufre et de phosphore, de même qu'ils fournissent un nombre déterminé de calories (497 dans l'espèce) (1).

Si nous envisageons maintenant la ration de l'homme qui travaille, soit :

Albuminoïdes.................. ..	150 gr.
Graisses....................... .	60
Hydrates de carbone.............	563

Nous trouvons que ces 150 grammes d'albuminoïdes fournisssent un nombre proportionnel de calories, soit 690, et par suite doivent normalement donner naissance aux mêmes quantités proportionnelles d'éléments de dédoublement intégral ou d'éléments de transition. On sait d'ailleurs que les processus d'hydratation anaérobie fournissent une énorme quantité de chaleur bien supérieure à celle qui est imputable aux phénomènes d'oxydation véritable.

Mais la chaleur de désintégration des albuminoïdes, exprimée en calories, ne peut être proportionnelle à leur poids que si les transformations intra-organiques le sont aussi, puisque celles-ci sont la source de celle-là. Ces faits nous semblent indiscutables et établissent notre thèse que les *rapports urologiques sont indépendants de l'ali-*

(1) Il s'agit ici de grandes calories, c'est-à-dire de la quantité de chaleur nécessaire pour élever de : 1° la température de 1 kilog. d'eau.

mentation. En d'autres termes, une alimentation normale n'implique pas nécessairement des rapports urinaires normaux ; mais, par contre, des rapports urinaires normaux impliquent, quelle que soit d'ailleurs la nature de l'alimentation, une *nutrition normale*, à l'égard tout au moins des albuminoïdes.

Pour nous résumer encore, nous dirons : le principal facteur des variations urinaires *quantitatives* est l'alimentation :

Le principal facteur des variations urinaires *qualitatives* est la nutrition, c'est-à-dire le *dynamisme fonctionnel.*

II. — Si maintenant nous passons rapidement en revue les principaux rapports urologiques au point de vue de leur importance clinique, nous constatons tout d'abord qu'ils peuvent se subdiviser en deux catégories :

1° Un *rapport d'ensemble*, celui de l'azote de l'urée à l'azote total (rapport d'oxydation ou mieux d'utilisation azotée) ;

2° Des *rapports spéciaux*, tous en fonction de l'azote total ou de l'urée, ceux de l'acide urique, des sulfates et des phosphates à l'azote total ou à l'urée.

Le rapport azoturique, de beaucoup le plus important, fournit une mesure générale et d'ensemble de l'intensité des échanges nutritifs. Plus il se rapproche de la normale (85 à 90 %), plus aussi la nutrition doit être considérée comme parfaite. Toutes choses égales d'ailleurs, il tombe sous le sens que si ce rapport est abaissé, on sera en droit de conclure que la transformation des albuminoïdes est incomplète, ce qui se traduira par une augmentation proportionnelle de leurs termes de passage. A. Robin a signalé ce fait remarquable que dans les cas graves de fièvre typhoïde, il y a presque autant de matières extractives azotées et de leucomaïnes que d'urée, et que dans les cas mortels, il y a toujours plus d'extractif que d'urée (1).

Au contraire, une élévation anormale du rapport azoturique correspondra à une désassimilation intensive qui peut annoncer ou tout au moins préparer un état morbide spécial. C'est le cas qui se présente le plus souvent dans certaines formes de diabète compliquées d'azoturie.

Il y a alors une exagération de tous les actes chimiques de la nutrition générale et de plus une suractivité spéciale de certains organes, au premier rang desquels figurent le foie et le système nerveux (A. Robin).

L'étude des rapports spéciaux, ou rapports secondaires, fait pénétrer plus avant dans le mystère de la désassimilation organique, en permettant d'en mieux saisir les détails et d'en mieux comprendre le mécanisme.

Elle apporte en outre au problème des échanges nutritifs un élément nouveau de la plus haute importance. De même, en effet, que l'élimination de l'acide urique et de ses congénères xanthiques, celles du soufre et du phosphore,

(1) A. Robin : In *Traité de Thérapeutique appliquée*, fasc. IV, p. 26.

correspondent à la désassimilation spéciale de certaines parties de l'organisme ; de même aussi cette élimination exige l'intégrité fonctionnelle de certains groupements cellulaires ou organes. Si donc, l'un quelconque de ces rapports est troublé vis-à-vis des autres, il faudra en inférer qu'un *trouble nutritif spécial* a été créé, ou est en imminence de l'être.

Il est même possible, en ayant recours à des méthodes analytiques plus compliquées et qui, de ce chef, ne sont malheureusement pas toujours utilisables en pratique, non plus qu'à l'abri de tout reproche d'exactitude, d'arriver à des déductions plus minutieuses encore. C'est ainsi qu'en considérant un corps spécial, le soufre par exemple, on peut, dans une certaine mesure au moins, évaluer celui qui est complètement oxydé dans l'organisme et celui qui n'a pas atteint ce maximum d'oxydation. Il en est de même pour le phosphore.

Nous ne pouvons qu'indiquer ici les grandes lignes de cette intéressante question des rapports urologiques, mais le peu que nous en avons dit, suffira pour établir qu'ils sont la meilleure expression, pour ne pas dire la seule, de la *qualité* des échanges nutritifs.

Est-il besoin de répéter encore que les notions de poids corporel, d'âge, de taille, de surface, d'exercice, etc., n'ont plus ici à entrer en ligne de compte. Si la désassimilation est normale dans ses rapports, nous en conclurons à bon droit que la nutrition l'est aussi. C'est tout ce que la logique permet de faire.

Si, par contre, l'analyse conduit à la constatation de rapports anormaux, nous serons en mesure d'affirmer que la nutrition est viciée ; accidentellement, si le trouble des rapports est lui-même accidentel ; plus ou moins profondément, au contraire, si ce trouble est lui-même plus ou moins accentué et plus ou moins permanent. En tous cas, nous ne dirons pas que tel sujet *devrait* avoir tel type urologique parce que, étant donnés son âge, son poids et sa taille, il devrait avoir tel poids actif, user de telle ou telle alimentation, mais nous dirons : *tel sujet a telle urine*, donc il est ou n'est pas dans des conditions normales.

Lorsque ensuite il s'agira de nous expliquer une anomalie dans la nutrition, nous aurons à faire porter notre enquête sur les facteurs susceptibles de la provoquer, en dehors d'un état morbide spécial. Si le sujet en examen a une alimentation insuffisante, nous comprendrons que son urine traduise cette insuffisance, de même qu'elle traduirait un excès dans le sens contraire ; s'il est très âgé, nous comprendrons que ses échanges soient moins actifs que s'il avait un âge moyen et ainsi de suite. Mais l'influence de ces facteurs n'interviendra que pour expliquer l'analyse et non pour en fixer *a priori* la note théorique.

Dans ce que nous venons de dire des rapports urologiques, nous avons omis à dessein un rapport que l'on invoque souvent en clinique, celui des matériaux inorganiques ou sels aux matériaux solides en bloc (MI : MS).

C'est le coefficient de déminéralisation d'Alb. Robin. Nous savons qu'il s'élève normalement à 30 %, c'est-à-dire que 30 % du résidu solide de l'urine sont formés de matières inorganiques. ([1])

La valeur de ce rapport est des plus considérables; Alb. Robin en a signalé le premier l'importance dans certains états morbides, tels que la phtisie, certaines chloroses et phosphaturies, certains diabètes.

Toutefois, il est indispensable, pour déterminer ce rapport avec exactitude, de tenir compte de l'alimentation, à cause de la part prépondérante qu'occupe dans les sels de l'urine le chlorure de sodium. C'est qu'en effet, à l'encontre des autres sels, le chlore urinaire a surtout une origine alimentaire, en sorte qu'on a pu dire, non sans quelque raison, que ce n'est pas à proprement parler *un corps excrémentitiel.*

On pourrait peut-être dire avec le professeur Huguet, que pour le chlorure de sodium, il y a un *minimum d'excrétion physiologique* indispensable à l'état de santé, minimum correspondant à la chloruration normale du sérum. On pourrait alors considérer le surplus comme provenant de l'alimentation et le retrancher à la fois du poids de l'extrait et de celui des cendres pour déterminer le coefficient réel de déminéralisation.

Si le quantum du chlore est inférieur à la normale phy-

(1) Ce coefficient, chez les diabétiques, se calcule après défalcation du sucre : il en va de même chez les albuminuriques pour l'albumine.

siologique, on sera en droit de l'imputer à une insuffisance de chlorures alimentaires, mais le contraire peut ne pas être vrai. Il est possible en effet que la déminéralisation morbide porte spécialement sur les chlorures, en dehors de tout apport alimentaire excessif.

L'interprétation du *coefficient de déminéralisation* devient donc, du fait du chlorure de sodium, un peu plus compliquée que celle des autres rapports : il est possible toutefois, de lui conserver une précision suffisante pour en tirer un enseignement utile.

III. — Pour bien comprendre l'importance des rapports urologiques en thérapeutique appliquée, il faut se reporter aux belles recherches faites dans ce sens par Albert Robin. « Etudiant jour par jour l'urine des malades qu'il soumettait à certains remèdes, il a pu se rendre un compte exact des effets que produisaient ces remèdes sur la nutrition. Grâce à ce procédé d'analyse, il a pu se rendre compte que l'acide phénique avait une action déminéralisatrice des plus énergiques, que l'antipyrine modérait les échanges nutritifs, que les bains chlorurés sodiques, suivant leur degré de concentration, produisaient des effets différents, mais qui tendaient, d'une façon générale, à activer la désassimilation et l'oxydation des albuminoïdes, que les boissons abondantes favorisaient l'accroissement du coefficient d'oxydation » (1).

(1) Professeur Arnozan : In *Traité de thérapeutique appliquée*, fasc. 1, p. 27.

Les résultats cliniques de cette méthode sont de la plus haute valeur. C'est ainsi, pour ne citer que l'exemple de l'antipyrine, qu'elle se trouve de ce fait contre indiquée formellement dans la fièvre typhoïde et les états infectieux où le diminution du coefficient des oxydations azotées est constante. « Sous l'influence de 2 grammes d'antipyrine, dit Albert Robin, l'azote total de l'urine décroît de 17 % mais le coefficient d'oxydation azotée tombe de 79,9 % à 77,6 %, 75,7 % [1].

Le même ostracisme s'appliquera à *l'acide phénique, à la résorcine, etc.*, et d'une façon générale à tous les médicaments qui ont une action restrictive sur les oxydations.

Mais, par contre, cette même antipyrine rendra d'utiles services dans la plupart des formes de diabète où la désassimilation générale est accrue et le coefficient d'oxydation augmenté.

Elle sera donc utilisée avec profit chez les diabétiques gras, mais défendue au contraire « à ceux qui frisent la période de déchéance, à plus forte raison aux diabètes aggravés » [2].

Nous savons bien que plusieurs de ces affirmations d'Albert Robin ont été contestées, mais il n'en reste pas moins que le principe de la méthode est inattaquable et que ses applications ont été assez souvent couronnées de succès pour en justifier le point de départ.

Si l'analyse de l'urine était toujours conduite dans

(1) Alb. Robin : In *traité de thérapeutique appliquée*. fasc. 4, p. 38.
(2) A. Robin : In *Traité de thérapeutique appliquée*, fasc. 1, p. 139.

ce sens, nous ne doutons pas qu'elle ne rendît au clinicien d'importants services, alors que de simples dosages d'urée, d'acide urique ou d'acide phosphorique restent le plus souvent sans signification et partant sans valeur.

CHAPITRE SIXIÈME

TOXICITÉ ET SEPTICITÉ DES URINES

Urotoxies de Bouchard. — Travaux de Charrin

Le degré de toxicité des urines, qu'on a cherché à déterminer depuis ces dernières années, se rattache encore à cette question, capitale en urologie, des déchets organiques. S'il est établi en effet, comme nous allons le voir, que plusieurs des principes constituant ces déchets sont peu ou point toxiques, il n'en reste pas moins certain que c'est à quelques-uns d'entre eux qu'il faut attribuer la toxicité urinaire.

Nous ne nous étendrons que fort peu sur cette question, parce qu'elle relève moins de la chimie et de l'analyse proprement dite de l'urine que des recherches de physiologie. Néanmoins, une étude sur l'urine humaine ne saurait être complète sans l'étude de sa toxicité ; d'autre part, les travaux récents sur cette partie de l'urologie ont trop d'importance pour qu'il soit permis de les passer sous silence ; s'ils n'ont pas et ne peuvent avoir d'application fréquente et habituelle en clinique, ils ont fourni à l'art de guérir des données d'une très haute valeur qui sont journellement utilisées, notamment par la pratique de l'antisepsie intestinale.

Il y a longtemps qu'on soupçonnait la toxicité des urines et c'est surtout pour expliquer les phénomènes de l'urémie, qu'on s'ingéniait à en rechercher les causes dans un des principes élémentaires de l'urine. « *L'urine*, disait déjà Velpeau, *est un des liquides les plus dangereux de l'économie, qui produit les ravages les plus affreux lorsqu'il est sorti de ses canaux.*

Feltz et Ritter (¹) en 1881, Bocci en 1882, Schiffer en 1883. Lépine et Pouchet vers la même époque, ont, tour à tour, dirigé leurs travaux dans ce sens ; mais c'est au professeur Bouchard et à ses élèves, que l'on doit les résultats vraiment scientifiques que nous possédons aujourd'hui sur cette question (²).

Bouchard appelle *toxie* ou *urotoxie* la quantité d'urine nécessaire pour tuer un kilogramme de matière vivante ; c'est *l'unité toxique* A l'état normal, 45 c. c. de l'urine d'un homme adulte représentent une *urotoxie*. Cette quantité d'urine tue par les matières qu'elle tient en dissolution et non par son action mécanique ou physique sur le sang. Le *coefficient urotoxique* de l'homme est le nombre d'urotoxies fabriquées par son unité de poids et éliminées dans l'unité de temps. C'est ainsi que l'adulte bien portant élimine en 24 heures, par kilogramme de

(2) FELTZ et RITTER : *De l'urémie expérimentale.*
(2) BOUCHARD : *Leçons sur les autointoxications*, Paris 1887.
CHARRIN : *Poisons de l'urine.*

son poids, une quantité de poison urinaire capable de tuer 464 gr. 5 de matière vivante ; ce chiffre est son *coefficient urotoxique*. En le rapportant au poids moyen de 65 kilogrammes, on voit que l'urine d'un adulte émise en 24 heures pourrait tuer le poids énorme de 30 kilogrammes 192 gr. de matière vivante.

Quelle est la cause de cette toxicité des urines ? En procédant par élimination, on arrive aux conclusions suivantes :

L'**urée**, aux doses où on la rencontre dans l'économie, est inoffensive. Pour tuer un homme, il faudrait employer une quantité de cette substance égale à celle que cet homme fabrique en deux semaines ; l'urée en effet ne tue qu'à la dose de 6 gr. par kilogramme.

Ne pouvant incriminer directement l'urée, on a accusé l'**ammoniaque** qui est un des principes intermédiaires de la destruction des matières azotées et qui se retrouve en petite quantité dans l'urine normale, sous forme de carbonate. « Or, dit Bouchard, l'ammoniaque est éminemment toxique. J'ai établi qu'il suffit de 0,15 cent. d'ammoniaque, même neutralisée par l'acide carbonique, pour tuer un kilogramme d'animal » (1). L'ammoniaque est donc 22 fois plus toxique que l'urée, mais fort heureusement elle se transforme à peu près complètement en urée dans l'organisme. Toutefois, et bien qu'on retrouve de petites quantités d'ammoniaque à l'état de

(1) Bouchard : In *Sem. medicale*, Loc. cit.

santé, il faut avouer avec le professeur Charrin « *que son rôle n'est pas absolument nul dans la genèse des accidents urémiques* [1]. »

L'**acide urique**, outre qu'il est fabriqué en très minime proportion (0,50 à 0,60 par jour), n'est aucunement toxique. Bouchard a pu en injecter dans le sang 0,30 par kilogramme d'animal, sans provoquer de graves accidents; il a montré que lorsqu'on l'injecte dans le sang après l'avoir dissous avec la plus grande quantité possible de la base la moins toxique (soude) et qu'on pousse l'injection jusqu'à ce que la mort s'en suive, on a exactement introduit dans le sang la quantité de soude qui, même neutralisée, amène la mort.

La même conclusion s'impose au sujet de l'**acide hippurique**. Pour tuer un lapin d'un kilogramme, il faudrait en employer la quantité que l'animal aurait mis trois mois et plus à produire, exactement 4 gr. 39.

Arrivons maintenant aux **matières colorantes** que certains auteurs (Thudichum, Mairet et Bosc) ont voulu rendre responsables des accidents urémiques. Une expérience très simple, rapportée par Charrin, tend à les innocenter au moins en partie. Si, en effet, les matières colorantes étaient le seul élément toxique de l'urine, cette dernière, décolorée par le charbon animal, ne devrait plus être toxique. Or, il n'en est rien, et pourtant le charbon retient, outre la matière colorante, des alcaloï-

(1) CHARRIN : Loc. cit. p. 81.

des, une fraction des différents sels, etc. MM. Mairet et Bosc n'en persistent pas moins à soutenir que les matières colorantes sont la *cause essentielle* de la toxicité de l'urine [1]. Il est en tout cas difficile de nier qu'elles n'y aient une part considérable.

Les matières colorantes font partie des **substances extractives** de l'urine. D'après ce que nous avons dit de ces substances, qui sont des termes intermédiaires et successifs de l'oxydation des tissus, il était naturel d'y voir un des principaux facteurs de la toxicité urinaire. Le professeur Pouchet, qui a fait une étude approfondie de ces substances, résume ainsi sa manière de voir à leur égard. « De quelques expériences que j'ai faites, dit-il, je crois pouvoir conclure à l'intoxication par les matières extractives, mais je serais assez tenté d'attribuer aux matières extractives incristallisables, un rôle prépondérant dans cette intoxication » [2].

En fait, la toxicité de certains corps que l'on a coutume de ranger parmi l'extractif de l'urine, est peu considérable. C'est ainsi que la *créatinine* a une toxicité des plus médiocres. Pour déterminer des accidents graves, il faudrait introduire dans l'économie, la quantité de *créatinine* fabriquée en 13 jours.

La *xanthine*, l'*hypoxanthine*, la *guanine* ne déterminent aucune action notable. On sait d'ailleurs en quelles pro-

(1) MAIRET et BOSC : *Recherches sur la toxicité de l'urine normale et pathologique*. 1891.
(2) Cf. POUCHET : *Thèse de Paris*. 1880.

portions infinitésimales ces corps se rencontrent dans l'urine ; pour y déceler seulement la xanthine et l'hypoxanthine, il faut opérer sur 50 à 60 litres d'urine.

La *leucine* et la *tyrosine* ne semblent pas non plus bien nocives. L'eau saturée de leucine ne possède pas de propriétés toxiques : la quantité de tyrosine fabriquée pendant une demi-semaine par des malades, est également dépourvue de toxicité. Il en est de même de la *taurine*.

Observons d'ailleurs une fois de plus, que si ces substances extractives ne semblent pas avoir une *toxicité directe* bien intense, elles n'en ont pas moins, sur le processus nutritif intime, une influence des plus néfastes, lorsque leur quantité augmente dans l'urine. Elles contribuent dans une très large mesure à pervertir la nutrition des éléments cellulaires, en diminuant l'alcalinité des humeurs et en rendant de ce fait plus difficiles les combinaisons avec l'oxygène. « Cette perturbation de la nutrition, dit Charrin, porte sur tous les organites, sur ceux de l'axe cérébro-spinal comme sur ceux des autres appareils. Il peut en résulter un arrêt, un abaissement dans les échanges, dans les courants osmotiques, partant une accumulation des cendres des combustions nutritives, cendres d'autant plus abondantes que le foyer a été plus mal entretenu, peu activé » (1).

Nous venons de voir dans quelle mesure il fallait apprécier la toxicité urinaire, au point de vue de ses éléments

(1) CHARRIN : Loc. cit. p. 88.

organiques les mieux connus ; mais il ne faudrait pas croire que la part imputable aux sels minéraux soit négligeable ; elle paraît être au contraire des plus importantes.

Disons cependant de suite que le **chlorure de sodium** est ici hors de cause ; il ne tue qu'à l'énorme dose de 5,17 par kilogramme. Sur les 30 kilogrammes d'animal vivant que peut tuer la sécrétion urinaire d'un jour, 2 seulement le seraient par le chlorure de sodium.

Par contre, la **potasse** est très toxique ; elle tue, suivant Bouchard, à la dose de cinq centigrammes par kilogramme. Le sulfate de potasse est moins toxique que le chlorure, le phénylsulfate et le phosphate encore moins. Le rein est pour la potasse la principale sauvegarde de l'économie et l'on voit de ce chef combien son intégrité a d'importance ; à l'état normal, un homme de 75 kilogrammes éliminerait, d'après Charrin, 4 grammes de sels potassiques par 24 heures, soit 3 grammes environ par litre.

En résumé, il conviendrait d'attribuer la toxicité urinaire aux causes suivantes :

Pour une faible part : au carbonate d'ammoniaque ;

Pour le surplus : 1° aux matières colorantes ; 2° aux substances extractives prises en bloc et surtout à celles qui sont incristallisables ; 3° enfin, aux sels de potasse.

Voici, sommairement exposée, la méthode suivie par Bouchard pour la séparation des divers poisons urinaires. Avec une quantité déterminée d'urine, on prépare un extrait que l'on épuise par l'alcool. Ce véhicule dissout une partie du résidu et laisse une partie insoluble que l'on reprend ensuite par l'eau. On obtient ainsi deux extraits : l'un alcoolique, le second aqueux et on reconnaît que tous deux sont toxiques, mais d'une façon différente :

Le premier provoque : *La somnolence. Le coma. La salivation.*

Le second provoque : *Le myosis. Les convulsions tétaniques. L'abaissement de la température.*

Les phénomènes du premier groupe seraient surtout imputables à des principes organiques, tandis que ceux du second le seraient en majeure partie aux sels minéraux. Nous disons *surtout,* car Madame Eliacheff, en étudiant dans le laboratoire du professeur A. Gautier cet extrait aqueux de l'urine, a fait voir que ces substances insolubles dans l'alcool, se séparaient elles-mêmes en deux groupes : l'un dialysable, c'est-à-dire cristalloïde ; l'autre non dialysable ou colloïde. Ces dernières substances incristallisables seraient les plus toxiques et produiraient le tétanos, opinion qui concorde bien avec celle de Pouchet

La partie non dialysable de 42 litres d'urine a fourni à Madame Eliacheff, après évaporation dans le vide, environ 6 gr. d'extrait sec, soit 0.143 au litre. C'est une masse vitreuse, dure, un peu colorée, hygrométrique, acide, d'un pouvoir réducteur très prononcé. Elle ne possède aucun caractère alcaloïdique (1).

(1) A. Gautier : *Les toxines microbiennes,* 443.

Cette matière extractive, non dialysable, contient 3 % de phosphore et 3.4 % de soufre. Sa formule chimique paraît être :

$$C^{52} H^{96} Az^{8} O^{8} PS,$$

si l'on représente le phosphore et le soufre sous leur forme la plus simple. « Ainsi se retrouvent en grande partie le phosphore et le soufre qui sont contenus dans l'urine, non à l'état de phosphates et de sulfates » (Eliacheff).

Parmi les principes extractifs et incristallisables des urines, il faut encore placer, d'après le professeur A. Gautier, les ferments, *pepsine* et *invertine* que l'on sait exister depuis longtemps dans les urines et qui sont toxiques (1).

D'après Bouchard et Charrin, la toxicité des urines est représentée pour trois quarts par les sels de potasse qu'elles contiennent et pour un quart par les matières extractives, parmi lesquelles il faut compter d'une part les bases ou ptomaïnes urinaires, de l'autre les substances non dialysables ou difficilement dialysables et ces corps azotés mal connus qui agissent à la façon du curare (2).

Nous conclurons volontiers, avec le professeur Charrin, en disant « qu'il serait difficile sur ce terrain de s'avancer plus avant, sans quitter par trop le domaine des données acquises. Quelles que soient les imperfections de nos notions, les lacunes de nos connaissances, il vaut mieux con-

(1) GAUTIER : Loc. cit.
(2) A. GAUTIER : *Chimie biologique*, p. 620.

fesser son ignorance que de tomber dans l'abus facile de l'hypothèse, qui ne repose que sur le néant » (1).

Les urines du sommeil sont d'ordinaire moins toxiques que celles de la veille et de plus leur genre de toxicité n'est pas le même : la sécrétion du repos nocturne est ordinairement *convulsivante*, tandis que celle de la veille ne possède qu'exceptionnellement cette propriété. Le rapport entre l'intensité de la toxicité diurne et nocturne, serait de 21 urotoxies pour la première et de 8 pour la seconde.

L'*exercice*, la *marche*, le *travail physique*, diminuent considérablement la toxicité urinaire. Le travail physique augmente surtout l'urée, l'acide urique et les chlorures, tandis que le travail cérébral augmente les sulfates et les phosphates alcalins. Le surmenage, au point de vue de la toxicité, aboutit à des résultats tout opposés.

L'*alimentation*, dans sa qualité aussi bien que dans sa quantité, exerce également une influence très marquée sur le pouvoir toxique de l'urine. A cet égard, on connaît en particulier la nocuité toute spéciale de certaines viandes avariées ou faisandées, de certains mollusques, etc., etc.

Une constatation très curieuse au point de vue pathologique a été faite au sujet de l'urine des néphrites. Cette urine perd en grande partie son pouvoir toxique, à tel point qu'il est très souvent moins dangereux de l'injecter que d'injecter de l'eau pure. Cela tient à ce que le tissu rénal est devenu difficilement perméable aux poisons or-

(1) CHARRIN : Loc. cit., p. 104.

ganiques : ceux-ci s'accumulent dans l'organisme et y produisent les désordres graves et souvent mortels de l'urémie.

Dans une récente étude sur la toxicité des urines dans l'épilepsie, MM. Mairet et Virès, de Montpellier, ont constaté que, dans cette affection, il y avait toujours hypotoxicité urinaire. Ils concluent que l'hypotoxicité est constante dans l'épilepsie ; elle existe en dehors de toute attaque, même lorsque les attaques sont suspendues depuis des années ; elle est *fonction de la névrose et en constitue un stigmate permanent*.

Toutefois, les mêmes savants ajoutent que l'épilepsie n'est pas la seule névrose dans laquelle on constate l'hypotoxicité urinaire. On la retrouve également dans l'hystérie, soit à la suite des attaques, soit en dehors de toute attaque [1].

D'une façon générale, le foie est le principal destructeur des poisons de l'économie et le rein la voie la plus importante de leur élimination. « La nutrition, dit Bouchard, dans sa phase destructive (aérobie) non seulement amoindrit graduellement la toxicité des produits de décomposition, mais les amène à un état physique qui rend plus active l'élimination » [2]

En somme, contrairement à ce que l'on pourrait croire, on doit ériger en principe cette affirmation du professeur

(1) Mairet et Virès : In *Bulletin général de thérapeutique*, 15 mars 1897.

(2) Bouchard : In *Semaine médic.* Loc. cit., p. 103.

Guyon *qu'il faut que le liquide urinaire soit toxique pour être normal* » (1).

Il ne faut pas confondre la *toxicité* des urines avec leur *septicité* ; ce sont deux choses toutes différentes. L'urine normale est essentiellement *aseptique*, ainsi que Pasteur l'a depuis longtemps démontré ; mais il en est tout autrement à l'état pathologique.

La *septicité* de l'urine s'établit, non plus comme sa *toxicité* par des injections intra-veineuses, mais bien par l'injection dans le tissu cellulaire. « L'urine normale acide aseptique, aseptiquement injectée dans le tissu cellulaire, est tolérée sans accidents : l'action locale est nulle ; la dose est trop faible ou trop lentement injectée pour que les effets toxiques généraux se manifestent (2).

Au contraire, l'urine septique et tout particulièrement l'urine ammoniacale est on ne peut plus nocive ; les principaux accidents que provoque son injection dans le tissu cellulaire sont, d'après Guyon, l'induration sans suppuration, la suppuration, la gangrène. On comprend toute l'importance clinique de ces données dans la pathogénie de l'infection urinaire ; aussi le professeur Guyon en a fait un exposé des plus complets dans ses savantes leçons sur les maladies des voies urinaires, auxquelles nous empruntons les quelques notions générales qui se rapportent à cette question.

Les agents de la septicité urinaire sont des microorga-

(1) Guyon : Loc. cit. T. II, p. 10.
(2) Guyon : Loc. cit. T. I, p. 369.

nismes dont nous ne connaissons encore que quelques espèces dont les principales sont les suivantes :

Ce sont d'abord les microcoques habituels de la suppuration : *staphylococus pyogenes aureus*, *albus*, *citreus*, et le *streptocoque pyogène*. Parmi eux l'*aureus* et le *streptocoque* tiennent les premiers rangs.

Viennent ensuite deux espèces bactériennes : l'*urobacillus liquefaciens septicus* découvert par Krogius et une *bactérie non liquéfiante*, dont le rôle paraît prépondérant dans l'infection urinaire. Cette bactérie a été rencontrée dans les urines pathologiques, 47 fois sur 50 par Albarran et Hallé ; elle est identique au *bacterium coli commune* (1).

Remarquons d'ailleurs que ces microorganismes ne sont pas seulement nuisibles par eux-mêmes, mais aussi et surtout peut-être par les toxines qu'ils élaborent ; les produits toxiques de l'urobacillus paraissent être les plus dangereux.

Nous reviendrons, dans la seconde partie de ce travail sur cette question des microorganismes urinaires à propos de leur recherche microscopique ; pour le moment, nous nous bornons à renvoyer ceux qui voudraient en faire une étude plus approfondie, aux remarquables leçons du professeur Guyon et aux travaux de quelques-uns de ses élèves, Albarran, Clado, Hallé, etc.,.

A l'état pathologique, spécialement dans les maladies infectieuses, les urines paraissent contenir des ptomaïnes

(1) GUYON : Loc. cit. T. II. p. 23 et suivantes.

spécifiques qu'il est intéressant de connaître. Nous en donnons la liste d'après le récent et savant ouvrage du professeur A. Gautier : *Les toxines microbiennes et animales* (1).

Ptomaïnes des urines de l'épilepsie ;
— *de la cystinurie :*
— *de l'eczéma ou eczémine :*
— *de la rougeole ou rubéoline :*
— *de la scarlatine ou scarlatinine ;*
— *de l'influenza ou grippe ;*
— *de la pneumonie et de la bronchopneumonie ;*
— *de la coqueluche ;*
— *de la fièvre typhoïde ou typhotoxine ;*
— *de l'érysipèle :*
— *des oreillons ;*
— *de l'angine diphtérique ;*
— *de l'anthrax ;*
— *de la fièvre puerpérale*, etc., etc.

La plupart de ces ptomaïnes ont été extraites des urines par Griffiths ; elles sont très vénéneuses. Toutefois, nous devons ajouter, à propos de ces recherches, que le professeur Gautier observe qu'il ne saurait les considérer toujours comme entièrement satisfaisantes et définitives.

(1) SOCIÉTÉ D'ÉDITIONS SCIENTIFIQUES : Paris 1896.

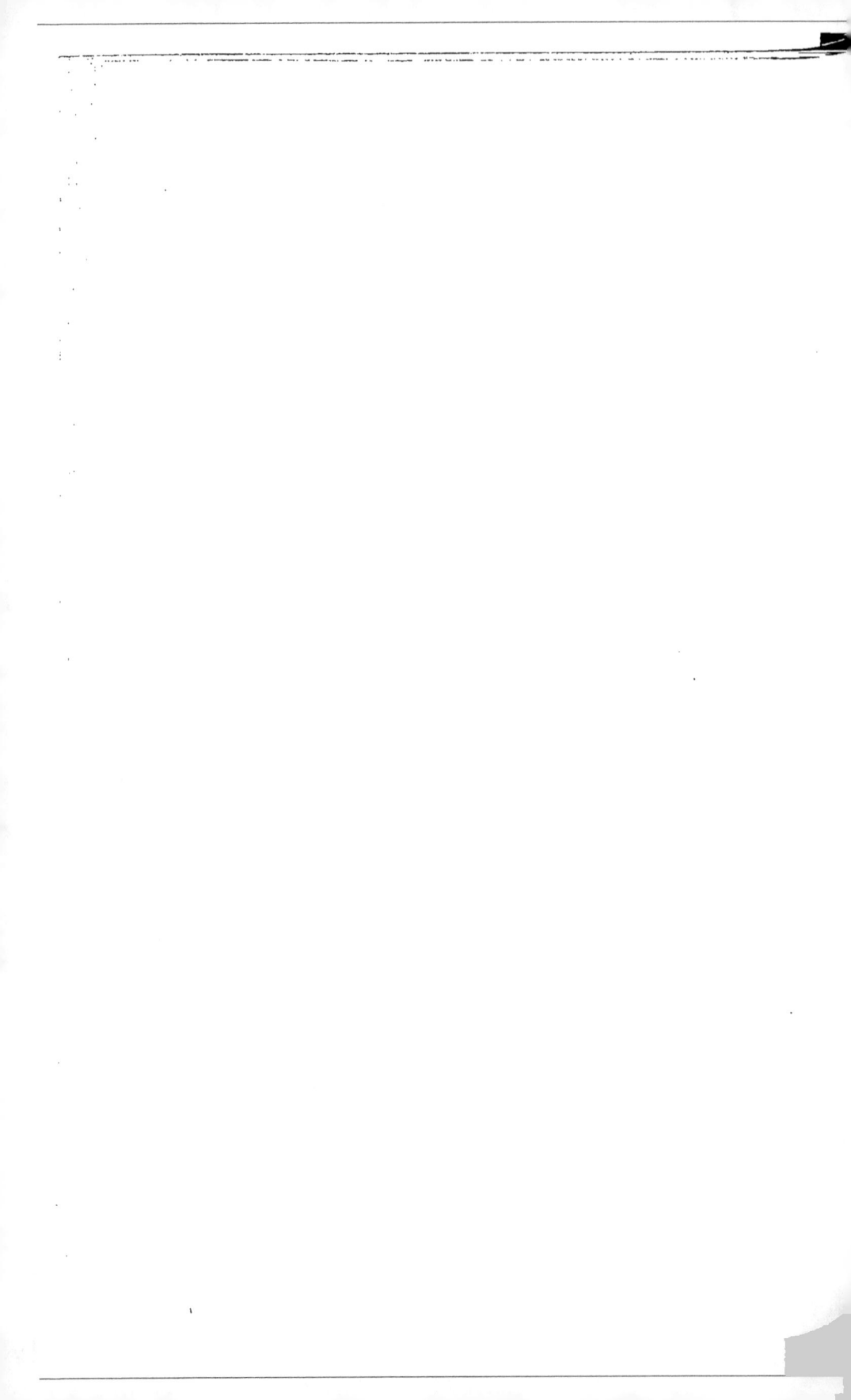

DEUXIÈME PARTIE

CHIMIE DE L'URINE

L'étude que nous venons de faire de l'urine humaine, envisagée surtout au point de vue physiologique, nous a révélé l'extrême complexité de ce liquide excrémentitiel; cette complexité résulte d'une part du nombre considérable de substances qui peuvent s'y rencontrer, même à l'état normal; de l'autre, des variations multiples que les proportions de ces substances sont susceptibles d'y éprouver, sous l'influence de facteurs dont il est bien difficile d'apprécier exactement la valeur.

L'analyse chimique, malgré le perfectionnement de ses méthodes, est souvent obligée d'avouer son impuissance, surtout lorsqu'il s'agit de substances organiques; il n'est pas rare, pour l'urine en particulier, de rencontrer des réactifs agissant à la fois sur plusieurs corps dont la constitution chimique est fort rapprochée, en sorte qu'il devient très difficile de mesurer avec précision la part d'action revenant à chacun d'eux. C'est une erreur trop répandue de croire que la chimie peut arriver à tout doser et même à tout déceler; en réalité, il faut beaucoup en rabattre et reconnaître que la limite de l'erreur est souvent considérable. Si certaines méthodes comportent une précision suffisante, d'autres par contre laissent beaucoup à désirer et ne sauraient conduire qu'à de très vagues approximations : il importe de savoir à quoi s'en tenir au juste sur la valeur absolue des méthodes employées et de ne jamais exagérer le degré réel d'exactitude et de précision qu'elles comportent.

A un autre point de vue, il faut se rappeler que l'analyse de l'urine présente un double aspect, suivant qu'on l'envisage, par rapport à la clinique, c'est-à-dire au diagnostic médical, ou qu'on veut en faire une étude de physiologie purement spéculative. Les recherches de ce dernier ordre ne se pratiquent que dans le laboratoire, où tout concourt à leur imprimer un caractère tout spécial de minutie et de précision. C'est l'outillage qui est plus parfait, le temps qui ne fait jamais défaut, c'est enfin l'habileté et l'expérience du savant qui ne se rencontrent guère ailleurs au même degré. On comprend que de ces travaux de laboratoire puissent sortir des découvertes, toujours extrêmement intéressantes, sinon toujours utiles, mais le savant n'a pas et ne saurait avoir le même objectif que le clinicien.

Ce que ce dernier demande à l'analyse de l'urine, c'est un supplément d'information pour son diagnostic ; c'est parfois la réponse à un doute mal éclairci par les autres signes cliniques ; c'est aussi toujours une vue générale et d'ensemble sur la façon plus ou moins active dont se font les échanges nutritifs. Tout cela, sans doute, et bien d'autres choses encore, l'analyse de l'urine peut le donner : mais encore faut-il, sous prétexte d'urgence et de simplification, ne pas lui enlever les moyens de le faire avec précision et autorité. Nous convenons fort bien qu'il doit y avoir une *urologie clinique*, à condition de la limiter à quelques recherches simples pouvant à la rigueur se faire au lit du malade, au moyen de réactifs absolument spécifiques et ne prêtant pas à l'ambiguité. Mais là doit se borner le rôle de la clinique. Vouloir simplifier outre mesure les procédés de dosage et les appareils qu'on y emploie, c'est s'exposer par avance à des mécomptes certains. On ne cesse de parler des *besoins de la clinique* pour lesquels telle méthode rapide a été imaginée, méthode que l'on sait d'ailleurs peu scientifique, mais qu'on ne proclame pas moins suffisante. Il y a là un trompe l'œil contre lequel on ne saurait trop réagir ; le premier besoin de la clinique est, à notre avis, de ne pas se tromper et, pour ne pas se tromper, il faut faire le nécessaire, c'est-à-dire s'entourer des précautions indispensables.

Nous estimons donc qu'entre ces deux extrêmes, l'analyse minutieuse du laboratoire de recherches et l'analyse par à peu près de la clinique, il y a place pour un juste milieu qui, tout en conservant à l'urologie le caractère pratique qu'elle doit avoir, sauvegarde en même temps les intérêts de la science et de la vérité. C'est dire que l'analyse de l'urine ne saurait s'affranchir complètement des méthodes du laboratoire, tout en reconnaissant qu'elle peut en pratique se passer des appareils compliqués et des procédés délicats des investigations de science pure.

Nous nous attacherons à décrire, dans cette seconde partie de notre travail, des méthodes analytiques exactes, mais, autant au moins que faire se pourra, d'exécution rapide et facile. Lorsque ces méthodes seront sujettes à critique, nous les critiquerons franchement et chercherons à fixer la limite d'erreur qui leur est inhérente. Enfin, nous n'oublierons pas que nous ne faisons ici que de l'urologie pratique, c'est-à-dire de l'urologie appropriée aux besoins de la clinique : à ce titre, nous ne nous occuperons que des éléments urinaires véritablement intéressants pour le médecin. Nous n'ignorons pas que beaucoup d'autres seraient importants à connaître, mais où la technique analytique est encore hésitante et peu sûre, nous ne pouvons faire autre chose que de nous abstenir et d'attendre.

CHAPITRE PREMIER

DÉTERMINATIONS GÉNÉRALES

Volume. — Densité. — Couleur
Réaction. — Éléments fixes. — Cendres, etc.

Volume.

Nous avons déjà insisté sur la nécessité qu'il y a à faire porter l'analyse de l'urine sur une période de 24 heures, comprenant une journée et une nuit entières ; s'il est matériellement impossible, comme cela arrive quelquefois, d'obtenir toute cette quantité du malade, il faudra tout au moins exiger qu'il remette un mélange de l'émission du jour et de celle de la nuit. Dans tous les cas, la connaissance exacte du volume de l'émission totale est indispensable. « La notion de quantité est de nécessité absolue lorsqu'on se propose de déterminer le chiffre de tels ou tels matériaux solides éliminés par la voie rénale. Le chimiste qui fait une analyse d'urine, ne tient compte en effet que des éléments présentés par un volume ou un poids déterminé d'urine » (1).

(1) GUYON : *Leçons cliniques sur les maladies des voies urinaires*, 1re édition, p. 237.

Pour recueillir l'urine de 24 heures, on conseille généralement de vider la vessie le matin du jour choisi, sans conserver cette première émission qui correspond à l'urine élaborée pendant la nuit précédente ; à partir de ce moment, on recueille l'urine jusqu'au lendemain matin, en y comprenant alors l'émission qui suit le réveil. Cette manière de faire est très simple et répond mieux que toute autre aux indications physiologiques.

Bien curieux sont les préceptes de l'école de Salerne à cet égard : elle recommande de recueillir toute l'urine du matin dans un vase propre et de ne pas la changer de vase avant l'examen, de crainte que les rayons du soleil ne l'altèrent : de l'examiner lorsqu'elle est fraîche et surtout de bien noter l'alimentation du sujet :

In vitro puro mane totalem collige sane,
Non transmutetur, radians sol quando videtur,
Dum quis prospiciat........................
Adsit tota, recens sit, et ante cibum videatur,
....*tamen esca notetur.*

Les auteurs indiquent plusieurs méthodes pour déterminer soit le *volume*, soit le *poids* de l'urine de 24 heures. Le procédé le plus commode consiste à se servir de vases gradués, surtout d'éprouvettes, dont le diamètre moins considérable que celui des bocaux employés au même usage, permet de faire une lecture plus exacte.

Il va sans dire que toutes les déterminations quantitatives effectuées ensuite sur l'urine seront rapportées à la totalité de l'émission des 24 heures. Une simple multiplication donne les résultats pour 24 heures.

Densité.

La densité de l'urine, comme celle d'ailleurs de tout autre liquide, s'obtient soit au moyen de la balance et du picnomètre, soit au moyen des aréomètres. En pratique, la méthode de l'aréomètre est très suffisante, à condition de se servir d'instruments sensibles et de tenir compte de la température. On sait en effet que les aréomètres ne sont exacts que pour la température de + 15°, à laquelle ils ont été gradués.

L'aréomètre de choix pour l'urine est celui de Niémann qui porte dans sa tige un thermomètre et comprend deux instruments: l'un gradué de 1000 à 1020; l'autre de 1020 à 1040. On veillera à ce qu'il flotte librement dans le liquide et ne touche pas aux parois du vase. Si la mousse gêne la lecture, on l'enlèvera au moyen d'un morceau de papier à filtrer. La lecture se fait au bas du ménisque formé par la couche d'urine en contact avec la tige ; au besoin, on peut, pour plus de précision, faire cette lecture à l'aide d'une loupe. Dès que la lecture est faite, on note la température et l'on corrige la densité au moyen des tables de Bourchardat [1].

La détermination de la densité fournit de précieuses indications pour le volume d'urine à employer dans les

(1) Voir : *Documents analytiques.*

opérations ultérieures de l'analyse. Comme le fait observer le professeur Guyon, à l'état physiologique, la densité s'élève ou s'abaisse suivant que la quantité de l'urine est diminuée ou augmentée, mais il n'en est plus de même à l'état pathologique, spécialement chez les diabétiques.

Toutefois, l'on peut poser en principe que *toute densité anormale doit éveiller l'attention du côté de la quantité.*

Couleur.

La couleur normale de l'urine est le *jaune clair* ou *jaune citrin*; mais cette couleur peut varier dans de très larges limites. Vogel a dressé un tableau des gammes de couleur qu'affecte l'urine, suivant sa concentration ou la présence de certains éléments pathologiques. Il distingue trois nuances et chacune d'elles se subdivise en trois groupes :

1er Groupe : Urines jaunatres.

1. — Jaune pâle.
2. — Jaune clair.
3. — Jaune.

2me Groupe : Urines rougeatres

4. — Jaune rouge.
5. — Rouge jaune.
6. — Rouge.

3me Groupe : Urines brunes

7. — Rouge brun.
8. — Brun rouge.
9. — Noir brun.

La nature des pigments qui communiquent à l'urine sa couleur est encore fort mal connue. D'après A. Gautier, il faudrait distinguer un *pigment jaune* ou *urochrome* et un *pigment rouge* ou *indogène*.

L'urochrome, improprement appelé *urobiline* normale, par opposition à *l'urobiline fébrile* ou *hydrobilirubine*, dérive de la bilirubine, dérivée elle-même, comme on sait, de l'hématine et de l'hémoglobine du sang. Son spectre, en solution acide, présente une bande d'absorption dans le bleu placé sur la raie F, mais empiétant plus à gauche qu'à droite de cette raie. L'obscurcissement du reste du spectre commence un peu avant G. C'est le même spectre que celui de la cholételine, produit d'oxydation définitif de la bilirubine (1).

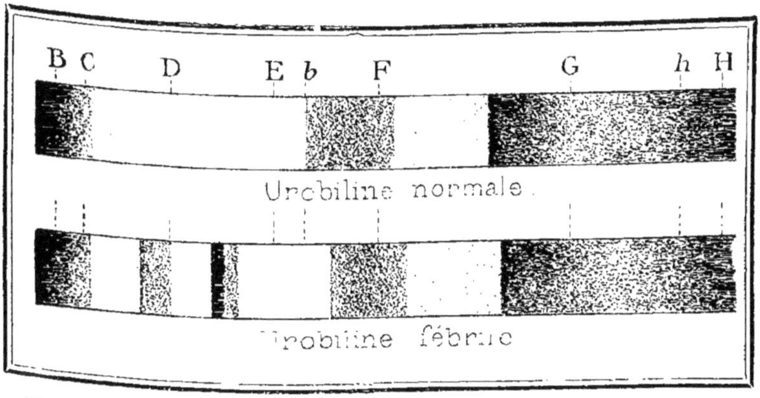

Fig. 1. — Spectres d'absorption de l'urobiline normale et de l'urobiline fébrile.

Le pigment rouge des urines ou *indogène* ne s'y trouve normalement qu'à l'état de traces. Ce n'est autre chose

(1) A. GAUTIER : *Chimie biologique*, p. 620 et s.

que *l'acide indoxylsulfurique* ou *indican* qui dérive lui-même de l'indol. Il se trouve dans l'urine à l'état de sel de potasse.

Plusieurs autres pigments ont été signalés dans l'urine et à cet égard la terminologie est si confuse qu'il est presque impossible de se reconnaître dans cet amas de noms dont beaucoup désignent un seul et même corps.

D'autre part, il faut ici tenir grand compte de l'action des réactifs sur ces substances organiques éminemment complexes et instables ; il en est résulté qu'on a souvent décrit comme variétés d'urobilines par exemple, des pigments qui ne sont au fond très vraisemblablement que des produits artificiels de laboratoire, différant à peine les uns des autres par des nuances de composition élémentaire ou d'état moléculaire.

Nous conserverons donc le nom d'*urochrome* pour désigner le pigment jaune normal de l'urine et, avec la majorité des auteurs, nous réserverons le nom *d'urobiline* à *l'hydrobilirubine* ou *urobiline fébrile* de Jaffé.

Les urines qui contiennent de l'urobiline fébrile présentent une coloration *vieil acajou* spéciale ; on les désigne sous le nom *d'urines hémaphéiques*. L'acide nitrique rougit fortement ces urines ; étendues de deux ou trois fois leur volume d'acide chlorhydrique ou sulfurique, elles se colorent en rouge violacé ou en bleu. On s'accorde assez généralement à leur reconnaître une origine hépatique. « On les rencontre, dit Guyon, dans un certain nombre d'affections fébriles où le foie est en jeu, soit primitivement, soit secondairement, et le plus souvent encore dans les lésions organiques de cette glande » (1).

Le professeur Hayem a fait une étude très complète de l'urobilinurie, d'où il résulte qu'on rencontre surtout l'urobiline dans les maladies aiguës (rhumatisme, goutte aiguë, pneumonie, embarras gastrique, angine, etc.), dans les maladies du cœur, les intoxications, les maladies du foie, de l'encéphale et diverses maladies chroniques. Il y a un *ictère urobilique* comme il y a un *ictère bilieux*; d'une façon générale, l'urobiline se forme en excès toutes les fois qu'il y a stagnation et surtout résorption de la bile (2).

Les urines *ictériques* présentent une coloration particulière qui n'est pas comprise dans l'échelle chromométrique de Vogel ; ces urines sont brunes, jaunes, jaune verdâtre ou même vertes et tachent fortement le linge. La réaction de Gmélin, que nous décrirons à propos de la recherche de la bile, permet de reconnaitre facilement une urine ictérique et de la distinguer des urines simplement hémaphéïques.

Plus rarement, au moins sous nos climats, on rencontre des urines *blanchâtres* rappelant la couleur du lait plus ou moins étendu d'eau. Ce cas se présente dans les urines grasses (laiteuses ou chyleuses). L'urine chargée de pus est blanc sale, couleur d'orgeat, blanc jaunâtre ou grisâtre (Guyon).

L'urine qui contient du sang en notable proportion est

(1) GUYON : Loc. cit. p. 234.
(2) Cf. HAYEM : *Du sang*.

rouge, rouge groseille, rouge grenat. Elle devient *brune* ou presque *noire* si le sang a séjourné longtemps dans la vessie ou sur tout autre point du trajet urinaire.

Enfin, certaines urines doivent une couleur *violacée* ou même *bleue* à une proportion anormale d'indican, produit dérivé de l'indol. On les rencontre plus particulièrement chez les cholériques et les typhiques.

En dehors de ces colorations anormales liées à des états pathologiques, il ne faut pas oublier que certains médicaments, tels que la rhubarbe, le séné, le safran, la santonine, communiquent à l'urine une couleur jaune qui pourrait, au premier abord, les faire confondre avec des urines ictériques. L'ammoniaque donne, avec ces urines, une coloration rouge intense. La gomme gutte, la chélidoine agissent d'une manière analogue ; l'acide phénique donne à l'urine une coloration noire, par suite de formation d'hydroquinone.

Pour la recherche de la matière colorante de la rhubarbe dans l'urine, on peut employer l'une des réactions suivantes qui sont très sensibles et très caractéristiques :

1° L'urine additionnée d'acide chlorhydrique est agitée avec du xylol, au xylol décanté on ajoute de la potasse caustique ; si le malade a absorbé de la rhubarbe, il se forme au point de contact des liquides déposés. au bout de cinq à dix minutes, un anneau rose ;

2° L'urine acidifiée par l'acide chlorhydrique est agitée avec du chloroforme, ce dernier, au contact de la potasse caustique, forme un anneau violet ;

3° L'urine est agitée avec de l'acide sulfureux et du chloroforme ; ce dernier, préalablement décanté, est coloré en rose rouge par la solution de potasse ;

4° On agite l'urine avec de l'acide sulfanilique puis du xylol, le liquide inférieur se colore en rouge vineux pendant que le xylol prend une teinte rosée.

La recherche de la *santonine* peut s'effectuer par la méthode de M. Daclin, dont voici la technique :

On précipite 30 à 40 c. c. de l'urine par le sous-acétate de plomb, puis par un excès de sulfate de soude en cristaux. On filtre, et l'urine limpide, recueillie dans deux capsules en porcelaine, est soumise à l'évaporation par une douce chaleur. L'évaporation terminée, on verse, dans l'une des capsules, une ou deux gouttes d'acide sulfurique pur, et on chauffe un peu. On voit apparaître immédiatement une coloration violette dans le cas où l'urine contient de la santonine.

Le liquide encore tiède de la deuxième capsule reçoit une ou deux gouttes d'une solution alcoolique de potasse ; il se développe aussitôt, dans ce cas, sur le fond du récipient, une belle coloration rose.

La rhubarbe ne donne, dans les deux essais, ni l'une ni l'autre de ces deux colorations.

10 c.c. d'urine sont agités avec 5 c. c. de chloroforme. Après repos ou décantation, la solution chloroformique est mise à évaporer dans deux capsules. Après évaporation, on opère les mêmes traitements que ci-dessus. Les mêmes colorations se produisent pour la santonine. Aucune réac-

tion semblable n'a lieu quand l'urine contient de la rhubarbe [1].

M. Oliviero a signalé tout récemment que, après absorption de fortes doses de bromoforme, les urines prenaient une coloration *verte* et réduisaient la liqueur cupro-potassique, sans exercer de déviation sur la lumière polarisée.

Odeur.

L'odeur de l'urine présente, à l'état pathologique, certaines particularités intéressantes qu'il est utile de connaître.

A l'état normal, elle offre une odeur caractéristique *sui generis*, fade, nullement désagréable.

Albert Robin a signalé quelques odeurs spéciales à certains états morbides, dont la signification est assez nette.

D'après ce savant, l'urine qui exhale l'odeur du *pain bouilli* contient presque certainement de l'albumine en quantité considérable : on la rencontre dans la néphrite parenchymateuse. L'odeur de *macération anatomique* est un signe de suppuration d'une partie quelconque des voies urinaires, et quand elle survient dans une urine qui commence à fermenter, elle indique aussi la présence de l'albumine. L'odeur de l'urine sucrée se rapproche de celle qu'on perçoit en entrant dans un cellier contenant

(1) *Gazette des hôpitaux de Toulouse et Union pharmaceutique*, 1897.

du *moût de raisins* fraîchement préparé. *L'odeur sulfureuse* se rencontre dans la lymphurie et dans les urines purulentes qui deviennent ammoniacales dans l'intérieur de la vessie (1).

Enfin, chez les acétonuriques, l'urine présente une odeur qu'on a comparé à celle des pommes mûres, du chloroforme.

On sait que l'ingestion de certains médicaments communique à l'urine une odeur caractéristique (*copahu, cubèbe, safran, santal, ail. valériane*). L'essence de térébenthine lui donne une odeur de violettes et les asperges une odeur fétide toute spéciale.

Ce dernier fait a conduit le docteur de Beauvais à une observation des plus intéressantes au point de vue du diagnostic de la maladie de Bright. En 1858, Claude Bernard présentait à l'Académie des sciences, au nom du docteur de Beauvais, un mémoire ayant pour titre : *Du défaut d'élimination, par les urines, des substances odorantes dans la maladie de Bright*.

Avec son flair de clinicien, M. de Beauvais avait remarqué que les individus atteints d'albuminurie ancienne et persistante, lorsqu'ils mangeaient des asperges, ne présentaient pas, dans leurs urines, cette fétidité spéciale que tout le monde connaît. Il en avait tiré cette conclusion que l'altération profonde du tissu des reins était la cause de ce phénomène, et qu'à l'aide de ce moyen si simple et

(1) A. Robin : *La fièvre typhoïde.*

si facile, on pouvait établir un diagnostic différentiel des albuminuries accidentelles et du Brightisme vrai. La valeur absolue de ce moyen de diagnostic a été contestée par quelques auteurs, en particulier par Jaccoud. Cependant, pour notre compte personnel, nous avons eu l'occasion de vérifier le fait chez un malade du docteur de Beauvais qui éliminait de 16 à 26 gr. d'albumine par 24 heures et était certainement un Brightique.

Nous croyons donc nécessaire d'admettre avec le docteur de Beauvais que « ce défaut d'élimination des odeurs est absolu dans la période avancée de la maladie de Bright ; qu'il est, à vrai dire, incomplet au début, mais va toujours en augmentant avec les progrès de l'affection rénale » (1).

Quoi qu'il en soit, c'est une épreuve facile à laquelle il sera toujours bon de soumettre les malades. Si la non élimination des odeurs est complète, on peut légitimement en tirer cette conséquence, que les *deux reins* sont intéressés à la fois. Si ce n'est pas un signe infaillible de diagnostic, c'en est au moins un des plus typiques.

Réaction.

La réaction normale de l'urine est une *réaction acide* plus ou moins prononcée.

(1) Dr de Beauvais : *Société de Médecine et de Chirurgie pratique*. 2 avril 1896.

Deux questions se posent à propos de la réaction acide de l'urine :

1° A quoi est due cette réaction ?

2° Comment se fait-il que l'urine soit acide alors qu'elle dérive du sang qui est alcalin ?

Relativement à l'origine de l'acidité urinaire, l'opinion la plus en faveur aujourd'hui consiste à la faire dériver du phosphate acide de soude.

On sait en effet que les solutions d'acide urique n'impressionnent pas le papier de tournesol. Cependant il est juste de dire qu'au sein de l'urine, mis en présence du phosphate de soude, l'acide urique s'empare d'une partie de sa base pour former de l'urate de soude et transforme le phosphate neutre de soude en phosphate acide. C'est à ce titre que l'acide urique pourrait être, en fin de compte, considéré comme l'agent principal de l'acidité normale de l'urine physiologique.

Il faut toutefois faire entrer ici en ligne de compte des acides organiques libres et en particulier l'acide sarcolactique dont on a retrouvé, dans certaines urines, des proportions parfois considérables. C'est ainsi que dans 13 litres d'urine recueillie chez des soldats venant de fournir de longues marches, Moscatelli et Colasanti ont décelé la présence de 50 centigrammes d'acide paralactique. D'autre part, dans 300 grammes d'urine récemment émise, Salkowski a trouvé une quantité d'acides gras, capable de saturer 2 c. c. de la solution normale de soude au 1/4 ;.

au bout de 3 à 6 jours, cette quantité avait doublé [1].

Il faut donc admettre que l'acidité urinaire est due, pour une partie, au phosphate acide de soude, et pour une autre à des acides organiques libres, au suc gastrique, à l'acide sarcolactique des muscles, aux acides oxalique, hippurique et phosphoglycérique (Bouchard). L'acide carbonique agit dans le même sens, quoiqu'à un moindre degré.

Les beaux travaux de Bouchard sur les dyscrasies acides ne laissent aucun doute à cet égard, en même temps qu'ils établissent l'importance du dosage de l'acidité urinaire.

En ce qui concerne la réponse à la seconde question que nous nous sommes posée, on s'explique que l'urine soit acide malgré l'alcalinité du sérum, en disant que les membranes animales laissent passer à la dialyse des substances salines plus d'acide que de base. Ce fait a été vérifié en particulier pour le phosphate de soude et pourrait bien servir en effet à expliquer, dans une certaine mesure, l'acidité de l'urine ; mais on se demande alors pourquoi toutes les autres sécrétions de l'économie ne seraient pas acides ? [1].

Pourquoi ne pas dire plutôt que la réaction acide de l'urine n'apparaît que dans le rein, parce que là seulement se rencontrent et s'unifient les divers éléments constitutifs de l'urine et que, sous l'influence de leur mélange, il

(1) Charrin : Loc. cit. p. 114 et 147.
(2) Cf Danlos : Loc. cit. p. 354.

se forme par échanges d'acides et de bases, des sels acides qui ne préexistaient pas sous cette forme dans le sang ?

Urina dicitur quia fit in renibus una.

En fait, on rencontre des urines présentant à la fois une réaction acide et une réaction alcaline (réaction amphigène) et l'on explique assez rationnellement ce phénomène en admettant dans ces urines la co-existence de phosphate acide de soude et de phosphate neutre. Pourquoi ne pas admettre que le phosphate neutre de soude du sérum par exemple est transformé dans le rein en phosphate acide, par perte d'un équivalent de soude, qui s'unirait à l'acide urique, corps qui ne se trouve normalement dans l'urine qu'à l'état d'urate de soude.

La détermination du degré de l'acidité urinaire est une des opérations les plus délicates de l'urologie : elle doit s'effectuer sur l'urine récemment émise et avant toute autre opération. On sait en effet que l'urine est un liquide éminemment fermentescible et que la fermentation en modifie la réaction. C'est d'abord une augmentation de l'acidité qui se produit, accompagnée d'un dépôt d'urates ou d'acide urique libre ; puis, à cette fermentation acide succède, sous l'influence des ferments qui décomposent l'urée, une véritable fermentation ammoniacale et l'urine devient alcaline. On comprend d'ailleurs que l'intensité et la rapidité d'évolution de ces diverses phases est très influencée par l'élévation de la température.

Quoi qu'il en soit, si l'on tient à déterminer avec quelque précision l'acidité de l'urine, voici comment il convient d'opérer :

On commence par se procurer du papier de tournesol très sensible, que l'on obtient en immergeant du papier à filtrer dans de la teinture de tournesol ayant une teinte légèrement violacée, ni franchement bleue, ni tout à fait rouge. On prépare en outre du papier très légèrement rouge et d'autre part du papier à peine bleu : ces papiers permettent d'apprécier très exactement, *à la touche*, les moindres changements de teintes.

Cela fait, on prépare une solution titrée d'acide oxalique pur et sec $\frac{N}{10}$, en faisant dissoudre 6 gr. 30 de cet acide dans 1000 c.c. d'eau distillée. L'acide oxalique, étant bibasique, cette quantité correspond au dixième du demi-équivalent de cet acide $\frac{126}{2} = 63$. 10 c.c. de cette solution représentent donc exactement :

0,063 d'acide oxalique.

0,049 d'acide sulfurique.

0,0355 d'acide phosphorique.

On met dans un vase à précipiter 10 c. c. de cette solution acide et on ajoute deux ou trois gouttes d'une solution à 1/100 de phénol-phtaléine. On détermine alors le volume de solution alcaline déci-normale de soude qu'il faut employer pour saturer exactement l'acidité de la solution d'acide oxalique. On s'arrange ensuite de façon à ce que les deux solutions, acide et alcaline, se saturent à *volumes égaux*.

Pour l'application à l'urine, on mesure avec soin au moyen d'une pipette à deux traits, un volume déterminé d'urine, 10, 50 ou 100 c. c. Les auteurs ne sont pas d'accord sur la quantité d'urine qu'il convient d'employer; le plus grand nombre fait opérer sur 10 c. c.; d'autres conseillent d'en prendre 50 et même 100. La fin de la réaction n'étant pas très facile à saisir, il est certain qu'il y a tout intérêt à ne pas trop multiplier l'erreur. Huguet fait observer avec raison que 10 c. c. sont un volume bien faible et que, dans ces conditions, l'écart inévitable de dosage est multiplié par cent, ce qui peut le rendre considérable. D'autre part, le même auteur remarque qu'on n'a pas toujours à sa disposition le volume de 100 c. c. d'urine pour le seul dosage de l'acidité et il conseille en fin de compte d'opérer sur 50. c. c.

On mesure donc 50 c. c. d'urine et on fait tomber goutte à goutte, au moyen d'une burette de Mohr, graduée en dixièmes de c. c., la solution alcaline de soude jusqu'à ce qu'une goutte d'urine portée sur le papier de tournesol bleu ne le rougisse plus et bleuisse au contraire très légèrement le papier rouge.

D'après Huguet, et nous avons nous-même constaté le fait, il est *matériellement impossible* d'apprécier la fin de la réaction avec une précision supérieure à deux ou trois gouttes de réactif.

Au lieu de tournesol, on a conseillé le papier à la phtaléine ; ce papier prend une teinte rosée au contact des alcalis et la réaction est on ne peut plus sensible. Toutefois l'emploi de cette méthode pour l'urine présente de sérieux inconvénients ; il résulte en effet des recherches spéciales du professeur Huguet sur cette question, que :

1° La sensibilité de la phtaléine est influencée par la température. Elle est plus sensible à chaud qu'à froid ;

2° Les résultats obtenus avec la phtaléine sont tout à fait distincts de ceux qu'on obtient avec le tournesol et leur sont supérieurs. La raison de cette différence vient de ce que la majeure partie des bases organiques n'a aucune action sur la phtaléine.

Le tournesol, au contraire, donne des résultats sensiblement constants à chaud et à froid, Huguet conseille donc, pour doser l'acidité des urines :

1° D'opérer sur 50 c. c. d'urine ;

2° D'employer la liqueur normale alcaline ;

3° D'utiliser, comme indicateur, le papier de tournesol et de vérifier la fin de la réaction, à la fois sur le papier bleu et sur le rouge ;

4° D'opérer par acidimétrie et à froid ;

5° D'évaluer le résultat obtenu en centimètres cubes de liqueur normale alcaline.

Dans une récente contribution à l'étude de l'acidité urinaire, M. Lépinois conseille le mode opératoire suivant, basé sur l'emploi de la potasse au lieu de soude et la méthode alcalimétrique au lieu de l'acidimétrique.

A 25 c. c. d'urine diluée de un ou deux volumes d'eau distillée suivant l'intensité de la coloration, nous ajoutons, dit-il, deux gouttes de solution alcoolique de phtaléine du phénol au trentième et 10 ou 15 c. c. de solution de potasse à un quart d'équivalent par litre et titrée exactement. Nous dosons ensuite l'excès d'alcali avec une solution d'acide chlorhydrique pur dont le titre a été obtenu en partant du chlorure de sodium pur et passant ensuite par le nitrate d'argent. Cette liqueur est également à un quart d'équivalent pour 1000 c. c. L'absence de coloration rose du liquide indique la fin de la réaction. La différence entre la quantité d'acide ainsi utilisée et celle correspondant aux 10 ou 15 c. c. de liqueur alcaline ajoutés préalablement à l'urine, indique l'acidité de cette dernière. Il suffit de multiplier le résultat par 40 pour avoir le chiffre rapporté au litre.

En comparant avec une même prise d'essai, traitée par une égale quantité de solution alcaline, mais sans addition de phtaléine, on peut juger plus facilement l'instant de la décoloration du milieu. Quelques tâtonnements sont nécessaires au début, pour habituer l'œil à cette opération (1).

Au dernier congrès de médecine de Moscou, MM. Berlioz, Lépinois et Michel ont proposé l'adoption de cette méthode d'évaluation de l'acidité urinaire, afin que les résultats obtenus par les divers expérimentateurs demeurassent comparables. « Nous estimons, disent-ils, que l'acide chlorhydrique doit être préféré à tous les autres acides pour exprimer l'acidité urinaire, d'abord parce

(1) *Journal de Pharmacie et de Chimie*, Janvier 1896.

qu'il est monobasique et qu'il ne présente pas, comme l'acide phosphorique, l'inconvénient d'avoir plusieurs degrés de neutralité ; ensuite parce que la production de cet acide dans l'estomac règle les variations de l'acidité urinaire (Maly, Sticker et Hübner).

Nous avons calculé l'acidité urinaire d'après un nombre considérable de déterminations, et nous avons trouvé que cette acidité en acide chlorhydrique est, en moyenne, pour l'homme, de 1 gr. 40 centigr. par litre et de 1 gr. 83 centigr. par 24 heures ; pour la femme, de 1 gr. 20 centigr. par litre et de 1 gr. 54 par 24 heures.

Chez les diabétiques, ces moyennes sont plus élevées : homme, 1 gr. 33 centigr. par litre, 2 gr. 52 centigr. par 24 heures : femme, 1 gr. par litre, 1 gr. 92 centigr. par 24 heures.

Chez les goutteux et les rhumatisants, l'acidité est également plus élevée que normalement. ».

Exprimée en centimètres cubes de liqueur normale alcaline, comme le fait Huguet, l'acidité urinaire correspond à environ 21 c. c. de cette liqueur par litre d'urine, 31,8 par 24 heures.

A 2 gr. d'acide oxalique ;

A 1 gr. 56 d'acide sulfurique :

A 1 gr. 15 d'acide phosphorique.

Nous avons précédemment signalé l'augmentation de l'acidité urinaire dans certains états pathologiques, en particulier dans toutes les dyscrasies acides. A l'état physiologique, elle subit également d'importantes variations aux divers moments de la journée.

Dans un travail récent, MM. G. Sticker et Hübner arrivent aux conclusions suivantes :

1° La réaction des urines est soumise à des oscillations physiologiques en rapport constant avec certaines conditions dans l'organisme ;

2° Les processus sont : les périodes de sécrétion des sucs digestifs, surtout de l'estomac et du pancréas ; l'activité musculaire, la menstruation et les états psychiques ;

3° Si ces processus font défaut, l'acidité de l'urine dans l'unité de temps est la moyenne de l'acidité des 24 heures ;

4° L'acidité totale des 24 heures, qui est constante pour le même individu, étant dans les mêmes conditions d'alimentation, varie de l'un à l'autre, et suivant les états pathologiques ;

5° L'acidité est en rapport avec la formation d'acide chlorhydrique libre dans l'organisme et avec l'acide chlorhydrique combiné de l'économie ; si cet acide est éloigné d'une façon quelconque (vomissements) l'acidité de l'urine diminue ;

6° La courbe de l'acidité mesure l'activité digestive ;

7° A l'état pathologique, cette courbe n'a aucune importance, car la sécrétion pancréatique modifie les résultats.

Il est donc vraisemblable que les digestions stomacale

et pancréatique jouent le principal rôle dans l'acidité urinaire [1].

Nous ne saurions apprécier la justesse de toutes ces conclusions, mais il nous paraît très hasardeux, comme on a souvent tendance à le faire, de chercher dans l'acidité urinaire un élément d'appréciation de l'acidité stomacale : nous ne croyons pas que le parallélisme de ces deux acidités soit suffisamment établi pour qu'on puisse toujours conclure de l'une à l'autre.

Même au point de vue spécial de l'urine, nous croyons sage de conclure, avec M. Lépinois, que « malgré toute l'importance attribuée au facteur *acidité*, les conclusions pouvant en découler doivent être très réservées : car la composition même des urines rend ce dosage difficile à réaliser avec toute la rigueur scientifique désirable ».

De plus, si l'on voulait doser à peu près exactement l'acidité des urines, émises pendant une période de 24 heures, il faudrait, comme le recommande M. Lailler, que l'urine de chaque émission ou d'émissions rapprochées soit examinée dans le moindre laps de temps possible, et que la moyenne de l'acidité totale soit prise sur le résultat de ces analyses successives [2].

Sous la réserve de ces explications, il est incontestable que s'il n'est pas absolument nécessaire de procéder toujours au dosage de l'acidité urinaire, cela ne saurait être que très utile dans la majorité des cas. Toutefois, il ne

(1) TRUBEUX : *Recherches sur l'acidité urinaire*. Thèse de Paris, 1895.

(2) LAILLER : *De l'acidité urinaire*, in *Journal de Pharmacie et de Chimie*, 1er janvier 1897.

faudrait pas, avec Gautrelet et Oliviero exagérer outre mesure l'importance des indications fournies par l'acidité urinaire et croire, par exemple, qu'un diagnostic précoce de la tuberculose puisse découler d'une simple constatation d'hypo-acidité urinaire [1]. Cette hypo-acidité a été également constatée dans les maladies mentales, chez les aliénés ; d'après M. Lailler, c'est une manifestation constante de la misère physiologique.

Il arrive quelquefois, et ce fait a une très grande importance en urologie, que l'urine a, au *sortir même de la vessie*, une réaction nettement alcaline. Il faut ici distinguer deux cas, celui où l'alcalinité est due à l'ingestion d'eaux minérales alcalines (Vichy, Vals) ou de fruits contenant des acides citriques et tartriques ; et le cas où l'urine doit son alcalinité à une inflammation du rein ou de la vessie.

Cette dernière condition morbide, désignée sous le nom d'*alcalinité ammoniacale*, se trouve réalisée dans nombre d'affections des voies urinaires ; l'urine contient alors généralement des leucocytes, le sédiment renferme du phosphate ammoniaco-magnésien et quelquefois de l'urate d'ammoniaque. « Les urines, dont l'alcalinité est prononcée et permanente, dit Guyon, qui offrent cette réaction dès leur émission, et, à plus forte raison, celles qui deviennent ammoniacales dans la vessie, appartiennent à des sujets porteurs de lésions et doivent nécessairement être mélangées de pus » [2].

(1) Oliviero : In *Union pharmaceutique*, 31 octobre 1896.
(2) Guyon : Loc. cit., p. 346.

Éléments fixes et Cendres.

La détermination des éléments fixes de l'urine serait une opération très difficile et très minutieuse, si l'on voulait s'entourer de toutes les précautions nécessaires pour supprimer les causes d'erreur. En pratique, voici comment on peut opérer.

Dans une petite capsule de platine à fond plat de 7 centimètres de diamètre, ayant des bords de 2 centimètres, exactement tarée, on mesure 10 c. c. d'urine que l'on fait évaporer dans une étuve quelconque, chauffée à 100°. Nous nous servons avantageusement pour cela de l'étuve d'Esbach, légèrement modifiée par l'adjonction d'un dispositif fort simple qui évite les projections du liquide bouillant. A l'orifice qui sert à introduire l'eau additionnée d'un peu de glycérine, nous adaptons un gros bouchon de caoutchouc percé en son centre d'un trou que traverse un petit tube de verre qui pénètre de quelques centimètres dans l'étuve ; le bouchon de caoutchouc pénètre lui-même dans une cheminée de verre de 60 à 80 centimètres de hauteur, formée par un tube de verre de 3 à 4 centimètres de diamètre. De cette façon, le liquide bouillant ne peut être projeté sur le couvercle de l'étuve et l'évaporation, une fois bien réglée, n'a pas besoin de surveillance.

Lorsqu'elle touche à sa fin, on porte la température de l'étuve vers 103 à 105° maximum et dès que la dessiccation du résidu est terminée, on introduit rapidement la capsule dans un dessiccateur à acide sulfurique. On pèse ensuite, après refroidissement, et l'on obtient, par différence avec la tare primitive, le poids du résidu sec fourni par 10 c. c. d'urine, ou en multiplant par 100, le poids pour 1000 c. c.

La *calcination à une très douce chaleur* du résidu de l'opération précédente donne le poids approximatif des cendres ou sels fixes. Nous disons le *poids approximatif*, car il est bien difficile, pour ne pas dire impossible, d'éviter une perte de chlorures par volatilisation. Pour détruire la matière organique à une température moins élevée et restreindre au minimum la perte du chlore, on ajoute vers la fin de l'opération, une petite quantité de nitrate d'urée (Méhu), ou même simplement de nitrate d'ammoniaque.

Le professeur Huguet obtient les cendres par une méthode très ingénieuse que nous devons à son obligeance de pouvoir décrire ici. Voici comment il procède :

On ajoute à l'extrait de l'urine, 4 centimètres cubes de liqueur normale d'acide sulfurique ; on laisse se dissoudre l'extrait, puis on évapore à siccité et on calcine légèrement. Le charbon est ensuite imbibé avec 1 c. c. d'acide azotique au 1/4 et calciné fortement. On pèse après dessication. Ce sont là les *cendres sulfuriques*, dans lesquelles tous les éléments ont été transformés en sulfates.

Pour obtenir les *cendres vraies*, c'est-à-dire corrigées relativement aux chlorures, il suffit de prendre les 35/100 du poids du chlore et de les soustraire du poids des cendres sulfuriques. En pratique, on multiplie le chiffre du chlore par 35 et on obtient de suite le chiffre à soustraire du poids des cendres.

Il résulte en effet du calcul des équivalents que les cendres ont augmenté de 35 % du poids vrai du chlore ; il faut donc prendre 35 % du poids du chlore et le retrancher du poids des cendres sulfuriques pour avoir les cendres vraies.

Cette méthode est suffisamment exacte et dispense de faire les cendres en deux temps comme on l'a conseillé, opération longue et ennuyeuse. (1)

La différence entre le poids total des matériaux solides et le chiffre de la densité donne le poids de l'*eau*.

La différence entre le poids de ces mêmes matériaux solides et celui des sels fixes donne le poids approximatif des *substances organiques*.

La différence entre le poids total des substances organiques et le poids de l'urée donne le poids approximatif des *matières extractives azotées*.

Enfin le rapport entre le poids des sels fixes ou matériaux inorganiques et celui des matériaux solides donne le *coefficient de déminéralisation*, MI : MS (Robin).

(1) Cf. SONNIÉ-MORET : *Éléments d'analyse chimique médicale*, p. 25 et suiv.

CHAPITRE DEUXIÈME

ÉLÉMENTS AZOTÉS DE L'URINE

Azote total. – Urée

Nous avons groupé dans un même chapitre le dosage de l'azote total et celui de l'urée, à cause de la similitude d'une partie au moins des méthodes qui y sont employées. Nous nous bornerons à décrire les procédés les plus sûrs et en même temps les plus faciles à exécuter. Rien que pour le dosage de l'urée, si l'on voulait énumérer seulement tous les appareils imaginés dans ces dernières années, il faudrait un volume entier : il nous a semblé plus utile d'indiquer pour chaque dosage un bon manuel opératoire que d'inventorier tous ceux qui, tour à tour, ont été proposés, puis en fin de compte abandonnés.

Dosage de l'Azote total.

Le dosage de l'azote total n'est pas encore entré dans la pratique courante de l'analyse et c'est, à notre avis, une lacune fort regrettable. Yvon lui consacre à peine quelques pages et se borne à reconnaître qu'il est parfois utile. Nous estimons, et nous croyons l'avoir suffisamment établi dans la première partie de cet ouvrage, que ce dosage est capital dans l'analyse de l'urine et qu'il doit toujours accompagner aujourd'hui celui de l'urée.

Le dosage de l'azote, dans une matière organique quelconque, comporte les deux opérations suivantes :

1° Destruction de la matière organique et mise en liberté de l'azote, soit à l'état de gaz, soit sous forme d'un composé ammoniacal ;

2° Mensuration du gaz dégagé ou dosage du sel ammoniacal formé.

La méthode la plus ancienne en date, et qui reste encore aujourd'hui de beaucoup la plus exacte, est celle de Dumas. On sait qu'elle consiste à calciner le produit azoté dans un tube à combustion, en présence d'oxyde de cuivre. Il se forme de l'anhydride carbonique que l'on fait absorber par de la potasse, et l'azote est recueilli, puis mesuré avec les précautions ordinaires usitées pour la mensuration des volumes gazeux. Divers expérimentateurs, entre autres MM. Hugounenq et Cazeneuve, Gautier, etc., ont cherché à simplifier la technique de cette méthode au point de vue spécial de son application à l'urine [1].

Dans le procédé de Will et Warentrapp, on calcine également la subtance azotée dans un tube à combustion, mais en présence de la chaux sodée. L'azote se dégage à l'état d'ammoniaque que l'on reçoit dans une liqueur acide titrée. De très nombreuses modifications ont été

(1) Cf. *Journal de pharmacie et de chimie*, juin et juillet 1888.

apportées au procédé primitif (Peligot, Voit, Seegen-Schneider, Pflücher et Bohland, etc.), mais il est établi que cette méthode fournit toujours des résultats erronés, inférieurs à ceux que donne la méthode de Dumas. Voici à cet égard des chiffres obtenus par MM. Cazeneuve et Hugounenq :

DUMAS		WILL ET WARENTRAPP	
1re urine.....	4.2 par litre	1re urine.....	3.2 par litre
2e urine.....	10.2 » »	2e urine.....	8,9 » »

Le procédé le plus pratique actuellement, pour doser l'azote urinaire, est celui de Kjeldahl. Cette méthode ne date que de 1882 et longtemps sa technique est restée indécise, au point que MM. Cazeneuve et Hugounenq pouvaient écrire avec raison en 1888 que cette technique n'était pas encore complètement fixée et se demander si même elle le serait jamais pour le milieu si complexe des urines.

C'est Henninger qui rendit le procédé de Kjeldahl vraiment pratique en 1884 ; plus récemment, en 1895, le professeur Denigès, de Bordeaux, en a établi la technique définitive (1) en même temps que le docteur Moreigne, dans sa très remarquable thèse inaugurale, et auparavant, dans une communication à la Société Chimique, en entreprenait la critique scientifique, et lui donnait le nom de procédé Kjeldahl-Henninger (2).

La méthode de Kjeldahl est basée en principe sur la

(1) Cf. Denigès : *Détermination rapide de l'azote total.* Bordeaux, 1895.

(2) Moreigne : *Thèse de Paris.* 1895 et *Bull. Soc. Ch*

transformation des composés azotés de l'urine par l'acide sulfurique concentré en sulfate d'ammoniaque. Le sulfate d'ammoniaque était primitivement décomposé par un alcali (soude) et l'ammoniaque reçue par distillation dans une liqueur acide titrée. Henninger eut l'heureuse idée de décomposer le sulfate d'ammoniaque au moyen de l'hypobromite de soude dans un uréomètre ordinaire. C'était, sauf l'opération préliminaire de la destruction de la matière organique, assimiler le dosage de l'azote total à celui de l'urée.

Cette destruction de la matière organique par l'acide sulfurique restait la partie délicate et ennuyeuse de la méthode. Pour en abréger la durée, on proposa l'addition de diverses substances, telle que l'anhydride phosphorique, le permanganate de potasse, le mercure métallique, le perchlorate de potasse, l'oxalate neutre de potasse, etc. Le docteur Moreigne qui a étudié avec beaucoup de soin l'action de ces divers adjuvants conclut que la plupart d'entre eux ne peuvent être utilisés, soit qu'ils donnent naissance, sous l'action de l'hypobromite, à des gaz autres que l'azote, soit qu'ils occasionnent une perte d'azote (1).

Pour ce qui est en particulier du mercure métallique préconisé par MM. Petit et Monfet (2), le docteur Moreigne a démontré qu'il se formait un turbith ammoniacal qui, d'une part, est difficilement attaqué par l'hypobro-

(1) MOREIGNE : Loc. cit. p. 99.

(2) PETIT et MONFET : In *Journal de pharmacie et chimie*, mars et avril 1893.

mite, et, de l'autre, provoque le dégagement d'un peu d'oxygène. Par contre, le permanganate de potasse et l'oxalate neutre peuvent être employés sans inconvénient.

Ces préliminaires posés, voici comment nous procédons pour le dosage de l'azote total, en suivant, à quelques détails près, le manuel opératoire de Denigès.

Dans un ballon à long col, d'une capacité de 375 c. c. environ, nous introduisons successivement 10 c. c. d'urine, 5 c. c. d'acide sulfurique pur, puis 10 c. c. d'une solution à 30 % d'oxalate neutre de potasse. Nous portons alors le ballon sur un brûleur Bunsen en le protégeant du feu par une double toile métallique, et des courants d'air par une caissette de bois dont une paroi a été enlevée. L'eau s'évapore tout d'abord, puis la masse se boursoufle et mousse abondamment, surtout avec les urines qui renferment du sucre ou de l'albumine. Denigès recommande d'ajouter alors, pour faire tomber la mousse, un peu d'alcool, mais cette précaution est généralement inutile. L'addition d'alcool a d'ailleurs l'inconvénient de provoquer la formation d'épaisses fumées blanches qui peuvent entraîner un peu d'ammoniaque.

Au moment où, la mousse tombée, l'acide sulfurique commence à émettre des vapeurs, on place sur l'ouverture du ballon un petit entonnoir à douille taillée en biseau ou mieux une boule de verre pédiculée, pour permettre à l'acide sulfurique condensé de retomber dans le ballon, et on élève la température au voisinage du point d'ébullition de l'acide. On laisse alors l'opération se continuer toute seule et l'on reconnaît qu'elle est terminée lorsque le liquide est *complètement décoloré*, ce qui ne demande jamais plus d'une heure à une heure et demie.

Le liquide qui reste au fond du ballon renferme, à l'état de sulfate d'ammoniaque, tout l'azote des 10 c.c. de l'urine primitive. Pour doser maintenant, par l'hypobromite, l'azote de ce sel ammoniacal, voici comment nous opérons, et c'est là surtout que nous modifions un peu (nous dirons tout à l'heure pourquoi), la technique de Denigès et de Moreigne.

Au liquide acide, *non encore refroidi*, nous ajoutons un peu d'eau distillée tiède et nous complétons, avec les eaux de lavage du ballon, un volume *très exact* de 50 c. c. Dans ces conditions, 10 c. c. de cette solution correspondent à 2 c. c. de l'urine primitive.

Nous prélevons ces 10 c. c. au moyen d'une pipette et les introduisons directement dans le gazogène de l'uréomètre, que nous décrirons plus loin, avec une ou deux gouttes de solution de phtaléine. Cela fait, nous ajoutons avec précaution et goutte à goutte de la lessive de soude, jusqu'à saturation indiquée par la persistance de la teinte rouge, que nous faisons ensuite disparaître avec quelques gouttes d'acide sulfurique au dixième. Le liquide ammoniacal est alors prêt à être décomposé dans l'uréomètre, par l'hypobromite de soude. Nous décrirons, à propos du dosage de l'urée, l'appareil dont nous nous servons et les précautions spéciales que réclament ces dosages d'azote.

La saturation par la soude de la solution acide de sulfate d'ammoniaque doit être conduite de façon à éviter autant que possible une élévation de température qui pourrait occasionner des pertes d'ammoniaque ; de plus, il convient d'y employer une solution de soude exempte autant que possible de carbonate. Une difficulté pratique se présente à propos de cette saturation, difficulté déjà signalée par le docteur Bayrac, dans sa thèse. « Quand on se rapproche du point de saturation, dit cet auteur, le sulfate de soude, produit de la réaction, se précipite en masse » (1).

Pour y obvier, Bayrac ajoute la soude dans l'uréomètre lui-même (il se sert de l'appareil d'Yvon), de façon qu'il y en ait un excès. Le docteur Moreigne observe à ce propos, qu'il y a inconvénient à agir de la sorte, parce que, sous l'influence de la réaction chimique, il se produit dans l'uréomètre, une élévation subite de température qui peut troubler les résultats en provoquant un dégagement d'oxygène. Il propose ou de diminuer la quantité d'acide sulfurique, ou d'augmenter celle de l'urine, ou encore de porter le volume de la solution à 100 c.c. (2). Avec le tour de main que nous avons décrit, c'est-à-dire en ne saturant à la fois que 10 c. c. de la solution acide, il n'y a jamais de cristallisation de sulfate de soude.

Il est assez facile d'en donner la raison. Nous savons qu'il faut en moyenne 14 à 15 c. c. de solution de soude caustique pour saturer tout l'acide libre ; si donc, on com-

(1) BAYRAC : Loc. cit., p. 58.
(2) MOREIGNE : Loc. cit. p. 38 et suivantes.

prend ce volume de lessive alcaline dans le volume à parfaire de 50 c. c., il ne reste plus que 50 — 15 = 35 c. c. à peine d'eau pour dissoudre les 23 à 24 gr. de sulfate de soude formés. Mais, comme à la température moyenne de + 15°, 100 c. c. d'eau distillée ne dissolvent que 36 gr. de ce sel environ, on conçoit que 35 c. c. ne puissent en dissoudre 24 gr. Si au contraire on n'opère la saturation qu'après avoir parfait le volume de 50 c. c. avec de l'eau distillée, ce n'est plus seulement 35 c. c. d'eau que nous avons, mais environ 50, déduction faite toutefois, dans les deux cas, du volume de l'acide sulfurique primitif.

Toutes ces opérations sont un peu longues à décrire, mais, en pratique, pour peu surtout que l'on soit habitué aux manipulations chimiques, elles ne présentent aucune difficulté d'exécution.

Supposons maintenant la réaction terminée dans l'uréomètre, comment en traduire les résultats ? On sait que deux méthodes sont en usage pour cela. La première consiste à ramener le volume d'azote obtenu à 0° et à 760 mil. dans l'air sec, au moyen de la formule classique :

$$V_0 = \frac{V_t}{(1 + 0,003665 t)} \times \frac{H - f}{760}$$

dans laquelle V_t représente le volume d'azote obtenu à la température t, avec une prise d'essai correspondant à 1 c. c. d'urine ; $H - f$ est la hauteur barométrique corrigée.

Ces calculs ne sont pas longs à effectuer grâce aux tables spéciales dressées à cet usage : mais cette méthode exige un très bon baromètre que l'on n'a pas toujours à sa disposition. Nous lui préférons de beaucoup le dosage par comparaison, en opérant d'une part sur une solution titrée de sel ammoniacal et de l'autre sur le liquide provenant du traitement de l'urine.

Comme solution titrée ammoniacale, on peut avoir recours soit au sulfate, soit au chlorhydrate d'ammoniaque. Nous nous servons de la formule de MM. Petit et Monfet :

Sulface d'ammoniaque pur et sec...	4,714
Eau distillée, q. s. pour	200 c. c.

La formule du sulfate d'ammoniaque étant

$$(AzH^4)^2SO^4 = 132$$

il est facile de voir que 132 grammes de ce sel renferment deux équivalents d'azote, soit 28 grammes, d'où l'on tire que 4.714 en renferment un gramme (exactement 0.9999). Par conséquent 2 c. c. de la solution titrée correspondent à un centigramme d'azote, ou encore à 0,021431 d'urée.

Comme d'ailleurs 1 c. c. d'azote à 0° et à la pression de 760^{mm} pèse environ 1/8 de centigramme.

$$0,0012567 \times 8 = 0.010048$$

il faudrait exactement 8 c. c. de ce gaz pour un centigr. d'azote si l'on opérait à cette température et à cette pression, ou environ 8 c.c. 5 pour la température moyenne de + 15° à laquelle le cent. cube d'azote ne pèse plus que

$$0,0011713 \times 8.5 = 0,00995$$

On n'a dans l'espèce, à se préoccuper ni de la température, ni de la pression. On introduit dans l'uréomètre 2 c.c. de la solution de sulfate d'ammoniaque et on note le volume d'azote dégagé, soit par exemple 8 c.c. On sait que ces 8 c.c. correspondent à un centigr. d'azote. Agissant maintenant *dans les mêmes conditions* sur le liquide correspondant à 2 c. c. d'urine, supposons que l'on ait 30 c. c. d'azote dégagé, on posera :

$$\frac{30}{8} = 3.75$$

C'est-à-dire que 2 c. c. d'urine contiennent 0,0375 d'azote, d'où 1 c. c. en contient :

$$\frac{0,0375}{2} = 0,01875 \qquad \text{et } 1000 \text{ c. c. } 18 \text{ gr. } 75.$$

Si l'on préfère employer le chlorhydrate d'ammoniaque, on fait une solution contenant 7,6211 de ce sel pour un litre. 5 c. c. de cette solution correspondent à 1 centigr. d'azote. Le chlorhydrate d'ammoniaque aurait sur le sulfate, l'avantage de s'obtenir facilement très pur et de ne pas perdre d'ammoniaque par dessiccation à + 100°. Sa réaction doit être complètement neutre.

En résumé, de tout ce que nous venons de dire sur le dosage de l'azote total par le procédé Kjeldahl Denigès, nous concluerons avec le docteur Moreigne que :

« En employant de l'acide sulfurique pur et concentré en quantité telle qu'il ne se produise pas de cristallisation de sulfate de soude : — avec un uréomètre présentant toutes les garanties de précision et de sécurité désirables : — avec une solution hypobromique récente et préparée avec soin : — avec une liqueur titrée d'un sel ammoniacal et en se plaçant toujours dans les mêmes conditions expérimentales, *on obtient de bons résultats et cela rapidement et sans difficulté* » [1].

Dosage de l'urée.

Les méthodes de dosage de l'urée sont tellement connues et cette opération est elle-même si courante, qu'il serait à peine besoin de la décrire, si la simplification à outrance des appareils les plus fréquemment employés n'avait contribué à lui enlever une grande partie de l'exactitude dont elle est susceptible. Il est bien certain que si l'on n'a en vue dans ce dosage, que la connaissance approximative du chiffre de l'urée, une grande précision n'est pas indispensable. Il importe peu en effet au clinicien de savoir, *à quelques centigrammes près*, la quantité d'urée éliminée par son malade. Ce qui lui importe surtout, c'est de savoir s'il n'y a pas excès ou insuffisance dans cette élimination. Mais nous avons vu que cette donnée relative à l'élimination absolue de l'urée était par elle même d'une signification fort douteuse.

Le dosage de l'urée ne devient réellement intéressant que par sa comparaison avec celui de l'azote total et c'est à ce point de vue qu'il nécessite une *précision* et une *ri-*

(1) MOREIGNE : Loc. cit., p. 105.

queur que ne comportent pas les méthodes cliniques. Nous nous étendrons donc assez longuement sur ce sujet, parce qu'il est capital en chimie urologique et que la plupart des détails techniques que nous aurons à décrire, s'appliquent également au dosage de l'azote total.

Des nombreux procédés imaginés pour le dosage de l'urée, nous ne retiendrons que ceux qui reposent sur sa décomposition en azote et acide carbonique :

1° Par l'acide azoteux (réactif de Millon) ;

2° Par les hypobromites [1].

La réaction de l'acide azoteux sur l'urée peut se traduire par l'équation suivante :

$$CH^4Az^2O + AzO^2H + AzO^3H \quad Az^2 + CO^2 + AzO^3AzH^4 + H^2O$$

d'où il ressort que l'urée est transformée par l'action de ce réactif en eau, ammoniaque et volumes égaux d'azote et d'acide carbonique. Le réactif employé est connu sous le nom de *réactif de Millon* : c'est un mélange d'azotate de mercure, d'acide azoteux et d'acide azotique. Boymond indique les proportions suivantes :

Mercure................	125 gr.
Acide azotique pur	170

Faites dissoudre à froid, puis ajoutez, après dissolution,

(1) Pour la description des autres méthodes voir : BOYMOND : *L'Urée*. Thèse de Paris.

HUGUET : *Étude sur le dosage de l'urée* ;

MOREIGNE : *Thèse de Paris* ;

Ch. QUINQUAUD : *De l'Urée*.

un volume d'eau distillée égal à celui de la solution mercurielle.

Les méthodes qui reposent sur cette réaction, sont celles :

a. *De Gréhant*

b. *De Boymond.*

c. *De Bouchard.*

d. *De Huguet.*

Nous ne dirons qu'un mot de chacune d'elles.

Le procédé de *Gréhant* consiste, en principe, à recueillir les gaz au moyen de la pompe à mercure. L'acide carbonique est absorbé par la potasse, et il reste l'azote, d'où l'on déduit le poids de l'urée. Cette méthode est *très exacte*, mais *peu pratique* à cause de l'emploi de la pompe à mercure.

Boymond opère la réaction dans un appareil analogue à ceux qui servent pour le dosage de l'acide carbonique par perte de poids : il détermine par la pesée la quantité d'azote et d'acide carbonique dégagés et obtient le poids de l'urée en multipliant la perte de poids par le coefficient 0,8333. Cette méthode nous a donné de bons résultats, mais elle est très longue et très minutieuse ; de plus elle nécessite une balance à la fois très précise et pouvant peser jusqu'à 80 ou 100 gr., conditions qui ne se rencontrent que dans les balances de haute précision.

Le procédé de *Bouchard* est l'application clinique de la réaction de Millon au dosage de l'urée : la réaction se fait à froid, dans un simple tube gradué, en séparant le réactif de l'urine par une couche de chloroforme. On a fait à cette méthode diverses objections dont les plus sérieuses sont que la réaction n'est pas complète à froid et que la tension de vapeur du chloroforme vient troubler la lecture du résultat. En somme, comme procédé clinique, la méthode de Bouchard peut être employée, mais elle manque trop de précision pour servir aux analyses sérieuses.

Au lieu de se servir du réactif de Millon, le professeur *Huguet* propose un réactif contenant de l'oxyde jaune de mercure, de l'acide azotique et de l'azotite de soude et cela dans le but d'obtenir une solution de composition constante. Il opère par mensuration des volumes gazeux, dans un uréomètre spécial, en recueillant les gaz sur un liquide n'absorbant pas l'acide carbonique (1).

On avait cru que ces méthodes de dosage de l'urée par l'acide azoteux présentaient l'avantage de n'agir que sur l'urée, sans toucher aux autres substances contenues dans l'urine. Le réactif de Millon, en effet, ne réagit pas sur les corps suivants :

Acides urique, hippurique, oxalique, acétique, lactique, butyrique, albumine, sucre diabétique, matières colorantes et matériaux de la bile (Millon) ; *acide tartrique, créatine, créatinine, xanthine, hypoxanthine, guanine, leucine, tyrosine, acide lactique, matières albuminoïdes* (Boymond).

(1) Huguet : Loc. cit. p. 29.

Pour d'autres auteurs, au contraire, comme Danlos, Kaufmann, etc., ce réactif détruirait quelques substances telles que l'acide hippurique, l'allantoïne et des matières extractives.

On peut dire des méthodes que nous venons d'énumérer, que *celles qui sont pratiques sont peu exactes* et qu'au contraire *celles qui sont exactes, sont peu pratiques.*

Examinons maintenant le procédé par l'hypobromite de soude, qui est de beaucoup le plus répandu aujourd'hui et qui, sous certaines conditions, est d'ailleurs susceptible d'une suffisante précision.

Nous distinguerons ici :

1° Le principe de la méthode ;

2° Les détails techniques qu'elle comporte ;

3° Les appareils qui doivent y servir.

Le *principe de la méthode* est la décomposition de l'urée en volumes égaux d'azote et d'acide carbonique, avec formation de bromure de sodium et d'eau, comme l'exprime l'équation suivante :

$$CH^4 Az^2 O + 3 BrO Na = 3 Br Na + Co^2 + Az^2 + 2 H^2 O$$

Comme le réactif contient un excès de soude, l'acide carbonique s'y combine pour former du carbonate de soude et l'azote seul se dégage dans un appareil mesureur.

Malheureusement, en pratique, l'hypobromite de soude d'une part ne *décompose pas toute l'urée* et de l'autre ne *décompose pas que l'urée*.

Théoriquement, un gramme d'urée devrait fournir 371 c. c. 2 d'azote, soit 37,12 pour dix centigrammes. On n'en obtient à froid guère plus de 35,43 c. c. (Hüffner). Russell et West fixent le rendement à 33.75 au lieu de 37 : Méhu évalue la perte à 8 % et Yvon reconnaît que l'on n'obtient que 93 %, soit 7 % de perte de l'azote uréique.

Le même inconvénient se présente d'ailleurs avec la solution titrée de chlorhydrate ou de sulfate d'ammoniaque : on n'obtient pas non plus tout l'azote théorique, mais seulement les 98 ou 99 centièmes, suivant les cas ; le reste est retenu dans le milieu réagissant et sa proportion varie avec la température, avec la pression et aussi avec la concentration du réactif.

Pour l'urée, on obtiendrait bien tout l'azote, en chauffant, comme le conseillait Hüffner, le tube à réaction vers 70°, mais il se produit alors un dégagement d'oxygène qu'on est obligé d'absorber par le pyrogallate de potasse. Enfin, on augmente également le rendement en azote, en employant une solution hypobromique très concentrée.

Cependant Méhu ayant remarqué que les urines diabétiques donnaient tout leur azote, fut conduit par cette observation à additionner d'un peu de glucose ou de sucre de canne, les urines non sucrées. Dans ces conditions, on obtient, ainsi que nous nous en sommes assuré nous-même, le rendement *absolument théorique*. La proportion de glucose la plus convenable est celle de 1 c. c. d'une solution à 25 % de glucose chimiquement pur.

Le Docteur Moreigne a montré, et son explication est

très rationnelle, que, dans le dosage de l'azote de l'urée au moyen des hypobromites alcalins, le glucose agit, non seulement comme réducteur empêchant certaines réactions secondaires de se produire (azotate ou cyanate suivant les auteurs), mais encore par la chaleur développée sous l'influence de sa décomposition par l'hypobromite de soude, chaleur qui suffirait à expulser du liquide la totalité du gaz qui y était retenu mécaniquement. Dans le dosage de l'azote total par le procédé Kjeldahl-Henninger, où il ne semble pas se produire de réaction secondaire, le glucose n'agirait que par la chaleur (1).

Nous avons dit que l'hypobromite de soude agissait également sur d'autres corps que l'urée. MM. Knof et Wolff ont obtenu un tiers de l'azote de l'acide urique : Hüfner, en prolongeant le contact du réactif, en aurait obtenu la moitié et Magnier de la Source dit même avoir obtenu tout l'azote de l'acide urique, en élevant la température. En 1877, Russell et West ont constaté que l'hypobromite de soude séparait 35 % de l'azote de l'acide urique, 82,5 % de l'azote de l'acide hippurique et 25 % de l'azote de la créatinine (2).

Falck, en 1882, donne les chiffres suivants pour représenter l'action de l'hypobromite sur les substances azotées ci-dessous :

(1) H. Moreigne : Loc. cit., p. 154.
(2) *Journal de Pharmacie et de Chimie*, 1877, p. 520.

Urée......................	99,91 %
Sels ammoniacaux....	99.70
Créatine..................	67.40
Créatinine	37.43
Acide urique...............	47,78

Yvon estime pratiquement à 4,5 % l'excès d'azote fourni par ces divers produits autres que l'urée, et propose, pour les essais cliniques, de diminuer de 4,5 % le chiffre d'urée obtenu en opérant sur l'urine naturelle. Pour notre part, nous trouvons beaucoup plus exact de traiter l'urine par le sous-acétate de plomb et d'opérer toujours sur l'urine déféquée. De ce chef, tous les urates sont éliminés, mais la créatinine et les sels ammoniacaux ne sont pas précipités ; la défécation n'en est pas moins à recommander et nous la pratiquons constamment. Moreigne dit, qu'après défécation, le rendement en azote uréique est encore augmenté de 3 % en moyenne.

La précipitation de l'urine par l'acide phosphotungstique, en séparerait bien la créatinine, mais cette opération nous semble longue et seulement applicable aux recherches de précision.

On opère, pour la défécation de l'urine par le sous-acétate de plomb, comme pour le dosage du sucre au polarimètre, c'est-à-dire qu'on additionne l'urine d'un dixième de son volume d'acétate plombique. Il suffit ensuite d'augmenter également d'un dixième les résultats obtenus.

Voici quelques chiffres tirés de nos expériences personnelles qui indiquent bien l'intérêt qu'il y a à déféquer l'urine pour le dosage de l'urée :

Azote de l'urée		Différences en moins
Avant défécation	Après défécation	
8.33 par litre	8.02 par litre	0.31
11.85 » »	11.20 » »	0.65
14.85 » »	14.50 » »	0.35
6.50 » »	6.38 » »	0.12

Nous retiendrons donc de ce que nous venons de dire :

1° Qu'il faut opérer le dosage de l'urée en présence du glucose ;

2° Qu'il faut agir sur l'urine déféquée par le sous-acétate de plomb.

Voyons maintenant, avant de décrire les appareils employés au dosage de l'urée, quelles autres précautions il nécessite.

Tout d'abord se présente la question de la composition du réactif hypobromique et de sa préparation. Cette composition n'est pas indifférente, et nous avons vu que, toutes choses égales d'ailleurs, ce réactif devait être suffisamment concentré. Voici différentes formules :

Brome	5	c. c.
Lessive de soude	50	»
Eau distillée	100	»

Yvon, qui recommande ces proportions, observe que tout réactif plus concentré et plus riche en brome dégage de l'oxygène et par conséquent doit être rejeté : la proportion de brome est ici de 3,3 %.

Méhu, Bayrac, Mercier, emploient la formule suivante :

Brome	10	c. c.
Lessive de soude............	100	»
Eau distillée......	100	»

La proportion de brome est de 5 %; elle est un peu plus forte encore dans la formule du docteur Moreigne.

Soude caustique pure à 1,33.	120	c. c.
Eau distillée................	60	»
Brome......................	10	»

(Brome 5,5 %)

Ce sont les proportions que nous adoptons nous-même, à cause de l'alcalinité plus grande de ce réactif : quant au dégagement d'oxygène signalé par Yvon, au delà de 3,3 % de brome, il serait peut être intéressant d'en tenir compte si la liqueur hypobromique n'était pas préparée chaque fois *au moment du besoin* : mais dans ce dernier cas, il n'y a pas lieu de s'en préoccuper.

C'est en effet une fort mauvaise pratique que celle qui consiste à se servir d'un réactif préparé depuis plusieurs jours. Bayrac dit qu'il ne doit pas avoir plus de quinze jours de préparation, d'autres disent huit jours. Pour nous, nous disons avec le docteur Moreigne, qu'il doit être préparé à chaque dosage, *au moment de s'en servir*. Le titre oxydant de la liqueur varie en effet d'après Pflüger et Schenck de 0,86 % en 24 heures.

Ce réactif, d'autre part, doit être préparé à aussi basse température que possible pour éviter la formation de bromate alcalin, au lieu d'hypobromite. On mélange d'abord l'eau à la lessive de soude, on refroidit dans un courant d'eau froide ou dans un mélange réfrigérant et on ajoute le brome par petites portions, en évitant avec soin tout échauffement de la masse.

Nous employons toujours 15 c. c. de réactif hypobromique pour le dosage de l'urée ou de l'azote total, sur 2 c. c. d'urine. Une fois la réaction terminée, le liquide doit conserver une coloration jaune indiquant qu'il y a excès de réactif.

Une dernière précaution à observer est relative au temps nécessaire à la réaction ; il faut agiter le gazogène à plusieurs reprises et le plonger chaque fois dans la cuve à eau de l'appareil pour qu'il soit bien à la même température ; il ne faut pas oublier en effet que la réaction échauffe le gaz et par suite le dilate.

Quinquaud dit qu'il est indispensable d'attendre 15 à 25 minutes avant de faire la lecture des divisions de l'uréomètre. Ce n'est, d'après lui, que vers la 25me minute que le volume du gaz reste constant (1).

Comme solution d'hypobromite, il recommande la formule suivante :

Lessive de soude	100	c. c.
Brome	3	»

comme donnant la quantité théorique d'azote : la quan-

(1) QUINQUAUD : *De l'urée*, p. 157.

tité d'azote dégagée diminuerait quand on augmente la dilution.

Comme pour le dosage de l'azote total, on peut se servir pour le calcul du résultat, d'une solution titrée de sel ammoniacal ou d'urée.

Maintenant que toutes ces précautions sont connues, que manque-t-il pour faire un dosage exact d'urée ? Un bon uréomètre. Quelles sont donc les conditions essentielles que doit remplir un bon uréomètre ? On peut les énoncer ainsi :

1° Maniement facile et simple ;

2° Division du tube mesureur en dixièmes de centimètres cubes ;

3° Etanchéité parfaite de l'appareil à réaction (gazogène) et de l'appareil mesureur (gazomètre) ;

4° Equilibre de température, aussi parfait que possible, entre le gazogène et le gazomètre.

On peut distinguer les uréomètres existants en :

Uréomètres à eau,

Uréomètres à mercure,

ou encore, eu égard à leur construction, en :

Uréomètres à gazogène séparé,

Uréomètres sans chambre à air,

Uréomètres à pression.

En principe, nous sommes peu partisan des uréomètres à eau : ils n'ont d'autre raison d'être que celle d'être plus économiques, à cause du prix assez élevé du mercure.

Deux uréomètres à eau seulement, parmi la multitude de ceux qui existent, peuvent être considérés comme exacts. Ce sont ceux d'Yvon et surtout celui de Moreigne.

Ce dernier, dont nous donnons la figure ci-contre (fig. 2), est un instrument des plus ingénieux, répondant à toutes les exigences théoriques et pratiques.

Mode opératoire. — Avec la main gauche on saisit l'appareil par le tube mesureur un peu au-dessous de l'ampoule D ; on *l'incline légèrement* vers la droite du côté opposé à l'orifice du tube *m n* ; le robinet R étant ouvert, avec une pipette exactement calibrée, on laisse couler le long de la paroi du tube A, puis dans le générateur, la prise de solution uréique (ou de sel ammoniacal). — On introduit ensuite 1 c. c. de solution de glucose pure à 20 ou 25 % et on lave avec 3 c. c. de lessive de soude au cinquième, en ayant soin de tenir toujours l'uréomètre dans la même position. Le lavage se fait très facilement et tout le liquide se rassemble au fond de la partie renflée du gazogène.

Ceci fait, on porte l'instrument dans l'éprouvette H contenant de *l'eau à la température du laboratoire* ; on attend quelques instants pour que contenant et contenu aient une température identique. — Au moyen d'une pipette, on fait alors affleurer exactement à l'intérieur du tube le niveau de l'eau au zéro. On ferme à ce moment le robinet R en maintenant l'uréomètre de la main gauche par le tube A. Il n'est pas possible, dans cette manipula-

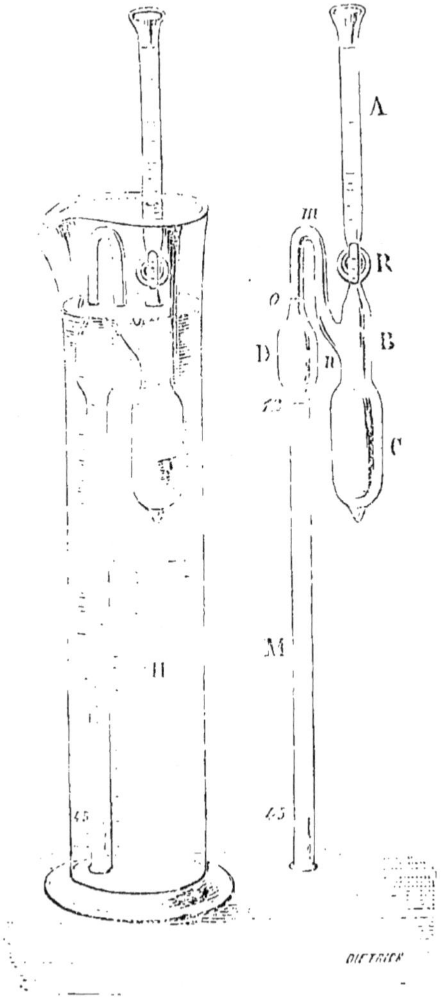

Fig. 2. — Uréomètre à eau du D. Moreigne.

tion, de modifier le volume d'air de l'appareil par suite d'un échauffement dû à la main.

Voici, maintenant, la façon dont on procède à *l'introduction du réactif* : on remplit le tube A de liqueur hypobromique jusqu'à la dernière division ou près de la dernière. On note *exactement* les divisions et fractions de division, s'il y a lieu. Puis, de la main gauche, saisissant la partie postérieure du robinet entre le pouce et les deux premiers doigts, on soulève l'uréomètre de façon à diminuer la pression à l'intérieur et à placer le gazogène au-dessus de l'eau. On tourne alors la clef du robinet de la main droite et on laisse le réactif s'écouler dans le gazogène en maintenant l'appareil dans une position verticale, ou plutôt, en l'inclinant très légèrement du côté du gazomètre. On ferme le robinet après avoir laissé pénétrer 10 à 11 c. c. de solution hypobromique. On note très exactement, pour la seconde fois, le volume de réactif qui reste dans le tube A. En agissant de la sorte, le réactif, par sa descente rapide le long des parois de B, balaye tout sur son passage et en particulier, rencontre l'ouverture du tube *m n* et produit en cet endroit comme une sorte de *crible hypobromique* à travers lequel passe l'azote qui commence à se dégager.

La main gauche n'ayant pas changé de place et l'uréomètre toujours soulevé, on appuie avec la main droite l'extrémité inférieure du tube M contre la paroi de l'éprouvette, et on imprime avec la main gauche des mouvements de va-et-vient dans le sens horizontal. L'agitation du liquide dans le gazogène se fait alors très aisément ; la forme sphérique des extrémités de C s'y prête beaucoup.

La réaction qui a commencé dès l'arrivée du réactif se continue encore quelques instants. La diminution de pression produite dans l'appareil ainsi soulevé permet au gaz de se *dégager du milieu réagissant* avec plus de facilité.

On redescend l'uréomètre dans l'éprouvette : on attend que le contenu du gazogène et la masse gazeuse aient pris la température de l'eau. On peut reconnaître, par exemple, que ce point est atteint à ce que le volume de gaz reste invariable après plusieurs lectures successives. On fait alors la lecture du volume gazeux en prenant les précautions ordinaires et en soulevant l'uréomètre avec une pince en bois et non avec la main. Il est inutile d'ajouter, qu'une fois la première partie de l'opération achevée, c'est à dire le liquide uréique introduit et le robinet fermé, on peut mettre une nouvelle quantité d'eau dans l'éprouvette, à condition qu'elle soit à la même température que celle qui s'y trouve déjà.

Soit K le volume total fourni par la lecture. Ce volume se compose : 1° du volume d'azote dégagé V ; 2° du volume du réactif employé V' que nous connaissons ; 3° du volume du trou du robinet *r* (qui est plein de réactif après l'opération). Ce dernier volume *r* est presque négligeable, en sorte qu'en pratique, pour avoir le volume réel de l'azote dégagé, il suffit de retrancher du volume total K fourni par la lecture, le volume du réactif employé.

En somme, conclut le docteur Moreigne, cet uréomètre offre les mêmes avantages qu'un uréomètre à mercure : il est *peu volumineux*, peu encombrant et d'un maniement très simple (1).

Les uréomètres à eau, de Regnard, de Noël, de Thierry et autres, construits plus ou moins sur le même principe, sont de mauvais instruments dont il convient d'abandonner l'emploi. « Parmi les uréomètres à eau, dit le docteur Moreigne, celui de Régnard que tout le monde connaît, présente au maximum les inconvénients d'un mauvais uréomètre. Il n'est même pas possible, avec cet appareil, d'établir exactement l'égalité de pression à l'intérieur et à l'extérieur avant l'expérience... L'appareil de M. de Thierry a l'inconvénient d'être composé de plusieurs pièces reliées entre elles par un tube de caoutchouc et par un bouchon... le tube mesureur n'est pas gradué en dixièmes de centimètres cubes » (2).

Les uréomètres dans lesquels le dégagement gazeux se fait *sous pression*, comme ceux de Bouchard, d'Esbach et autres, sont également mauvais, soit à cause de la perte de gaz qui se produit lorsqu'on débouche l'instrument sous l'eau, soit à cause de la pression produite par la réaction, qui peut contrarier le dégagement du gaz.

Parmi les *uréomètres à mercure*, on peut distinguer ceux qui ont un gazogène distinct et ceux qui portent à la fois leur gazogène et leur gazomètre. Le plus connu de ces derniers, et le premier en date de tous les uréomètres français, est celui d'Yvon. Magnier de la Source,

(1) Cf. Moreigne : Loc. cit., p. 141 et 55.
(2) Cf. Moreigne : Loc. citat., p. 135.

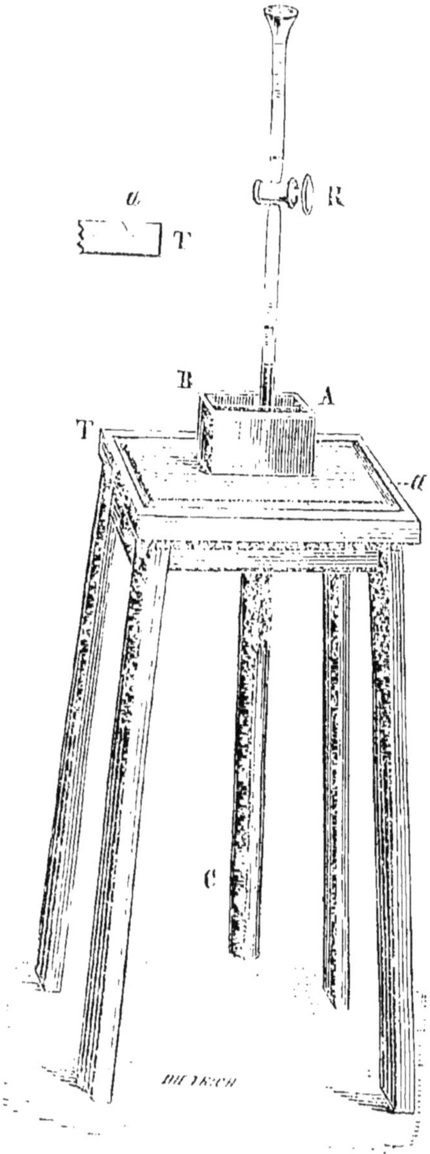

Fig. 3. — Uréomètre avec support spécial pour la cuve à mesure.

Méhu, et tout récemment le docteur Moreigne ont employé cet appareil en se bornant à en augmenter les dimensions, pour agir sur un volume d'urine plus considérable. Le tube d'Yvon ne permet, en effet, d'opérer que sur 1 c. c. d'urine ce qui est insuffisant.

On sait que le maniement de ces divers appareils nécessite leur transport lorsque la réaction est terminée, sur une cuve à eau dans laquelle se fait la lecture du volume gazeux. Cette partie de l'opération est des plus ennuyeuses : de plus, la réaction se faisant au contact du mercure, celui-ci est rapidement sali : à part ces petits inconvénients, il faut convenir que ces uréomètres sont extrêmement précis.

Nous donnons (fig. 3), le dispositif adopté par le docteur Moreigne pour son *uréomètre à mercure* : ce n'est, au fond, si l'on veut, que l'uréomètre d'Yvon agrandi, mais il en diffère par le support de la cuve à mercure, qui est très stable et peu dispendieux.

On tend aujourd'hui à construire des uréomètres à *gazogène séparé*. Nous signalerons dans cet ordre d'idées ceux d'Huguet, de Mercier et le nôtre, dont nous donnons les figures ci-après.

L'uréomètre d'Huguet (fig. 4) n'est pas, à proprement parler, un uréomètre à mercure, bien qu'il puisse, à la rigueur, fonctionner avec du mercure. Le professeur Huguet emploie pour le dosage de l'urée un réactif analogue à celui de Millon et recueille à la fois l'azote et l'acide carbonique dégagés. On doit signaler dans son ingénieux appareil, le tube à réaction, formé de deux branches, dans l'une desquelles on introduit l'urine ou la solution d'urée à décomposer, et dans l'autre le réactif : très remarquable

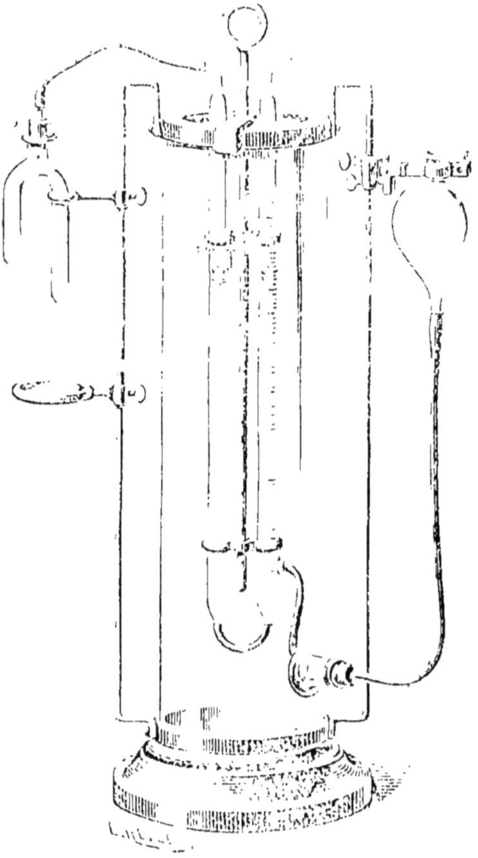

Fig. 4. — Uréomètre d'Huguet.

également le dispositif qui permet d'obtenir avec la plus grande facilité l'égalité de niveau dans le tube mesureur au moyen d'une ampoule glissant le long de la tige métallique placée à droite de la figure. Un des grands avantages de cet appareil est la facilité d'obtenir l'égalité de température en immergeant dans un même liquide le gazogène

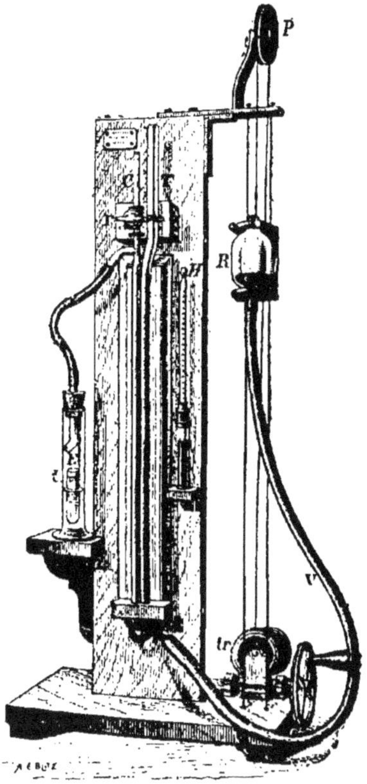

Fig. 5. — Uréomètre de Mercier.

et le gazomètre. C'est, en somme, un excellent instrument facile à manier et présentant toutes les conditions d'un bon uréomètre : inutile d'ajouter qu'on peut tout aussi bien s'en servir, en employant l'hypobromite de soude et en opérant avec de l'eau ou du mercure.

L'uréomètre de Mercier (fig. 5) offre beaucoup d'analogie avec ceux d'Huguet et de Denigès. C'est également un très bon uréomètre, admirablement construit et permettant de mesurer l'azote dégagé avec une très grande précision.

Personnellement, nous trouvons fort défectueux, dans les uréomètres que nous venons de décrire, le mode de fermeture du gazogène par un simple bouchon de caoutchouc.

C'est surtout pour parer à ce défaut de construction, que nous avons été amenés à rechercher, après tant d'autres, un nouvel appareil pour le dosage de l'urée et de l'azote total (fig. 6).

DESCRIPTION. — A, éprouvette étroite et haute de 0,50 c. environ sur 4 de large, servant de cuve à mercure. B, cloche à dégagement d'une capacité de 0,35 c. c. à partir du 0, divisée en dixièmes de centimètres cubes. Cette cloche porte à sa partie supérieure un robinet destiné à permettre l'affleurement du mercure au zéro de la graduation. C, tube de raccord (tube à vide) relié d'une part au gazomètre B, et de l'autre au gazogène D. — D, tube d'Huguet en forme d'Y renversé servant à mélanger l'urine et le réactif ; ces liquides s'introduisent dans les branches respectives du tube à réaction au moyen de pipettes ou mieux de tubes à entonnoir. E, dispositif destiné à serrer fortement le bouchon de caoutchouc sur l'ouverture du gazogène. F, cuve en zinc remplie d'eau à la température du laboratoire pour recevoir le tube à réaction.

La seule partie originale de cet appareil est le mode de fermeture E du tube gazogène. Nous avons en effet

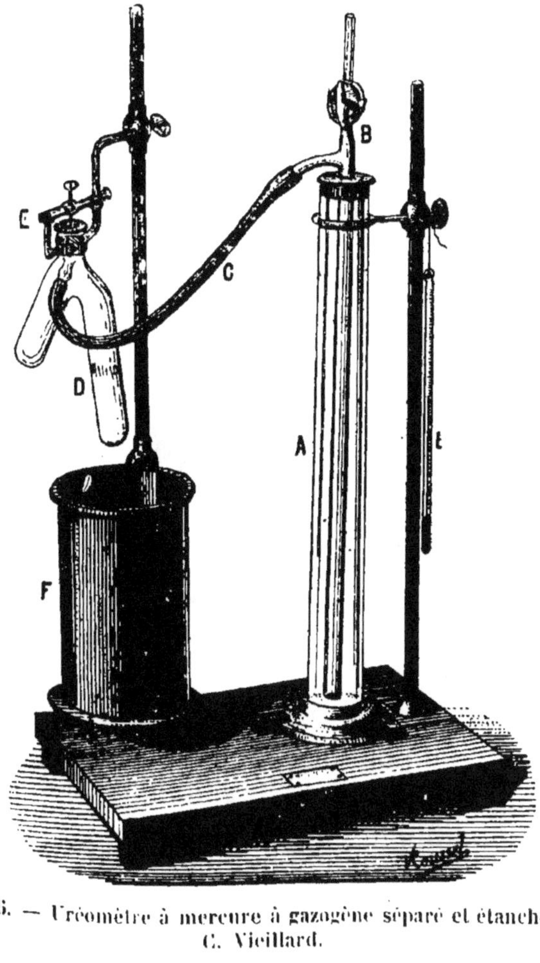

Fig. 6. — Uréomètre à mercure à gazogène séparé et étanche de C. Vieillard.

observé maintes fois que le tube générateur de gaz, adopté dans tous les appareils similaires, était défectueux par son bouchage. D'une part, en effet, la pression développée dans ce tube tend à faire sortir le bouchon de caoutchouc ; de l'autre, la nature visqueuse du réactif hypobromique produit un effet analogue. Si l'on réfléchit en outre que ce tube doit être agité à plusieurs reprises pour faciliter

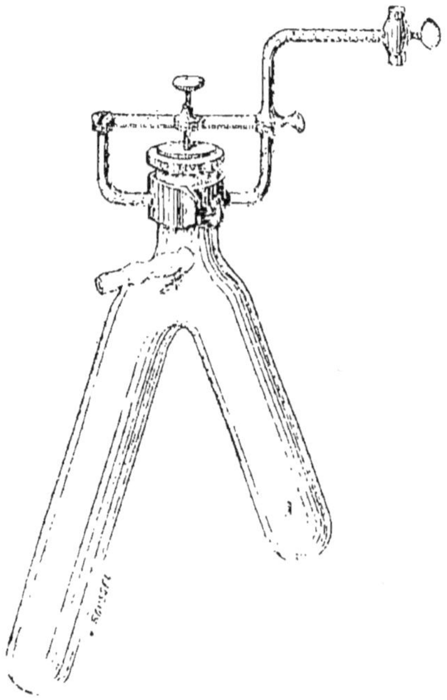

Fig 7. — Tube gazogène à fermeture étanche de C. Vieillard.

la réaction, on comprendra combien le déplacement du bouchon en hauteur, si ce n'est même sa sortie totale, sont rendues possibles ; mais, étant donnée la différence de diamètre entre le tube à réaction et le tube mesureur, il suffira que le bouchon du premier se déplace de quelques millimètres pour qu'une différence de plusieurs dixièmes de centimètres cubes y corresponde dans le tube mesureur. Pour empêcher ce déplacement du bouchon et rendre invariable la capacité du gazogène, ce dernier est pris (fig. 7) dans un collier métallique qui porte deux tiges parallèles placées dans le même plan. Sur l'une de ces tiges, tourne librement une armature métallique qui porte en son centre une vis qui vient serrer fortement le bouchon de caoutchouc du tube gazogène.

Ce petit appareil peut s'appliquer à tous les uréomètres, quels qu'ils soient, ayant un gazogène séparé du gazomètre, en particulier aux appareils d'Huguet, de Denigès et de Mercier.

Nous savons bien que le robinet de verre qui termine le tube mesureur n'a pas, comme dans l'uréomètre Yvon, une fermeture hydraulique, mais il suffit de le graisser fortement avec du suif ou de la vaseline pour assurer une obturation complète.

Ces détails connus, voici comment on se sert de notre uréomètre. Une fois pour toutes, on emplit de mercure l'éprouvette A, de façon que le tube B y étant plongé, et son robinet ouvert, le ménisque affleure très exactement au zéro de la graduation. On fait la lecture indifféremment en haut ou en bas du ménisque, à condition d'opérer toujours de la même façon et de placer l'œil bien à la hauteur du ménisque. Lorsque l'affleurement au zéro a été obtenu, on introduit dans la petite branche du gazogène le liquide à décomposer, soit le liquide préparé pour le dosage de l'azote total, soit enfin l'urine déféquée pour le dosage de l'urée, auquel on ajoute dans tous les cas un centimètre cube de solution de glucose. On fait ensuite passer dans la grande branche du même tube l'hypobromite préparé au moment du besoin et l'on ferme solidement l'appareil.

A ce moment, après avoir enfoncé jusqu'au fond de l'éprouvette le tube mesureur B et s'être assuré que le mercure affleurait bien au zéro, on ferme le robinet et l'on met en contact les deux liquides, en inclinant doucement à droite ou à gauche, à plusieurs reprises, le tube à réaction, que l'on plonge ensuite dans la cuve à eau. Au bout de quelques minutes, lorsqu'on juge la réaction terminée, on fait la lecture du volume gazeux en faisant affleurer le niveau du mercure à l'intérieur et à l'extérieur du gazomètre.

Nous nous sommes assurés par un très grand nombre d'expériences faites avec une solution titrée de sulfate d'ammoniaque et d'urée, de la précision de cet appareil, précision qui ne le cède en rien à celle de n'importe quel autre uréomètre [1].

(1) Tous les appareils décrits dans ce chapitre se trouvent chez CHABAUD, 58, rue Monsieur-le-Prince, Paris.

CHAPITRE TROISIÈME

ÉLÉMENTS AZOTÉS DE L'URINE (*Suite*).

Acide urique. - Déchets organiques.

Le procédé, encore aujourd'hui classique, pour le dosage de l'acide urique, est celui de Heintz, basé sur la précipitation de cet acide par l'acide chlorhydrique. Nous n'avons pas à le décrire ici dans tous ses détails et il nous suffira de signaler les nombreux inconvénients qu'il présente.

Le premier et le plus grave de ces inconvénients, est son défaut d'exactitude. Il est vrai qu'on a cherché à y remédier en adoptant un coefficient de correction qui est, pour chaque 100 c. c. de liquide (filtrat et eau de lavage):

D'après Zabelin de........ 0,0045

D'après Schwanert de.... 0,0048

Yvon, et la plupart des auteurs français, adoptent le coefficient de Zabelin, mais le professeur Deroide a montré que l'emploi de ce coefficient ne suffisait pas à supprimer l'erreur et que de plus il était très variable suivant la nature de chaque urine [1].

(1) Cf. Deroide : *Sur le dosage de l'acide urique*. Thèse de Lille, 1891

La méthode de Heintz a, de plus, l'inconvénient d'exiger un temps très long pour la précipitation de l'acide urique (deux à trois jours environ) ; encore cette précipitation reste-t-elle toujours incomplète et parfois même, est encore absolument nulle au bout de 48 heures. M. Vicario, qui a fait une étude critique très complète des méthodes de dosage de l'acide urique, résume ainsi son appréciation de la méthode de Heintz :

Le procédé de Heintz est long.

La précipitation de l'acide urique est quelquefois nulle, toujours incomplète et inégalement variable avec la constitution de l'urine.

Les corrections proposées sont insuffisantes ou illusoires.

Ce procédé doit donc être définitivement rejeté (1).

C'est à Salkowski que revient l'honneur d'avoir eu le premier l'idée de doser l'acide urique à l'état d'urate d'argent : on trouvera son procédé minutieusement décrit dans Neubauer et dans la belle thèse de Deroide. Disons tout de suite que ce procédé est *très exact*, mais qu'il comporte des difficultés d'exécution qui l'ont empêché de devenir d'un usage courant.

Ludwig a considérablement perfectionné la technique du procédé de Salkowski, mais c'est surtout un chimiste anglais, Haycraft, puis plus récemment, Deroide, qui l'ont rendu pratique en lui appliquant les métho-

(1) A. Vicario : *Dosage de l'acide urique*, rapport présenté au 2e congrès de Chimie appliquée.

des volumétriques. C'est donc le procédé Haycraft-Deroide que nous allons décrire, d'après la thèse même de ce dernier auteur.

Principe. — Le procédé Haycraft-Deroide, comme celui de Salkowski-Ludwig, repose sur la précipitation de l'acide urique au moyen du nitrate d'argent ammoniacal. La combinaison argentique est obtenue en versant dans l'urine un mélange de mixture magnésienne et de nitrate d'argent ammoniacal : le précipité est recueilli sur un filtre, lavé avec soin, puis dissous dans l'acide nitrique étendu. Quand la dissolution est complète, on dose l'argent dans la liqueur au moyen du sulfocyanate de potassium, en présence d'alun de fer. Le poids d'acide urique se déduit de la quantité d'argent trouvée : d'après Haycraft, le précipité contient un atome d'argent pour une molécule d'acide urique, soit 108 d'argent pour 168 d'acide urique.

Préparation des liqueurs. — 1° *Solution ammoniacale de nitrate d'argent* : on dissout 25 gr. environ de nitrate d'argent dans de l'eau distillée, on ajoute de l'ammoniaque jusqu'à redissolution du précipité, qui se forme, puis on complète au litre.

2° *Mixture magnésienne* : on dissout dans de l'eau distillée 100 gr. de chlorure de magnésium cristallisé pur, environ 150 gr. de chlorhydrate d'ammoniaque pur, on laisse refroidir et on ajoute de l'ammoniaque jusqu'à forte odeur, puis on complète au litre. La solution doit être tout à fait limpide.

3° *Liqueur de sulfocyanate de potassium normale au* $\frac{1}{50}$: on dissout environ 2,20 de sulfocyanate de potassium dans 1100 c. c. d'eau distillée ; on a ainsi une liqueur trop concentrée qu'on ajoute à une solution $\frac{N}{50}$ de nitrate d'argent (3,40 de nitrate d'argent pour 1000), de façon que 10 c.c. de la première correspondent exactement à 10 c. c. de la seconde. Le titrage se fait en présence de 5 c. c. d'acide nitrique et de 5 c. c. d'une solution concentrée d'alun de fer. Chaque centimètre cube de cette liqueur de sulfocyanate d'ammoniaque précipite une quantité d'ammoniaque qui correspond à 0,00336 d'acide urique.

Manuel opératoire. — 50 c. c. d'urine limpide sont introduits dans un vase à précipiter de 150 c. c. et additionnés d'une égale quantité d'eau distillée.

D'autre part, on mélange dans un verre 5 c. c. de solution ammoniacale de nitrate d'argent et 5 c. c. de mixture magnésienne. S'il se forme un précipité de chlorure d'argent, on le redissout avec un peu d'ammoniaque.

Ce mélange limpide est alors versé en agitant dans l'urine diluée, puis la liqueur et le précipité sont jetés sur un filtre et ce dernier est lavé avec soin jusqu'à ce que l'eau de lavage ne contienne plus ni argent, ni chlore.

Cette filtration et ce lavage du précipité argentique constituent la partie délicate de l'opération : le précipité d'urate d'argent étant gélatineux, la filtration est de ce fait rendue très difficile. Elle nécessite l'emploi de la trompe à eau et d'un papier à filtrer très résistant, (celui de Schleicher et Schull est de beaucoup le meilleur pour ce cas particulier). Le professeur Deroide indique un petit artifice très simple pour augmenter la résistance du filtre; il consiste à découper un petit cercle de tarlatane que l'on plie en quatre en même temps que le filtre. Au lieu de tarlatane ordinaire, nous nous servons de toile de soie à tamis et le même morceau sert presque indéfiniment. Nous n'avons jamais eu de rupture de filtre par cette méthode.

On s'assure de l'absence d'argent dans l'eau de lavage en ajoutant avec précaution un peu d'acide chlorhydrique dilué. S'il ne se produit pas de louche, c'est qu'il ne reste plus d'argent. On constate l'absence des chlorures au moyen de nitrate d'argent et d'acide nitrique. Le lavage du précipité doit se faire avec de l'eau distillée légèrement ammoniacale : nous en employons habituellement un demi-litre.

Lorsqu'enfin le précipité d'urate d'argent a été suffisamment lavé, on le laisse égoutter, puis on retire le filtre de l'entonnoir et on coupe la partie qui porte le précipité : on étale avec soin cette moitié du filtre sur l'orifice d'un vase à précipiter et l'on dissout l'urate argentique en faisant tomber, goutte à goutte, un peu d'acide nitrique. Une fois le précipité dissous, on lave le filtre à la pissette et on étend la liqueur à 80 c. c. environ avec de l'eau distillée, puis on y dose l'argent au sulfocyanate. Le nombre de centimètres cubes de sulfocyanate employé pour obtenir la coloration rose, multiplié par 336, donne en milligrammes le poids d'acide urique contenu dans 50 c. c. d'urine, poids qu'on rapporte facilement ensuite au litre et au volume de l'émission des 24 heures.

Avec des dissolutions d'acide urique pur, la méthode que nous venons de décrire, donne des résultats très exacts et comparables à ceux fournis par la méthode de Salkowski ; avec l'urine, au contraire, les chiffres obtenus par la méthode volumétrique sont toujours sensiblement plus élevés que ceux fournis par la pesée. D'après Haycraft et Deroide, cela viendrait de ce que, dans l'urine, d'autres substances que l'acide urique, appartenant au même groupe chimique, précipiteraient également l'argent. Aussi le professeur Deroide propose-t-il avec raison d'exprimer les résultats de ce dosage sous cette rubrique : *acide urique et corps voisins.* Ces corps voisins seraient en particulier, la xanthine, l'hypoxanthine, les matières colorantes, etc., etc. La méthode de Salkowski-Ludwig resterait donc la vraie méthode exacte et scientifique donnant l'*acide urique vrai*, tandis que celle d'Haycraft-Deroide donne en même temps l'ensemble des corps xanthiques et peut être d'autres substances encore. D'après Deroide, sur 100 d'acide urique, il y a en moyenne 22,3 de corps xanthiques.

Au point de vue clinique, cette remarque n'enlève rien de sa valeur à la méthode d'Haycraft, tout au contraire ;

il est en effet très intéressant pour l'interprétation de l'analyse, de connaître non seulement le poids absolu de l'acide urique préformé, mais aussi celui des substances qui, par leur parenté chimique avec cet acide, ont une signification pathologique de même nature. C'est ce qui rend particulièrement intéressante l'étude des rapports de l'acide urique à l'urée : ces rapport sdeviennent ainsi superposables à ceux de l'azote total et de l'azote de l'urée.

Denigès a très heureusement perfectionné la méthode de dosage des composés xantho-uriques que nous venons de décrire. C'est la méthode que nous employons de préférence à toute autre à cause de sa simplicité d'exécution.

Pour être mise en pratique, elle nécessite les solutions suivantes :

1° *Une solution demi-déci-normale d'argent magnésienne et ammoniacale.* — On met dans un ballon jaugé de 1 litre, 150 grammes de chlorhydrate d'ammoniaque, 100 grammes de chlorure de magnésium pur et on remplit aux trois quarts avec de l'ammoniaque : on chauffe légèrement au bain-marie en agitant jusqu'à dissolution, on achève de remplir jusqu'au trait de jauge avec de l'ammoniaque, on agite encore et on filtre. Après refroidissement, on mélange 500 c. c. de ce liquide avec 500 c. c. d'une solution déci normale d'argent.

2° *Une solution déci-normale de cyanure de potassium.* — On dissout 10 grammes de cyanure de potassium dans environ 1 litre d'eau, on ajoute 10 c. c. d'ammoniaque et on filtre. La solution ainsi obtenue est plus concentrée qu'il ne faut. On l'ajuste à l'aide d'une solution déci-normale d'argent, de façon à ce que 10 c. c. de cette solution réagissent exactement sur 20 c. c. de cyanure, puisque 2 molécules de cyanure réagissent sur 1 molécule d'azotate d'argent.

Pour ajuster la solution de cyanure on en met 10 c. c. dans un vase de bohême, on ajoute 100 c. c. d'eau, 10 c. c. d'ammoniaque et quelques gouttes d'iodure de potassium, puis on verse de l'azotate d'argent déci-normal, en agitant jusqu'à formation d'un louche faible, mais persistant. Supposons qu'il ait fallu 10 + *n* c. c. d'azotate d'argent, il faudra, pour ajuster la solution de cyanure, lui ajouter 2 *n* c. c. d'eau par 20 c. c. La solution de cyanure ainsi ajustée réagira volume à volume sur la solution demi-déci-normale d'azotate d'argent.

3° *Une solution d'iodure de potassium.* — On la prépare en dissolvant 20 grammes d'iodure de potassium dans 100 c. c. d'eau et ajoutant à la solution 2 c. c. d'ammoniaque.

4° *Une solution déci-normale d'azotate d'argent.* — On dissout 17 gr. d'azotate d'argent pur et sec dans l'eau et on complète exactement un litre.

Application a l'urine. — On prélève 100 c. c. d'urine et on y ajoute 25 c. c. de la solution demi déci-normale d'argent, magnésienne et ammoniacale. On agite, on filtre.

On prend 100 c. c. du liquide filtré, qui correspondent à un mélange de 80 c. c. d'urine et de 20 c. c. de la solution argentique demi-déci-normale, on y ajoute 20 c. c. de la solution de cyanure. Ce volume de cyanure est tel qu'il réagirait exactement sur les 20 c. c. d'azotate d'argent, si une partie de l'argent n'avait pas été précipitée par les composés xantho-uriques. Mais la quantité d'argent en solution étant moindre, il reste un excès de cyanure.

On dose cet excès en ajoutant au liquide quelques gouttes d'iodure comme indicateur, puis, à l'aide d'une burette graduée, de la solution déci-normale d'azotate d'argent, jusqu'à formation d'un louche persistant. La quantité d'azotate d'argent ainsi ajoutée est nécessairement égale à celle qui a été précipitée par les composés xantho-uriques.

Soit N le volume de la solution déci-normale d'azotate d'argent qu'il a fallu ajouter pour arriver à la fin de la réaction. Un centimètre cube de cette solution correspond à $0^{gr},0168$ d'acide urique. Les 80 c. c. d'urine renfermeront donc $0,0168 \times N$, et 1 litre contiendra $\frac{0,0168 \times N \times 1000}{80} = 0^{gr},21 \times N$ d'acide urique et de composés xanthiques exprimés en acide urique (1).

Ceux qui voudraient obtenir le poids de l'acide urique seul, en dehors des composés xanthiques, pourront em-

(1) Cf. DENIGÈS : *Bulletin de la Société de Pharmacie de Bordeaux*, 1884, p. 137.

ENGEL et MOITESSIER : *Chimie biologique*, p. 564.

ployer une autre méthode plus récente de Denigès qui paraît répondre à toutes les exigences d'exactitude et de simplicité d'exécution désirables. A ce double titre, nous en donnons, d'après l'auteur lui-même, la technique détaillée.

Cette méthode repose sur la précipitation de l'acide urique à l'état d'urate cuivreux par l'hyposulfite cuivreux en présence d'un carbonate alcalin. Ce sel précipite totalement, et presque exclusivement, l'acide urique : le précipité formé, très peu altérable dans certaines conditions, a une composition constante et répond à la formule

$$C^5H^3Az^4O^3Cu$$

indiquant que 63 gr. 50 de cuivre correspondent, dans ce corps, à 150 gr. d'acide urique ($C^5H^4Az^4O^3$).

« Les solutions nécessaires au dosage sont les suivantes :

1° Solution S

Carbonate de soude anhydre...	160 gr.
Eau distillée..................	1 litre.

2° Solution H

Hyposulfite de soude cristallisé..	100 gr.
Sel de seignette..................	100 gr.
Eau distillée, q. s. pour.........	1 litre.

3° Solution C

Sulfate de cuivre cristallisé pur.	40 gr.
Acide sulfurique...............	X gouttes.
Eau distillée, q. s. pour......	1 litre.

Manuel opératoire. — Mettre dans un verre à expérience 100 c. c. d'urine et 10 c. c. de solution S, agiter et filtrer sur un filtre à plis, pour éliminer les phosphates alcalino-terreux.

Ajouter à 100 c. c. du filtratum un mélange, fait à part, de 40 c. c. de solution H et de 10 c. c. de solution C. Au bout de dix minutes de contact, décanter ce que l'on pourra du liquide surnageant le précipité, puis filtrer sur un petit filtre plat disposé sur un bon entonnoir à succion et s'assurer que le filtratum ne précipite plus par une petite quantité de mélange de H et de C.

Quand la filtration est complète, laver trois ou quatre fois au moins avec une pissette à orifice étroit, en ayant soin de détacher avec le jet le précipité étalé sur le papier en une couche gélatineuse continue, pour le ramener, grumeleux, à la pointe du filtre : laisser chaque fois égoutter le précipité. Laver une dernière fois à l'eau froide ou chaude, à volonté (dans le cas des urines diabétiques, on lavera jusqu'à disparition du sucre).

Le filtre, enlevé de l'entonnoir, est étalé ouvert sur la paroi d'une capsule de porcelaine et avec une pissette d'eau bouillante, on fait tomber le précipité dans la capsule : on ajoute, selon son abondance, de 1/2 à 1 1/2 c. c. d'acide chlorhydrique et goutte à goutte de l'hypobromite de soude et de l'eau bromée jusqu'à dissolution complète de l'urate cuivreux et coloration jaune ou vert jaunâtre persistante du liquide.

On s'arrange pour que le volume total de la solution ne

dépasse par 40 c. c. ; on fait bouillir, on ajoute 10 c. c. d'ammoniaque et, l'ébullition étant rétablie *vive* et continue, on verse goutte à goutte d'une solution A de cyanure de potassium équivalente à une liqueur déci-normale d'azotate d'argent (1).

Lorsque la teinte bleue de la solution cupro-ammoniacale est très affaiblie, on procède comme je l'ai indiqué dans ma note sur le dosage cyanimétrique du cuivre : c'est-à-dire que *l'ébullition étant maintenue constante et vive*, on ne verse les gouttes de cyanure que toutes les trois ou quatre secondes et cela jusqu'à disparition de la coloration bleue.

En opérant ainsi, le nombre q de centimètres cubes de cyanure employés diminué de la constante 0 c. c. 1, soit $(q - 0{,}1)$ multiplié par le dix-millième du poids atomique du cuivre, 0 gr. 00635, puis le produit par 0,594, donne la proportion du cuivre y contenue à l'état de combinaison cuivrique dans la solution examinée.

D'autre part, la formule de l'urate cuivreux $C^5H^3Az^4O^3Cu'$, nous montre que dans ce composé 63 gr. 50 (1 atome) de cuivre correspondent à :

$$y \times \frac{158}{63{,}50} = x \text{ d'acide urique.}$$

En remplaçant, dans cette expression, y par sa valeur donnée plus haut : $(q - 0{,}1) \times 0$ gr. $00635 \times 0{,}594$, il vient

(1) Son titre est déterminé en milieu ammoniacal et avec l'iodure de potassium comme indicateur; *Journal de Pharm. et de Chimie*, 1er janvier 1894. (Voir ci-dessus).

$$x = (q - 0{,}1) \times \frac{0 \text{ gr. } 00636 \times 0{,}394 \times 168}{63{,}50} = (q - 0{,}1) \times 0 \text{ gr. } 00998$$

Or, la quantité de 0 gr. 00998 ne diffère de 1 centigr. que de 2 centièmes de milligr., quantité négligeable et bien au-dessous des erreurs d'expérimentation.

Nous pouvons donc, pratiquement, remplacer dans l'égalité précédente 0 gr. 00998 par 1 centigr. et écrire :

$$x = (q - 0{,}1) \text{ centigr.},$$

ce qui indique, fait inattendu et simplifiant beaucoup les calculs, qu'une fois retranchée la constante 0.1, le nombre de centimètres cubes de cyanure de potassium employés exprime un égal nombre de centigrammes d'acide urique précipité sous forme d'urate cuivreux.

Comme les 100 c. c. d'urine préalablement alcalinisée et filtrée, mis en œuvre pour la précipitation, représentent, à cause de la dilution par le carbonate les $\frac{10}{11}$ de 100 c. c. d'urine en nature, on rapportera au litre le résultat X cherché, en multipliant $(q - 0{,}1)$ centigr. par $\frac{11}{10}$ puis par 10, ou, ce qui revient au même, en ajoutant à $(q - 0{,}1)$ *décigrammes* le dixième de sa valeur : on a donc, finalement :

$$X = (q - 0{,}1) \text{ décigr.} + (q - 0{,}1) \text{ centigr.}$$

En opérant ainsi, sur des solutions d'acide urique *pur*, préparées en dissolvant 1 gr. de ce corps dans 1 litre d'eau, en présence de 2 c. c. de lessive des savonniers, prenant des doses de cette dissolution correspondant à

10 centigr., 7 cg. 5, 5 centigr., 2 cg. 5, 1 centigr. d'acide urique, complétant chaque fois à 100 c. c., alcalinisant au carbonate de soude et précipitant par l'hyposulfite cuproso-sodique, enfin filtrant et achevant le titrage du cuivre comme il a été dit plus haut j'ai obtenu :

QUANTITÉ EMPLOYÉE de Cy K correspondant à $Az\,O^3\,Ag\,N/_{10}$ (correction faite)	PROPORTION D'ACIDE URIQUE mise en expérience	PROPORTION D'ACIDE URIQUE déduite de l'analyse	DIFFÉRENCE en centigrammes
10cg »	10cg »	10cg »	0
7 ,5	7 ,5	7 ,5	0
5 ,1	5 ,»	5 ,1	0,1
2 ,5	2 ,5	2 ,4	0
1 ,2	1 ,»	1 ,2	0,2

Avec des urines de diverse nature, j'ai eu :

PROPORTION D'ACIDE URIQUE RAMENÉE AU LITRE OBTENUE — PAR LE PROCÉDÉ SALKOWSKI-LUDWIG: Résultats bruts	PAR LE PROCÉDÉ SALKOWSKI-LUDWIG: Résultats corrigés de 1/20	PAR L'URATE CUIVREUX
0gr 635	0gr 667	0gr 682
0 370	0 388	0 385
0 496	0 521	0 528
0 720	0 756	0 770

Enfin, dans un essai pratiqué sur 100 c. c. d'une solution de 1 gr. d'acide urique pur par litre, après lavage complet et 48 heures d'abandon sur le filtre du précipité d'urate cuivreux (l'entonnoir étant simplement couvert d'une lame de verre), j'ai retrouvé, en achevant le dosage au bout de ce temps, 0 gr. 99 d'acide urique par litre, ce qui indique le peu d'altérabilité du précipité uratique humide.

L'ensemble de ces essais démontre la rigueur du procédé que je viens de décrire : les chiffres qu'il a fournis avec des urines variées, ne diffèrent en effet que de + 0 gr. 015. 0 gr. 003. + 0.007 + 0 gr. 014, par litre, des quantités données par la méthode de Salkowski-Ludwig, corrigées par addition de 1/20 de leur valeur.

Ces résultats prouvent de plus que les bases sarciniques n'ont pas, dans les urines essayées, perturbé le dosage de l'acide urique (1).

Dans le but d'éviter la filtration du précipité d'urate de cuivre, M. Vicario a proposé de se servir de l'appareil à force centrifuge pour abréger l'opération du lavage sur le filtre. Le précipité se dépose rapidement sous l'influence de la rotation et le liquide clair, facile à décanter, est remplacé par de l'eau distillée. Après trois ou quatre lavages, le précipité est recueilli dans une capsule de porcelaine et le dosage est effectué en suivant à la lettre le procédé Denigès (2).

Nous omettons à dessein bien d'autres méthodes de dosage de l'acide urique, soit à cause de leur inexactitude,

(1) Denigès : *Bulletin des travaux de la Société de Pharmacie de Bordeaux*, mars 1896.

(2) A. Vicario : Loc. cit., p. 27.

soit à cause de leur complication. Nous conclurons avec M. Vicario, que :

1° Pour le dosage rigoureux de l'acide urique, le procédé Salkowski-Ludwig, long et délicat, reste le procédé par excellence adopté par la plupart des auteurs ;

2° Pour le dosage pratique de l'acide urique, le procédé Denigès réunit les garanties de rapidité et d'exactitude suffisantes pour mériter d'être adopté dans tous les laboratoires (1).

Enfin, en nous plaçant au point de vue clinique, nous avons dit pourquoi le dosage en bloc des composés xanthouriques nous semblait préférable à celui de l'acide urique seul.

Dosage du déchet organique de l'urine et des matières ternaires.

Nous avons vu que, sous le nom de *déchet organique* de l'urine, il fallait comprendre toutes les substances organiques, autres que l'urée, habituellement désignées sous le vocable de *matières extractives*. Si l'on considère que ces matières extractives sont des termes intermédiaires et successifs de l'oxydation des tissus, on doit s'attendre à voir leur proportion augmenter ou diminuer, selon que les phénomènes d'oxydation dans l'organisme seront eux-mêmes plus ou moins intenses. Ce sont, à proprement

(1) Id. ibid. p. 29.

parler, les véritables *cendres* ou *scories* de l'organisme, celles dont l'accumulation produit ce qu'on a si justement appelé « la *rouille de la vie* » et on comprend dès lors tout l'intérêt qui s'attache à leur évaluation pondérale.

Aussi bien c'est autour de cette évaluation que pivote aujourd'hui l'urologie tout entière ; le dosage de l'azote total, par comparaison avec celui de l'azote uréique, n'a d'autre but que de nous renseigner à cet égard : et. le coefficient d'oxydation n'est, en somme, que l'expression approximative de ce rapport.

Comme les méthodes qui servent au dosage de l'azote total, sont relativement longues et minutieuses, que d'ailleurs le dosage seul de l'urée est insuffisant, on s'est demandé s'il n'y aurait pas possibilité de trouver un moyen pratique, clinique, d'apprécier l'ensemble du déchet organique, et d'en suivre, pour ainsi dire à chaque instant, les fluctuations dans les divers états morbides.

Les recherches faites dans ce sens, reposent toutes sur ce fait, connu depuis longtemps, que l'urine possède un *pouvoir réducteur* considérable vis-à vis des réactifs qui cèdent facilement leur oxygène. Cela revient à dire que l'urine renferme des substances avides d'oxygène, telles que l'acide urique et les corps de sa famille, les pigments et d'autres corps plus ou moins imparfaitement connus. C'est ainsi que l'on a décrit un procédé de dosage de l'acide urique basé sur son oxydation par le permanganate de potasse en solution acide : l'iode et le brome agissent de même et se transforment rapidement en acides iodhydrique et bromhydrique, sous l'influence des matières oxydables de l'urine.

C'est cette action du brome que le professeur Richet a utilisée pour doser le déchet organique total de l'urine, ou, pour mieux dire, pour doser son *pouvoir réducteur*. Voici comment il opère :

Si l'on traite un volume déterminé d'urine par de l'eau bromée, lorsque le brome n'est pas en trop grande quantité, il est complètement transformé en acide bromhydrique et on ne peut plus déceler sa présence par les réactifs appropriés. La quantité de brome, ainsi combinée à l'hydrogène, est évidemment en rapport avec la quantité d'oxygène absorbée par l'urine et peut servir à mesurer le *pouvoir réducteur* de cette dernière ; pour la connaître, le professeur Richet indique un réactif d'une extrême sensibilité. « Si l'on agite, dit-il, dans un flacon fermé, du brome en solution aqueuse, de l'iodure de potassium et du sulfure de carbone, ce dernier liquide s'empare de l'iode libre et prend une teinte violette intense. Que l'on vienne alors à faire tomber goutte à goutte dans le flacon qu'on agite fréquemment, un liquide avide d'oxygène, comme le chlorure stanneux, par exemple, l'iode disparaîtra et le virage de la teinte violacée à la décoloration sera immédiat.

Cela posé, supposons que l'on connaisse la quantité de chlorure stanneux qui décolore une quantité donnée de brome et d'iodure de potassium ; si l'on a, au préalable, mélangé l'urine avec un excès de brome, en traitant ensuite le mélange par le chlorure stanneux, on retrouvera moins de brome qu'on en avait mis ; cette quantité de brome qui a disparu représente le brome qui s'est combiné à l'hydrogène pour former de l'acide bromhydrique et, par conséquent, qui a oxydé les matières extractives de l'urine.

On prend 50 c. c. d'urine qu'on place dans un flacon avec un excès d'eau bromée, soit un volume égal (50 c. c.), d'une eau contenant un dixième d'équivalent (8 gr.) de brome par litre. Il est nécessaire d'ajouter un excès de brome. L'expérience nous a montré que la réduction n'est pas complète si le brome n'est pas en grand excès. On agite, puis rapidement on ajoute environ 10 gr. d'une solution concentrée d'iodure de potassium et 25 gr. de sulfure de carbone. Alors, on fait tomber dans le mélange en agitant incessamment le flacon, une solution diluée et titrée de chlorure stanneux. On saisit ainsi exactement le moment où se décolore la liqueur.

Je suppose, pour préciser les idées, que 1 c. c. de la solution bromée réponde à 1 c. c. de la solution stanneuse. Si les 50 c. c. d'urine ont été mélangés à 50 c. c. d'eau bromée, au lieu de trouver que 50 c. c. d'étain sont nécessaires pour décolorer, on trouvera, je suppose, que 20 c. c. suffisent : cela signifie que 50 c. c. d'urine ont absorbé 30 c. c. d'eau bromée, soit 0,24 de brome, autrement dit qu'un litre d'urine absorbe environ 5 gr. de brome. »

Plus tard, dans une communication à l'Académie des

sciences, les professeurs Richet et Etard [1] ont étudié de plus près l'action du brome en solution acide et celle des hypobromites alcalins sur l'urine. Voici leurs conclusions :

En *solution acide*, le brome n'attaque ni l'urée, ni la créatine, ni la créatinine, ni l'acide hippurique, ni la xanthine ; il attaque l'acide urique et les matières dites extractives.

En *solution alcaline*, le brome agit sur toutes les substances précitées.

Si donc on fait agir sur l'urine un hypobromite alcalin et qu'on dose ensuite l'hypobromite réduit, on connaitra le *pouvoir réducteur complet* de l'urine par rapport à son déchet organique total.

Si, d'autre part, sur la même urine, on fait agir le brome en solution acide, on connaîtra son *pouvoir réducteur partiel*, par rapport à l'acide urique et aux matières extractives.

On pourrait faire à cette méthode du professeur Richet plusieurs objections. Nous voulons bien admettre que l'hypobromite agit en effet sur toutes les substances organiques de l'urine, mais on ne nous dit pas dans quelle proportion et suivant quelles lois. Si l'urée est à peu près complètement décomposée, on sait qu'il n'en est pas de même de la créatinine, de l'acide urique, de la xanthine, etc. C'est donc aller un peu loin que de mesurer la quan-

(1) Richet et Etard : *Société de biologie*, 1882.

tité de déchet organique par le pouvoir réducteur de l'urine, vis-à vis des hypobromites.

On dit bien, il est vrai, que ce procédé est simple, d'une exécution rapide et suffisamment rigoureuse pour la clinique. Nous ne voyons pas bien quel profit la clinique pourrait retirer de semblables méthodes qui, pour être simplifiées en effet, ne sont cependant applicables que dans un laboratoire. Aussi, quoiqu'en puisse dire le docteur Flamant, le procédé de MM. Richet et Etard ne saurait être praticable au lit même du malade. Dès l'instant que cette opération ne peut se faire utilement qu'au laboratoire, autant la faire par des méthodes exactes, fussent-elles plus longues et plus délicates. A ce titre, nous préférons de beaucoup le dosage de l'azote total par la méthode de Kjeldahl et celui de l'urée par l'hypobromite.

Nous devons toutefois, du travail du professeur Richet et de celui du docteur Flamant, retenir quelques conclusions qui concordent bien avec celles du docteur Bayrac, au sujet du rapport azoturique.

La première de ces conclusions est que chez différents individus, le pouvoir réducteur de l'urine varie beaucoup, mais qu'il oscille dans de très étroites limites pour un même sujet. Nous avons formulé exactement la même proposition au sujet du coefficient d'utilisation, ce qui revient à dire que chaque individu, même à l'état normal, utilise son azote suivant un mode qui lui est particulier.

Une autre conclusion, également très importante, c'est qu'on ne saurait jamais prévoir, par la richesse d'une urine en urée, l'intensité de son pouvoir réducteur. C'est dire, sous une autre forme, que le dosage de l'urée seule est insuffisant et n'apprend rien sur l'intensité des échanges organiques. Nous avions déjà signalé cette lacune et insisté sur cette impérieuse nécessité de compléter le dosage de l'urée par celui de l'azote total.

Dosage des substances ternaires.

Nous avons vu que, *théoriquement*, les substances ternaires de l'économie devaient s'éliminer sous forme d'eau et d'acide carbonique ; en fait, les choses ne se passent pas ainsi et une partie plus ou moins considérable de ces substances, incomplètement oxydées, s'éliminent par les urines. Il est de toute évidence que si l'on pouvait arriver à un dosage exact de ces substances ternaires, on aurait de ce chef un élément d'appréciation très exact de l'intensité de la vie aérobie.

Ce problème de chimie urologique a tenté nombre de savants et le professeur Huguet, en particulier, vient d'en proposer une solution des plus intéressantes. Disons tout de suite que sa méthode n'est pas une méthode de dosage proprement dit des substances ternaires, mais seulement une méthode de dosage de leur pouvoir réducteur, ce qui, au fond, revient à peu près au même.

Le point de départ de la méthode repose sur la séparation préalable de toutes les matières azotées de l'urine.

Le réactif employé dans ce but est le chlorure mercurique : les expériences faites avec ce réactif ont permis au professeur Huguet de formuler les propositions suivantes :

1° Pour précipiter les matières azotées de 10 c. c. d'urine, il faut employer un nombre de centimètres cubes de liqueur N de chlorure mercurique, représenté par les deux dernières décimales de la densité et 5 c. c. en plus : soit une urine ayant une densité de 1025 : il faudra 25 + 5 = 30 c. c. de liqueur N de chlorure mercurique et un volume égal de liqueur normale alcaline ;

2° Le précipité obtenu est blanc quand le réactif est en quantité insuffisante : légèrement jaune quand il est en quantité suffisante : rougeâtre quand il est en excès, ce qui n'a du reste aucun inconvénient ;

3° Le précipité retient environ 40 c. c. de liquide.

L'urine traitée de cette sorte ne retient pour ainsi dire plus d'azote ou tout au moins n'en retient qu'une quantité très minime et sensiblement constante.

Le pouvoir réducteur de l'urine privée d'éléments azotés n'est plus imputable qu'aux substances ternaires. Huguet le mesure à l'aide d'une solution N/10 de permanganate de potassium et l'évalue en matières ternaires analogues au glucose, étant donné que 1 c. c. de permanganate N/10 correspond à 1 milligr. de glucose.

« En résumé, dit-il, nous proposons la technique suivante :

Urine...................... 5 c. c.
Liqueur N de Hg. Cl^2....... 20 c. c.

Mêlez ; ajoutez en agitant :

Liqueur N de soude........... 25 c. c.

Filtrez.

Dans un ballon de 500 c. c., mettez :

Urine déféquée............. 5 c. c.
Eau distillée................ 100 c. c.
Liqueur N/10 de permanganate 20 c. c.

Portez à l'ébullition que vous maintiendrez exactement pendant dix minutes.

Laissez refroidir.

Ajoutez :

Liqueur N/10 sulfurique..... 10 c. c.
Liqueur N/10 de sulfate de fer et d'ammoniaque...... 20 c. c.

Au moyen de la burette graduée, ajoutez de la liqueur N/10 de permanganate jusqu'à coloration rose.

Soit n le nombre de centimètres cubes de cette liqueur qui ont été employés.

Recommencez une deuxième expérience en employant :

15 c. c. d'urine déféquée.

Soit n le nombre de centimètres cubes de liqueur de permanganate employés dans cette seconde expérience.

CALCUL. — De X, retranchez :

1° 1 pour la constante due aux matières azotées ;

2° n.

La différence $X - (1 + n)$ donne en grammes la quantité de matières ternaires par litre.

Il va sans dire, comme l'observe d'ailleurs le professeur Huguet, que ce dosage des substances ternaires est absolument sans intérêt quand les urines contiennent du sucre (1).

Il est regrettable que cette méthode toute récente d'évaluation du pouvoir réducteur de l'urine imputable aux matières ternaires qu'elle renferme, n'ait pas encore été appliquée en clinique; mieux sans doute que celle proposée par Landolphe, elle permettra de prévoir certains vices de nutrition qui sont le signe précurseur du diabète, parce qu'ils traduisent un trouble dans les oxydations intra-organiques. De ce chef seul qu'elle élimine toutes les substances azotées de l'urine pour ne tenir compte que des substances ternaires, la méthode du professeur Huguet, réalise un progrès des plus encourageants et mérite d'être prise en sérieuse considération.

(1) HUGUET : *Dosage des matières ternaires*. Clermont Ferrand, 1897.

CHAPITRE QUATRIÈME

ÉLÉMENTS NON AZOTÉS DE L'URINE. CHLORURES. — PHOSPHATES. SULFATES. — ETC.

La chimie des éléments inorganiques de l'urine est à tous égards beaucoup plus simple que celle des corps azotés organiques. Mais elle se complique néanmoins du fait de la présence de ces dernières substances et nécessite, à cause de cela, quelques précautions spéciales qui seraient inutiles en chimie minérale. Nous savons que les sels les plus importants de l'urine sont des chlorures, des phosphates, des sulfates, des bases minérales alcalines ou alcalino-terreuses ; une portion au moins du chlore, du phosphore et du soufre urinaire peuvent en outre exister en combinaisons organiques. La chimie permet-elle de séparer avec exactitude ces deux séries de substances à radicaux identiques, mais à fonction tantôt organique, tantôt minérale? C'est ce que nous allons étudier à propos de chacun d'eux.

Dosage du chlore urinaire.

Nous n'avons pas à décrire ici en détail tous les procédés de dosage du chlore : ils sont exposés tout au long dans les traités de chimie analytique et spécialement dans ceux qui ont pour objet la chimie de l'urine. Il nous suffira de rappeler sommairement en quoi ils consistent et de présenter quelques observations relatives à leur application à l'urine.

Le dosage du chlore se fait soit par la méthode des pesées, soit par celle des volumes. Les procédés volumétriques sont seuls usités en urologie et ils offrent, lorsqu'on s'entoure de certaines précautions indispensables, une garantie tout à fait suffisante.

En principe, il ne faut jamais opérer *directement* sur l'urine le dosage du chlore. Deux raisons s'y opposent : la première et la plus importante est que l'urine contient toujours des matières organiques qui précipitent les sels d'argent au même titre que les chlorures et dont la présence force les résultats dans des limites souvent considérables. A plus forte raison, cette manière de faire est-elle contre-indiquée, si l'urine renferme de l'albumine.

Une seconde raison qui s'oppose au dosage direct, tient à la coloration de l'urine qui empêche de saisir nettement le moment précis où se produit la coloration rouge brique du chromate d'argent. Le dosage du chlore doit donc toujours se pratiquer après destruction de la matière organique, soit au moyen de la calcination, soit par oxydation directe.

Plusieurs auteurs exagèrent beaucoup, à notre avis, la longueur et les difficultés de la calcination. Le docteur Flamant écrit dans sa thèse que ce procédé exige des manipulations délicates et rejette le résultat au jour suivant: Mercier dit qu'il est délicat et surtout long à cause de l'évaporation de l'urine à l'état d'extrait sec, puis de cendres. C'est en vérité compliquer les choses bien à plaisir ; nous soutenons, pour notre part, que le dosage du chlore par calcination ne présente aucune difficulté et ne demande que quelques heures, sans aucune surveillance d'ailleurs. Voici comment nous conseillons d'opérer :

On prend un petit creuset, ou mieux encore une petite capsule en porcelaine de Bayeux, *à fond très plat*, dans laquelle on mesure exactement 10 c. c. d'urine ; cela fait, on additionne l'urine de 1 gr. de carbonate neutre de soude et de 2 à 3 gr. de nitrate de potasse ou de soude bien pur, et on place la capsule sur l'étuve d'Esbach dans la partie destinée à servir de bain-marie. L'évaporation se fait toute seule et n'exige guère plus, en moyenne, de 1 heure à 1 heure 1/2. Lorsqu'elle est terminée, on prend la capsule avec une pince et on la passe tout doucement à plusieurs reprises sur la flamme d'un Bunsen, jusqu'à ce que le résidu soit bien sec et en évitant la décrépitation. A ce moment, on peut, sans inconvénient, augmenter un peu le feu ; la masse se noircit, se boursoufle et finalement entre en fusion en donnant un liquide blanc verdâtre, qui, par refroïdissement, se prend en une masse cristalline incolore. L'addition du carbonate de soude a pour but d'empêcher la perte du chlore mis en liberté pendant l'évaporation ; celle du nitrate de potasse est destinée à favoriser la destruction des matières organiques.

Pour procéder maintenant au dosage proprement dit du chlore, il ne reste plus qu'à dissoudre le résidu dans un peu d'eau acidulée par quelques gouttes d'acide nitrique ou mieux d'acide acétique. Quelques chimistes recommandent de faire cette opération en milieu rigoureusement neutre (Arthus) : d'autres au contraire, veulent une liqueur acide (Yvon). Nous nous sommes assuré que l'opération se faisait mieux en effet, en milieu acide, mais comme il y aurait inconvénient à se servir de l'acide azotique, à cause de la solubilité du chromate d'argent dans cet acide, on aura recours à l'acide acétique, ainsi que l'a conseillé Rabuteau.

Si l'on veut éviter cette évaporation de l'urine, bien qu'elle se fasse dans un espace de temps assez court et sans aucune surveillance, on pourra employer la méthode de Denigès, dont voici le manuel opératoire :

On prend 10 c. c. d'urine que l'on introduit dans un ballon et qu'on additionne de 3 gouttes d'acide sulfurique et de 10 c. c. d'une solution à 2 °/₀ de permanganate de potasse ; le tout est porté à l'ébullition jusqu'à décoloration de la liqueur, puis l'excès d'acide est éliminé au moyen de carbonate de chaux chimiquement pur. Le terme de la saturation est indiqué par la cessation de l'effervescence : on ajoute un peu d'eau distillée et on complète avec les eaux de lavage un volume de 100 c. c. environ, sur lequel on opère ensuite le titrage par la méthode ordinaire.

Enfin, une troisième méthode, qui permettrait d'agir

directement sur l'urine, consisterait à aciduler celle-ci par l'acide nitrique, puis à y ajouter un volume connu, mais en excès, d'une solution d'azotate d'argent. On sépare par filtration le précipité argentique et on a une liqueur contenant l'excès d'argent que l'on dose ensuite au moyen du sulfocyanure de potassium, comme on fait pour l'acide urique.

La méthode de Denigès est très exacte, c'est évidemment la plus rapide et la plus commode.

La méthode par calcination, grâce à l'addition du carbonate de soude, qui fixe le chlore, donne la *totalité* du chlore urinaire, que celui-ci soit en combinaison fixe ou en combinaison organique. MM. Berlioz et Lépinois ont pensé qu'en calcinant un volume connu d'urine évaporé à sec, sans addition de carbonate de soude, le chlore organique serait volatilisé et qu'il ne resterait plus que le chlore fixe. Ils opèrent leur dosage sur le produit de la calcination d'un même volume d'urine, produit obtenu dans les mêmes conditions, mais d'une part avec addition et de l'autre sans addition de carbonate de soude. Ils ont toujours constaté une différence considérable dans les résultats fournis par ces deux dosages et l'évaluent à 10 ou 40 % du chiffre total. C'est à cette différence, exprimée en chlorure de sodium, qu'ils donnent le nom de *chlore organique*, tandis qu'ils appellent *coefficient de chloruration* le rapport des chlorures fixes au chlore total.

On avait déjà appliqué cette méthode au dosage des composés organiques chlorés du suc gastrique. Malheureusement elle est passible de plusieurs objections : pendant la dessiccation et surtout pendant l'incinération, une partie de l'acide chlorhydrique provenant de la dissociation des composés chlorés organiques acides, peut être retenue par les phosphates monométalliques d'alcalis contenus dans l'urine. Inversement, par suite d'une action des phosphates alcalino-terreux, une partie des chlorures métalliques est décomposée et de l'acide chlorhydrique est mis en liberté. Il y a ainsi deux causes d'erreur en sens inverse, ne se compensant pas nécessairement l'une l'autre, et donnant lieu à un écart dont il n'est pas possible d'apprécier l'exacte valeur.

D'autre part, M. Lambert (1) a démontré qu'il n'était nullement nécessaire d'admettre, comme l'ont fait MM. Berlioz et Lépinois, que le chlore trouvé en moins dans le dosage fait sans carbonate de soude, préexiste dans l'urine à l'état de chlore organique. Rien en effet ne justifie cette conclusion, puisqu'il est avéré que si l'on évapore une solution de sel marin en présence d'un acide organique fixe, le produit de la calcination renferme toujours du carbonate de soude, ce qui implique une décomposition partielle du chlorure de sodium.

Il faut donc s'en tenir, pour le moment, au dosage du *chlore total* exécuté en présence du carbonate de soude et du nitrate de potasse et évaluer ce chlore en chlorure de sodium : c'est tout ce que l'état actuel de la chimie urinaire permet de faire.

(1) Lambert : In *Journal de Pharmacie et de Chimie*, 1er mai 94.

Il arrive, très fréquemment, que les urines contiennent, en même temps que des chlorures, des iodures et des bromures, chez les personnes qui font usage de ces médicaments. Ces sels étant, comme le chlore, précipités par le nitrate d'argent à l'état d'iodure et de bromure d'argent, on conçoit que le dosage du chlore serait considérablement faussé de ce chef, si l'on ne prenait, au préalable, la précaution de les éliminer. Nous ne voyons aucune nécessité, dans le cas particulier où l'urine renfermerait à la fois de l'iode et du brome, de procéder à leur séparation ; les méthodes qui permettent de la réaliser sont des plus compliquées et n'offrent le plus souvent aucun intérêt. Il est beaucoup plus pratique, comme le conseille Mercier, d'éliminer en bloc ces deux substances. Voici comment on opère :

20 c. c. d'urine sont placés dans un vase de Bohême et additionnés d'un même volume d'une solution de sulfate de cuivre à 10 %. On chauffe le tout vers 100°, en faisant passer un courant d'acide sulfureux. Dans ces conditions, tout l'iode et le brome passent à l'état de sels cuivreux, sous forme d'un précipité blanc jaunâtre ; on filtre sur un filtre sans plis, on lave le précipité sur le filtre et on complète le volume de 100 c. c. dans lequel on chasse l'acide sulfureux par ébullition et, après refroidissement, on titre le chlore comme précédemment.

Dosage de l'acide phosphorique.

Le dosage de *l'acide phosphorique total* se fait volumétriquement au moyen d'une liqueur titrée d'urane, en présence d'une solution acétique d'acétate de soude. La fin de la réaction se reconnaît *à la touche* sur des gouttes d'une solution de ferrocyanure de potassium au dixième.

Quelques urologistes, parmi lesquels Mercier, conseillent de se servir comme témoin, de teinture de cochenille qui prend une teinte *vert olive* lorsque l'opération est terminée. Dans ce cas, on ajoute une petite quantité de teinture de cochenille (5 c. c. $^0/_0$) à la solution d'acétate de soude. Nous avons assayé cette méthode et nous avouons que, pour l'urine au moins, elle nous semble des plus défectueuses, à cause de la difficulté qu'il y a à saisir le moment précis où le liquide passe du rose au vert.

Reste enfin le procédé de dosage de l'acide phosphorique par la pesée, à l'état de pyrophosphate de magnésie. Cette méthode est excellente et n'a qu'un inconvénient, celui d'être plus longue, tout en n'étant guère plus exacte que la méthode volumétrique.

Tous les auteurs indiquent des procédés de séparation des phosphates terreux et alcalins. En principe, nous ne voyons pas bien, malgré les assertions de Mairet, quel intérêt la clinique peut trouver à ce dosage différentiel. Ce qui est certain, c'est qu'il est *chimiquement impossible* : il y a longtemps que la question a été jugée et nous ne comprenons pas que certains urologistes s'obstinent encore à décrire et à appliquer cette méthode. Dès 1868, Byasson la condamnait en ces termes :

« On trouve dans presque tous les ouvrages qui traitent des urines, un moyen d'évaluer séparément les phosphates alcalins et les phosphates alcalino-terreux en précipitant par l'ammoniaque : il suffit de signaler ce procédé pour montrer combien il est défectueux et étant donné un mélange de phosphates, sulfates, chlorures, etc., de soude, potasse, chaux, magnésie, je ne connais pas de moyen de séparer ces sels tels qu'ils existent réellement » (1).

Plus tard, Cazeneuve, Olivier, Thorion (2) ont confirmé ce jugement avec preuves à l'appui ; il faut, en particulier, lire la savante démonstration qu'en a donnée le Docteur Thorion dans son étude sur les variations de quelques éléments de l'urine sous l'influence du travail intellectuel. Enfin Bretet, de Vichy, a montré tout récemment qu'aucune des méthodes employées pour la séparation des phosphates en alcalins et terreux ne permettait de conclure qu'ils existaient en effet sous cette forme dans l'urine. « Par ces méthodes, dit-il, on précipite du phosphate de chaux et de magnésie d'un liquide où l'acide phosphorique se trouve (avec d'autres acides) en présence de bases alcalines et terreuses, dans un état d'équilibre variable, que vient modifier la présence de l'ammoniaque ;

(1) Byasson : *Thèse de Paris*, 1868, p. 35.
(2) Cazeneuve : *Journal de Pharmacie et de Chimie*, 1879.
Olivier : *Société de biologie*, 1892.
Thorion : *Thèse de Nancy*, 1893.

mais rien n'indique que leurs éléments ont été éliminés à l'état de phosphates terreux : le contraire est même évident : le sang, qui est alcalin, ne saurait apporter au rein la chaux et la magnésie à l'état de phosphates ; ces bases arrivent certainement à l'appareil urinaire à l'état de sels solubles ; seulement, plus il en est apporté, plus l'addition d'ammoniaque à l'urine précipite de phosphates terreux ; de sorte que, en fait, ce sont les bases terreuses que l'on dose » (1).

On ne saurait mieux dire, mais cela n'empêchera pas de continuer à raisonner dans le vide sur les prétendues variations pathologiques des phosphates alcalins et terreux et d'évaluer leurs mutuels rapports.

Un autre problème de chimie analytique se pose à propos de l'acide phosphorique urinaire, c'est celui du phosphore organique. Nous devons en dire quelques mots à cause de l'importance qu'y attachent certains auteurs, Alb. Robin, en particulier.

L'acide phosphorique, en effet, n'est pas la seule forme sous laquelle on puisse trouver du phosphore dans l'urine. Celle-ci renferme encore du phosphore à un degré d'oxydation moins avancée, que l'on suppose être de l'acide phosphoglycérique, et qu'en tout état de cause on peut dénommer, avec Zuelzer et MM. Lépine et Eymonnet, *phosphore incomplètement oxydé* (2).

(1) Brizet : in *Répertoire de pharmacie*, juin 1895.
(2) Alb. Robin : *Bulletin de l'Acad. de Médecine*, 7 septembre 1887.

Le Docteur Thorion (1) distingue ces deux formes d'acide phosphorique sous les noms *d'acide phosphorique patent* et d'*acide phosphorique latent*. Le premier correspond à l'acide phosphorique des phosphates, sous quelque forme chimique d'ailleurs qu'il se présente dans l'urine ; il est complètement précipité soit par les sels d'urane, soit par la mixture magnésienne. « Toutefois, dit le docteur Thorion, quand ces réactifs ont épuisé leur action sur l'urine, c'est-à-dire en ont séparé l'acide phosphorique manifeste, *patent*, le liquide filtré renferme encore du phosphore dissimulé, *latent*, que l'on peut mettre en évidence par calcination avec un corps oxydant, tel que le nitrate de potassium. Que l'on redissolve, en effet, le résidu de cette incinération, que l'on réalise les conditions voulues de milieu, on obtiendra, par le mélange magnésien ou le molybdate d'ammoniaque, un précipité caractérisant la présence d'acide phosphorique, produit ou libéré par l'opération. » C'est en ce sens qu'Albert Robin appelle l'acide phosphorique des phosphates, acide phosphorique *préformé* par opposition à l'acide phosphorique *produit*. Le rapport normal de ce dernier au premier serait de 1,75 %, le rapport de ce même phosphore incomplètement oxydé à l'azote de l'urée serait de 0,353 % (Alb. Robin : loc. cit.).

Nous savons comment on dose l'acide phosphorique patent ou préformé ; le docteur Thorion dose l'acide phos-

(1) Thorion : Loc. cit. p. 50 et suiv.

phorique latent par la pesée, après calcination, et précipitation par le molybdate d'ammoniaque. Cette méthode, étant donnée surtout la minime proportion du phosphore sur laquelle on opère, n'est pas d'une précision très rigoureuse, à cause de l'incertitude qui existe sur la véritable formule du phospho molybdate d'ammoniaque. Le docteur Thorion estime que 100 parties de ce composé représentent 3,97 d'anhydride phosphorique et propose pour le calcul le coefficient 3,9. En opérant toujours de la même façon et surtout en ne cherchant à connaître que les *variations relatives* de l'acide phosphorique latent, sans se préoccuper outre mesure de sa *valeur absolue*, on peut, à la rigueur, s'en contenter. Il n'en reste pas moins que ces méthodes d'analyse sont très compliquées et ne sauraient servir, à cause de cela, qu'à des recherches de laboratoire. Elles donnent aux travaux de physiologie un très grand intérêt, mais ne sont malheureusement pas praticables dans les analyses d'urine ordinaire.

Enfin, il faut bien dire aussi que ces recherches de chimie transcendante ont un grave danger, celui de servir de base à des théories physiologiques préconçues que rien de sérieux ne justifie au fond. Que penser, par exemple, de toutes les recherches de Lépine et de ses élèves, MM. Eymonnet et Aubert sur les variations pathologiques du phosphore incomplètement oxydé, lorsque le docteur Thorion arrive à cette conclusion fort vraisemblable, que l'acide phosphorique latent pourrait bien n'être, en définitive, que de l'acide phosphorique ordinaire retenu et dis simulé par les substances organiques de l'urine. « L'acide phosphoglycérique ou le phosphore incomplètement oxydé de MM. Lépine, Eymonnet et Aubert, notre acide phosphorique latent, ne correspondent, en définitive, qu'à la différence entre deux dosages d'acide phosphorique, exécutés : l'un en présence de substances organiques ; l'autre après destruction de ces matières. Il se peut que la mixture magnésienne en milieu organique ne produise pas une précipitation absolument complète de l'acide phosphorique, dont une minime quantité, restée dans le filtratum, se retrouve seulement après calcination (1) ».

Dosage des soufres urinaires.

Le dosage du soufre urinaire est rarement pratiqué en urologie, malgré toute l'importance qu'il pourrait avoir dans certains cas. Cela tient sans doute à la longueur et à la complication des opérations qu'il nécessite.

Nous avons vu dans la première partie de cet ouvrage, que le soufre passait dans l'urine sous deux principales formes : soufre acide des sulfates et des phénols-sulfates et soufre neutre ou incomplètement oxydé ; on désigne encore ces variétés de soufre urinaire sous les noms de :

Acide sulfurique préformé ;
Acide sulfurique conjugué ;
Et *Soufre incomplètement oxydé ;*

(1) Thorion : Loc. cit., p. 96.

A chaud, le chlorure de sodium précipite :

En *milieu acétique*, le *seul soufre des sulfates*.

En *milieu chlorhydrique, tout le soufre complètement oxydé*.

La différence entre ces deux dosages donne le soufre sulfo-conjugué, que l'on exprime comme celui des sulfates, en acide sulfurique.

Enfin, après calcination de l'urine avec du nitrate de potasse, la baryte précipite la totalité du soufre, ce qui permettrait encore d'avoir par différence le soufre incomplètement oxydé. (*On l'exprime également en acide sulfurique*).

Généralement, on commence par doser le *soufre urinaire total*.

A. — Dosage du soufre total

On met 50 c. c. d'urine dans un creuset ou mieux dans une capsule en porcelaine de Bayeux de dimensions suffisantes ; on les additionne d'une pincée d'un mélange de 4 parties de nitrate de soude pur pour une partie de carbonate de soude pur. On évapore au bain-marie et on ajoute au résidu une nouvelle quantité du mélange oxydant (il en faut environ de 15 à 16 gr.), puis on calcine. Le résidu, dissous dans de l'eau distillée et acidulé par de l'acide chlorhydrique est précipité par du chlorure de baryum. On lave par décantation avec les précautions usitées dans les cas semblables, on dessèche le précipité à l'étuve, puis on le calcine et on le pèse. Le poids du sulfate de baryte obtenu multiplié par le coefficient 0,4206 donne le poids d'acide sulfurique monohydraté contenu dans les 50 c. c. d'urine.

On conseille habituellement pour la calcination de l'urine, l'emploi d'une capsule d'argent, mais le docteur Moreigne a démontré qu'il était préférable de se servir d'une capsule de porcelaine et d'employer pour la calcination le nitrate de soude au lieu de celui de potasse. En effet, le creuset d'argent est attaqué et il se produit une certaine quantité de chlorure d'argent et d'argent réduit.

B. — Dosage du soufre, des sulfates et des phénols-sulfates

100 c. c. d'urine sont additionnés de 10 c. c. d'acide chlorhydrique : on chauffe pendant un quart d'heure à l'ébullition, à feu nu ; on ajoute ensuite un excès de chlorure de baryum et on continue à chauffer au bain-marie jusqu'à ce que le sulfate de baryte soit entièrement déposé. Au bout d'un temps suffisant, on recueille le précipité sur un filtre et on le pèse, après lavage, dessiccation et incinération.

On admet que l'acide sulfurique sulfo-conjugué a pour principale origine la résorption intestinale du phénol, de l'indol et du skatol formés dans l'intestin. Il se trouve donc dans l'urine en quantités directement proportionnelles à l'intensité de ces fermentations et peut, jusqu'à un certain point, leur servir de mesure.

Pour 1 gr. 687 d'acide sulfurique total, Robin a trouvé 0,100 d'acide sulfurique conjugué et 0,165 de soufre incomplètement oxydé.

Nous avons vu que sous le nom de *coefficient de Baumann* on désignait le rapport qui existe dans l'urine entre l'acide sulfurique des acides sulfo-éthérés (acide sulfurique des phénols-sulfates) et l'acide sulfurique total. Dans l'urine normale ce coefficient est de 10 %. D'après M. Jules Amann, de Lausanne, le coefficient de Baumann est augmenté dès que la digestion intestinale se fait d'une manière anormale (1).

Nous verrons à propos des urines pathologiques, comment on peut rechercher et au besoin doser les phénols urinaires.

Dosage de la chaux et de la magnésie.

Ces deux bases se dosent sur une même portion de liquide urinaire, habituellement sur 200 c. c. Voici comment il convient d'opérer :

Chaux. — 200 c. c. d'urine sont évaporés et calcinés. Le résidu est repris par de l'eau additionnée d'acide chlorhydrique. Au liquide filtré, on ajoute, par petites quantités, de l'ammoniaque, jusqu'à réaction alcaline. Il s'est alors formé un précipité que l'on redissout dans de

(1) Cf. *Union pharmaceutique* : Septembre 1896, p. 398.

l'acide chlorhydrique versé goutte à goutte. A cet acide libre on substitue de l'acide acétique, par addition d'acétate de sodium. Si la liqueur n'est pas suffisamment acide, c'est-à-dire s'il se produit spontanément un précipité, on ajoute un peu d'acide acétique. Dans le liquide, on verse de l'oxalate d'ammonium, on agite et l'on abandonne au repos jusqu'au lendemain. Le précipité d'oxalate de calcium qui a pris naissance est recueilli sur un filtre à poids de cendres connu, lavé avec un peu d'eau et desséché. Les eaux mères et eaux de lavage sont réunies et mises de côté pour le dosage de la magnésie.

Le filtre et l'oxalate calcique sont calcinés; les cendres sont reprises par quelques gouttes d'acide sulfurique dilué. On dessèche au bain de sable ; on calcine de nouveau. On pèse, on défalque les cendres du filtre, et, multipliant par 0,4116, on passe du poids de sulfate de calcium à celui de la chaux.

Magnésie. — Du liquide conservé, on précipite la magnésie, sous forme de phosphate ammoniaco-magnésien. Dans ce but, on alcalinise fortement par l'ammoniaque, on ajoute, si l'on veut, un peu de phosphate de sodium, on agite et l'on abandonne. Le lendemain, le précipité est recueilli sur un filtre à poids de cendres connu : on lave à l'eau ammoniacale au tiers, jusqu'à disparition de la réaction du chlore. On dessèche, on calcine successivement le filtre et le précipité : on pèse et on retranche les cendres du filtre. Le poids du pyrophosphate, multiplié par 0,3604 donne le poids de la magnésie.

Les urines des 24 heures contiennent de 20 à 30 centigrammes de chaux et 1 fois 1/2 environ plus de magnésie. Ce dosage est rarement pratiqué et ne semble pas avoir une bien grande importance au point de vue pathologique [1].

(1) Le dernier Congrès de chimie appliquée (section IX) a voté les conclusions suivantes relatives à la chimie de l'urine ;

1° *Dosage de l'urée* : Dans l'état actuel de nos connaissances et, en prenant toutes les précautions expérimentales voulues, le procédé de dosage de l'urée par l'hypobromite de soude est, pour la clinique, une méthode suffisamment précise.

2° *Dosage de l'acidité* : L'acidité sera représentée par le nombre de centimètres cubes de liqueur alcaline normale :

L'acidité sera déterminée par la touche au tournesol.

3° *Dosage de l'acide urique* : Pour le dosage rigoureux de l'acide urique, le procédé Salkowski-Ludwig, long et délicat, reste le procédé adopté par la plupart des auteurs ; Pour le dosage pratique de l'acide urique, le procédé Denigès réunit les garanties d'exactitude et de rapidité suffisantes pour mériter d'être adopté dans tous les laboratoires.

4° La dénomination de coefficient des oxydations azotées est remplacée par celle de rapport azoturique.

CHAPITRE CINQUIÈME

MARCHE A SUIVRE DANS L'ANALYSE DES URINES REPRÉSENTATION DES RÉSULTATS

La marche à suivre dans la conduite d'une analyse d'urine n'est pas indifférente, surtout si l'on tient à ménager son temps, tout en sauvegardant l'exactitude et la précision des divers dosages. Chacun arrive ainsi à se créer une méthode en rapport, soit avec son expérience personnelle soit avec la disposition et les ressources de son laboratoire ; aussi ne saurait-on, en pareille matière, tracer des règles absolument fixes. Voici, pour notre part, comment nous procédons.

Dès qu'on est en possession de l'urine à analyser, il convient d'en déterminer exactement le volume. Nous supposons, bien entendu, que le malade aura préalablement fourni tous les renseignements relatifs à la période pendant laquelle les émissions ont été recueillies et d'autre part que ces émissions correspondent bien à un cycle total de 24 heures.

La détermination du *volume* se fait au moyen d'une

éprouvette de 1000 c. c., divisée en dixièmes de centimètres cubes. En même temps qu'on procède à cette détermination du volume, on note les principaux caractères organoleptiques, tels que *la couleur, la réaction, l'odeur, la fluidité, la transparence, la nature du dépôt et du sédiment*, etc.

Ce premier examen rapide et sommaire fournit souvent de précieuses indications pour le reste de l'analyse, mais il faut bien se garder de rien préjuger sans avoir soumis ces indications au contrôle rigoureux de l'expérience.

La détermination de la *densité* se fait, comme nous l'avons indiqué, en tenant soigneusement compte de la température. Cette donnée de la densité est par elle même fort importante au point de vue de l'analyse, en ce sens qu'elle guide au sujet des quantités d'urine à prélever ultérieurement pour les différents dosages; elle peut également faire soupçonner la présence du sucre, sans qu'on puisse jamais pourtant se dispenser d'en faire la recherche par les méthodes ordinaires.

Nous pratiquons ces observations préliminaires avant la filtration de l'urine; mais, par contre, nous n'effectuons les dosages que sur l'urine filtrée et bien limpide, ou, dans certains cas particuliers, sur l'urine dont le sédiment a été au préalable redissous par des moyens appropriés.

En filtrant l'urine, nous conservons toujours les dernières portions qui restent sur le filtre pour les soumettre ensuite à l'examen microscopique, avec les précautions spéciales que nous indiquerons en leur lieu.

Ici se place une observation importante relative à la conservation de l'urine dans le cas où on ne pourrait procéder de suite à l'analyse, surtout pendant les chaleurs de l'été.

Différentes substances ont été proposées pour réaliser cette conservation. Citons seulement le naphtol, le salol, le chloroforme, le sublimé, le fluorure d'ammonium, etc. Huguet, qui a étudié à fond cette question, propose l'addition à l'urine des 24 heures de 2 c. c. d'une solution de cyanure de mercure qu'il formule ainsi :

Cyanure de mercure.	10
Eau, q. s. pour	100 c. c. (1)

Le cyanure de mercure a cet avantage de ne pas précipiter l'albumine, mais réduit un peu la liqueur de Fehling (Hugounenq).

La première opération à exécuter sur l'urine à analyser est celle du dosage de *l'acidité*, lorsqu'il y a lieu de le faire. Ce dosage, nous en avons donné la raison, ne doit jamais être différé, surtout lorsque la température est élevée : ne pouvant y procéder immédiatement après l'émission, il faut au moins l'exécuter avant que l'urine soit entrée en fermentation ; il perdrait, dans le cas contraire, une grande partie de sa valeur et ne conserverait plus aucune signification.

(1) Huguet : Notes d'urologie.

Cela fait, on prélève 10 c. c. d'urine que l'on introduit dans une capsule de platine tarée. Cette dernière est placée dans l'étuve chauffée à + 100° et l'on donne à l'urine le temps de s'évaporer : cette opération n'exige aucune surveillance. Le poids du résidu sec multiplié par 100 donne le poids des substances solides, organiques et minérales : *extrait sec*.

En même temps, on mesure dans une petite capsule de porcelaine à fond plat 10 autres c. c. d'urine auxquels on ajoute 3 gouttes d'acide sulfurique pur et 10 c. c. d'une solution à 2 % de permanganate de potasse, on porte à l'ébullition jusqu'à décoloration, on sature l'acide par du carbonate de calcium pur et *sans filtrer*, on additionne d'eau jusqu'à 100 c. c. environ. Cela servira au dosage des *chlorures*.

Puis, on mesure 10 autres c. c. d'urine dans un ballon de 375 c. c. de capacité ; on y ajoute 10 c. c. de la solution d'oxalate neutre de potasse et 5 c.c. d'acide sulfurique pur : on place le ballon sur un brûleur Bunsen, muni d'une toile métallique. Cette opération, qui doit servir au dosage de *l'azote total*, se fait toute seule et presque sans surveillance, sauf pourtant le cas des urines sucrées ou albumineuses.

Après cette mise en train des principaux dosages, on mesure exactement dans un ballon jaugé, 50 ou 100 c. c. d'urine que l'on additionne d'un dixième d'acétate de plomb liquide. On agite et on laisse reposer. L'urine ainsi déféquée servira au *dosage de l'urée, à la recherche* et, au besoin, *au dosage du sucre*.

D'autre part, dans un vase à précipiter, on mesure 100 c. c. d'urine que l'on additionne de 25 c. c. de la solution demi déci normale magnésienne d'argent, on agite, on filtre et on recueille 100 c. c. dans lesquels on dose ensuite l'argent non précipité par la méthode cyanimétrique de Denigès. C'est là le dosage de *l'acide urique* ou mieux des *composés xantho-uriques*.

Pendant que se poursuivent ces diverses opérations, et en attendant qu'elles soient achevées, on peut procéder à la recherche des éléments anormaux : *albumine*, *sucre*, *bile*, etc.

La recherche de ces divers corps est parfois assez délicate, ainsi que nous aurons lieu de le dire. Si la présence de l'albumine était constatée, on pourrait immédiatement en commencer le dosage. Ce dosage doit toujours se faire par la pesée directe. Nous le décrirons, ainsi que celui du sucre, dans la troisième partie de ce livre.

Jusque là nous n'avons fait, en quelque sorte, que préparer l'analyse et, comme nous l'avons dit, la mettre en train. Si le liquide destiné au dosage de l'azote total est prêt, c'est-à-dire complètement décoloré, on retire le ballon du feu et on y projette, au moyen d'une pissette, quelques centimètres cubes d'eau distillée chaude (ne jamais employer d'eau froide) ; puis, on complète un volume de 50 c. c. Ces 50 c. c. correspondent à 10 c. c. de l'urine primitive et contiennent tout l'azote de cette urine à l'état de sulfate d'ammoniaque. On en prélève 10 c. c. correspondant à 2 c. c. d'urine, que l'on sature avec de la soude, comme nous l'avons indiqué.

Cela fait, on procède avec un bon uréomètre, à trois dosages successifs d'azote en employant chaque fois la même quantité d'hypobromite et de glucose :

a. Dosage sur 2 c. c. de la solution titrée de sulfate d'ammoniaque ;

b. Dosage sur 2 c. c. de l'urine déféquée par le sous-acétate de plomb ;

c. Dosage sur 2 c. c. de l'urine traitée par l'acide sulfurique et représentée ici par 10 c. c. de la solution ammoniacale.

Ces diverses opérations, plus longues à décrire qu'à exécuter, sont indispensables ; on en notera avec soin les résultats, en observant que ceux du second dosage doivent être augmentés d'un dixième, par suite de la dilution de l'urine.

Les *phosphates* sont à leur tour dosés par la solution d'urane, sur 50 c. c. d'urine, après coagulation de l'albumine, s'il y a lieu.

Il ne reste plus qu'à peser l'*extrait sec* et à le calciner, en présence d'un peu d'azotate d'ammoniaque pour avoir le poids des *cendres*.

Enfin l'*examen microscopique* terminera la série des opérations de l'analyse.

Tels sont les dosages que l'on exécute le plus fréquemment et qui suffisent dans la plupart des cas, aux besoins de la clinique la plus exigeante. Si l'on veut y ajouter ceux des diverses variétés de soufre et de phosphore, des bases alcalines et terreuses, on pourra le faire en se reportant aux indications que nous avons données, et aussi en ne perdant pas de vue ce que comportent de problématique, ces raffinements de recherches.

Telle que nous venons de la décrire, l'analyse de l'urine nécessite un ensemble d'opérations qui exigent un assez long espace de temps et une somme considérable de travail, malgré la simplification des méthodes employées. Nous estimons qu'il y aurait danger à pousser plus loin cette simplification et à vouloir exagérer outre mesure la rapidité de l'analyse.

Représentation des résultats. — L'analyse, une fois terminée, comment en exprimer les résultats ? C'est là une grosse question et, pour tout dire, un des côtés obscurs de l'urologie. Bien des méthodes ont été proposées, mais aucune ne nous satisfait complètement.

Quelques auteurs ont cherché à déterminer la moyenne normale de l'excrétion de chaque élément pour un kilogramme de poids corporel ; puis en partant de ces données théoriques, ils ont cru qu'il suffirait de multiplier ces *unités urologiques* par le poids réel ou plus ou moins corrigé en fonction de la taille et de l'âge, pour fixer *a priori* ce que *devrait être* l'excrétion normale d'un sujet quelconque. La comparaison de cette urine idéale avec l'urine en examen s'établit ensuite, soit sous forme de tableaux, soit sous celle de graphiques.

Nous avons montré combien était fantaisiste ce mode d'appréciation ; sans rien enlever de leur valeur aux chiffres fournis par la physiologie, nous avons vu qu'il était impossible, en pratique, au moins dans la majorité des cas, de s'appuyer sur eux. L'analyse de l'urine, telle que la réclame le médecin, n'est pas une analyse ayant pour objectif un sujet placé dans les conditions normales où se place le physiologiste, mais bien un sujet soumis aux conditions ordinaires de la vie et dont l'état, sans être nécessairement d'ordre pathologique, est plus ou moins d'ordre extra physiologique.

Nous l'avons dit et nous croyons devoir le répéter encore ; *il n'y a pas pour nous d'urine normale absolue, il y a des urines normales particulières à chaque individu* ; c'est en ce sens qu'on peut dire de l'urine qu'elle est *l'expression extériorisée* du processus nutritif propre à chaque organisme.

De cette conception de l'urine résulte cette conséquence, que, dans l'interprétation des données de l'analyse, comme dans celle d'ailleurs de tous les autres éléments de diagnostic, il convient de faire intervenir un interrogatoire du malade dirigé de façon à pénétrer autant que possible dans ses habitudes intimes et quotidiennes. Pour l'urine, nous estimons que cet interrogatoire doit surtout porter sur les points suivants :

Le volume de l'urine est-il bien celui des 24 heures ?

Ce volume est-il ou non, *habituellement* le même ?

N'a-t il pas été accidentellement *augmenté* ou *diminué* le jour où l'urine a été recueillie ?

Quelle est la nourriture ordinaire du sujet ? Mange-t-il beaucoup de viande ou beaucoup de légumes, ou à peu près autant de l'une que des autres ? Boit-il beaucoup ou modérément ?

Mène-t-il une vie très active ou sédentaire ? L'urine présente-t-elle d'ordinaire, ou depuis peu seulement, les caractères particuliers d'aspect, de dépôt, de couleur, etc., qu'elle a le jour de l'analyse ? etc., etc.

Toutes ces questions, et bien d'autres encore que les circonstances indiqueront, sont indispensables pour éclairer le médecin sur la portée des résultats de l'analyse. A titre documentaire, on pourra y joindre utilement quelques renseignements sur l'âge, le sexe, le poids corporel, etc., sans y attacher d'ailleurs une bien grande importance.

Cela posé, on se contentera, pour la représentation des résultats analytiques, de placer en regard des moyennes générales relatives à la composition de l'urine normale de l'adulte, les chiffres obtenus pour l'urine analysée, en rapportant, comme de juste, les unes et les autres à une période de 24 heures. Le seul examen de ce tableau comparatif permettra déjà de poser quelques conclusions utiles, surtout si on les appuie sur les renseignements indiqués plus haut.

Il y aura lieu, par exemple, de constater soit une augmentation, soit une diminution dans le quantum des éléments dosés, par rapport aux normales : augmentation ou diminution qui pourront être soit absolues, soit simplement relatives.

Mais c'est surtout la détermination des principaux *rapports urologiques* qui fournira de très précieuses indications. On exprimera ces rapports dans un tableau spécial, en regard également des rapports normaux. Nous savons que les plus importants de ces rapports sont les suivants :

Rapport azoturique de Bayrac ou *d'oxydation azotée de Robin* ;

Rapport de l'urée aux matériaux solides ;

Rapport des matériaux inorganiques aux matériaux solides en bloc (coefficient de déminéralisation) ;

Rapport de l'acide urique à l'urée ;

Rapport de l'acide phosphorique à l'urée ou rapport de Zuelzer ;

Rapport de l'acide phosphorique à l'azote total.

Pour rendre plus apparentes aux yeux les variations de ces rapports, nous les avons figurées dans un graphique par des lignes de longueurs proportionnelles à leur valeur normale. Au-dessous des lignes noires figurant les *rapports normaux*, on trace à l'encre rouge des lignes représentant les *rapports trouvés* et leur différence en plus ou en moins est ainsi plus facile à apprécier. Ce graphique, dont nous donnons la figure ci-contre, n'a pas besoin d'autres explications pour être compris.

RAPPORTS D'ÉCHANGES NUTRITIFS

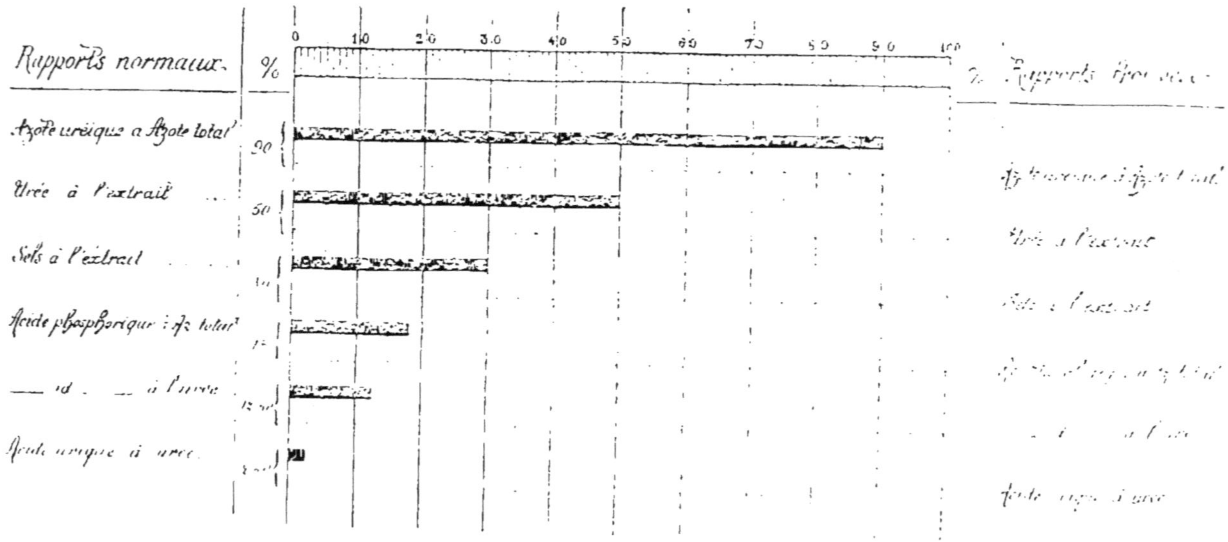

On pourrait, à la rigueur, ajouter à ces rapports celui des *sulfates à l'urée ou à l'azote total*, des *chlorures à l'urée ou à l'azote total* ou encore ceux de *l'acide phosphorique produit* à *l'acide phosphorique total* ou à *l'acide phosphorique préformé*, ceux du *soufre incomplètement oxydé* au *soufre total*, du *chlore fixe* au *chlore organique*, etc., etc.; mais nous savons qu'il ne faut pas trop s'aventurer dans cette voie et qu'a perdre les bases solides de la chimie, on perd aussi celles de l'exactidude.

Le professeur Huguet a dressé un tableau très ingénieux qui permet d'obtenir avec la plus grande facilité les rapports de tous les éléments de l'urine entre eux et avec la normale (Voir page suivante).

Nous en empruntons l'explication à l'auteur lui-même :

« Ce tableau se compose de onze raies horizontales graduées (la graduation employée est celle de la règle à calcul) ; la deuxième est consacrée au volume ; la troisième à l'acidité ; la quatrième à l'extrait, etc. Une raie verticale, étiquetée normale par litre, part du chiffre 100 de la première colonne et traverse toutes les colonnes suivantes, en indiquant la quantité de chaque élément contenu dans un litre d'urine normale.

Comment se sert-on de ce tableau ? Quand l'analyse est terminée, dans chaque colonne, on fait un trait vertical au point convenable pour indiquer les quantités trouvées.

Si nous voulons savoir dans quelle proportion, par rapport à la normale, se trouve un élément, nous prolongerons par la pensée le trait qui représente cet élément jusqu'à la première colonne horizontale intitulée : « Proportions » et là nous n'aurons qu'à lire le chiffre désiré.

Ex.: 1 litre d'urine contenait 10 gr. d'urée ; prolongeons le trait vertical placé en 10 dans la colonne horizontale de l'urée jusqu'à la première colonne horizontale : il passera à la division 48 : nous dirons, l'urine examinée contient par litre les 48/100 d'urée d'une urine normale. De même pour les autres éléments.

Les résultats ainsi obtenus correspondent à ce que Gautrelet désigne sous le nom de *quantités relatives* ; ainsi l'acidité d'une urine peut être très grande par rapport au litre, tout en restant normale ou même faible pour les 24 heures : c'est une donnée qui a bien son importance.

Pour représenter les résultats des 24 heures, nous emploierons des traits verticaux brisés : après avoir inscrit le chiffre de l'émission des 24 heures, nous mesurerons, avec un compas ou au moyen de deux petits traits reportés sur un bout de papier, la distance qui sépare le chiffre 1000 du chiffre donnant le volume des 24 heures : dans les autres colonnes horizontales, nous marquerons la même distance en partant toujours du trait indiquant l'analyse rapportée au litre ; nous obtiendrons ainsi tous les chiffres rapportés aux 24 heures.

Pour obtenir une ligne verticale représentant la normale des 24 heures, nous multiplierons le coefficient urologique du sujet par 24 ; nous obtiendrons ainsi un chiffre : nous le chercherons dans la ligne horizontale affectée

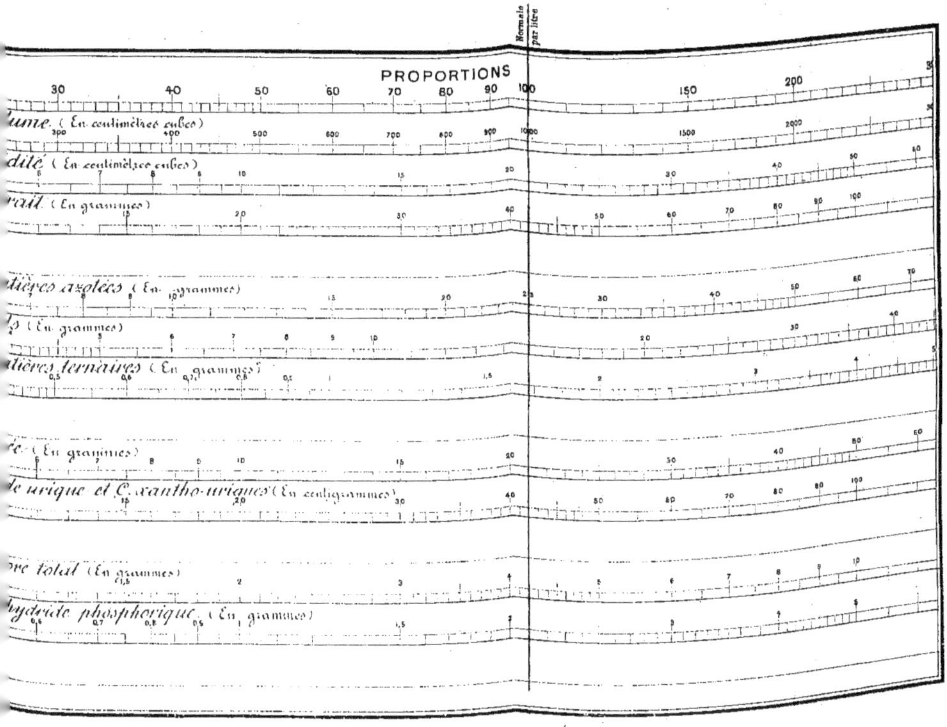
Normale par litre
PROPORTIONS
ume. (En centimètres cubes)
dité (En centimètres cubes)
rait. (En grammes)
tières azotées (En grammes)
(En grammes)
tières ternaires (En grammes)
(En grammes)
le urique et C. xantho-uriques (En centigrammes)
re total (En grammes)
hydride phosphorique. (En grammes)

au volume ; par le point ainsi déterminé, nous mènerons une verticale. Elle indiquera les quantités normales de chaque élément que doit excréter le sujet en 24 heures.

Pour trouver les rapports entre la normale des 24 heures et les chiffres analytiques, nous collerons, dans la douzième colonne horizontale, une bande de proportions semblable à celle qui est reproduite dans la première colonne, en ayant soin que le chiffre 100 coïncide avec la normale des 24 heures ; en opérant comme nous l'avons dit plus haut, mais en se servant de la dernière colonne horizontale et non de la première, nous trouverons en centièmes, les rapports entre les chiffres trouvés et ceux indiqués par la normale des 24 heures.

Il nous semble que ces renseignements suffisent au clinicien, et il vaudrait peut-être mieux ne pas développer davantage tous les calculs et chiffres qui peuvent être fournis par notre tableau ; cependant, comme le chimiste pourra en tirer parti, nous allons en indiquer quelques-uns.

Il est facile de voir que les rapports normaux entre le volume, l'acidité et l'extrait, sont représentés respectivement par les chiffres 1000, 21 et 44.6.

Si nous voulons trouver la composition centésimale de l'extrait normal, il nous est facile en abaissant une verticale partant du chiffre 100 de l'extrait, de voir que l'extrait contient :

60 parties de matières azotées ;
36 — de sels ;
4 — de matières ternaires.

De la même manière, nous trouverons que 100 parties de matières azotées renferment normalement :

84 parties d'urée ;
1,8 d'acide urique ;
14,2 de matières azotées diverses ;

ou encore que 100 parties de sels contiennent :

28 parties de chlore ;
14 — d'anhydride phosphorique.

Les rapports normaux de l'acide urique à l'urée, du chlore à l'urée, de l'anhydride phosphorique à l'urée, de l'urée à l'extrait (coefficient de Bouchard) ; de l'urée à l'azote total calculé en urée (coefficient d'oxydation de Robin, d'utilisation de R. Huguet, rapport azoturique de Bayrac) sont donnés tout aussi simplement : nous cherchons dans la colonne du corps pris comme dénominateur le chiffre 100 ; sur la même verticale nous trouvons le chiffre convenable pour le corps pris comme numérateur.

Voilà pour les rapports normaux : il est tout aussi simple de trouver les rapports des éléments dosés. Nous prenons une bande mobile portant la même graduation que la colonne 1 : nous plaçons le chiffre 100 sur le chiffre indiquant la quantité du litre par corps pris comme dénominateur : sur la même ligne horizontale, nous cherchons le chiffre correspondant au poids du corps pris comme numérateur; en face, sur la bandelette mobile, nous trouvons le numérateur de la fraction.

Enfin, rien n'est plus facile que de déterminer les rapports entre les rapports normaux et les rapports fournis par l'analyse. *Ex.* : le rapport normal entre l'acide phosphorique et l'urée est de 10/100 : l'analyse nous donne un rapport de 15/100 ; quelle est l'exagération de la proportion de l'acide phosphorique? Plaçons le chiffre 100 de la bandelette mobile sur le chiffre représentant la quantité d'urée par litre ; par le point représentant par litre la quantité trouvée d'acide phosphorique, menons une verticale ; elle rencontrera en un point quelconque la bandelette mobile ; ce point nous indiquera le numérateur cherché : en l'espèce, nous trouverons que le rapport est de 150/100 (1). »

On saisira mieux le mécanisme de cette méthode en en faisant l'application à une urine donnée. Le tableau ci-contre représente l'analyse d'un sujet dont le *coefficient* urologique serait de 83 et qui, par suite, devrait éliminer 2 litres d'urine en 24 heures.

La première ligne rouge brisée montre que, par litre, l'urine analysée contient :

Acidité	24
Extrait	46
Matières azotées (en urée)	29

(1) Huguet : *Notes d'urologie*, p. 22 et suiv.

Sels	16.20
Matières ternaires	0.90
Urée	18
Acide urique	0.75
Chlore	7
Anhydride phosphorique	2.40

La seconde ligne rouge brisée donne le résultat des 24 heures, le volume d'urine effectivement émis étant de 1500 c. c.

Acidité	36
Extrait	69
Matières azotées (en urée)	43
Sels	24.30
Matières ternaires	2.35
Urée	27
Acide urique	1.12
Chlore	10.30
Anhydride phosphorique	3.60

Le rapport de l'anhydride phosphorique à l'urée est :

$$\frac{24}{180} = \frac{13}{100}$$

au lieu de 10 %.

Le rapport azoturique est :

$$\frac{18}{29} = \frac{63}{100}$$

au lieu de 84 %.

Pl. 1

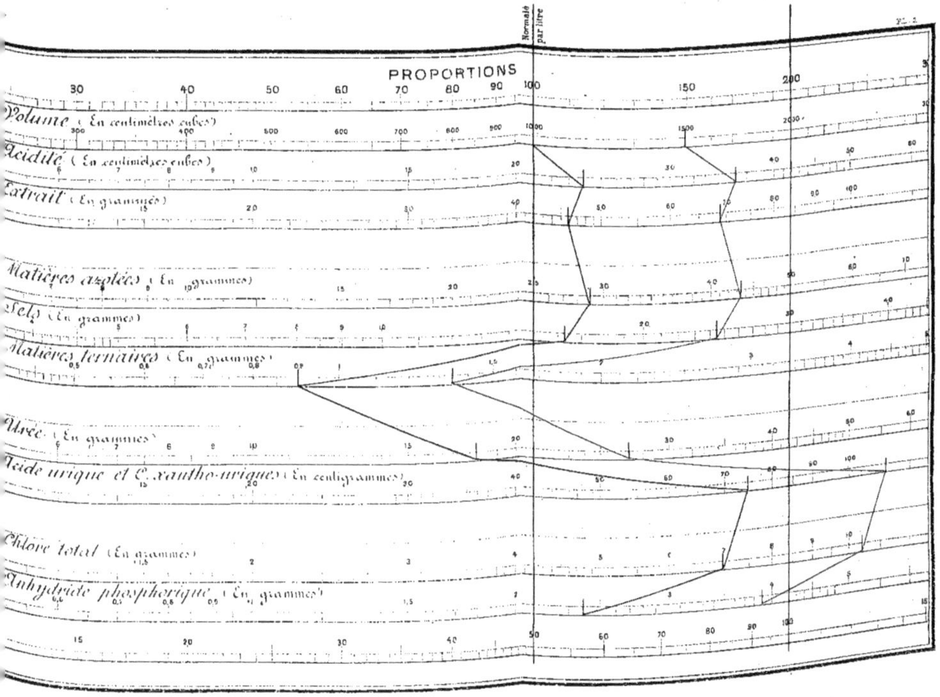
Normale par litre
PROPORTIONS
30 40 50 60 70 80 90 100 150 200
Volume (En centimètres cubes)
Acidité (En centimètres cubes)
Extrait (En grammes)
Matières azotées (En grammes)
Sels (En grammes)
Matières ternaires (En grammes)
Urée (En grammes)
Acide urique et C. xantho-uriques (En centigrammes)
Chlore total (En grammes)
Anhydride phosphorique (En grammes)

Ces chiffres semblent indiquer que le rapport

$$\frac{\textit{anhydride phosphorique}}{\textit{Urée}}$$

est trop élevé. Mais en consultant le graphique, on ne trouve pas ce rapport trop élevé et si on en cherche la cause, on voit rapidement que ce n'est pas le chiffre d'anhydride phosphorique qui est trop élevé, mais bien celui de l'urée qui est trop faible ; on arrive, à vrai dire, aux mêmes conclusions par l'étude des chiffres, mais c'est un travail assez long qui saute instantanément aux yeux au moyen du graphique (1).

Nous convenons que cette façon de représenter l'analyse est des plus originales et a l'immense avantage d'abréger singulièrement les calculs. Nous ne lui ferons qu'un reproche : c'est de faire entrer en ligne de compte la détermination d'un *coefficient urologique* qui est à nos yeux une pure chimère.

Il faut d'ailleurs rendre cette justice à la sagacité du professeur Huguet, qu'il est le premier à reconnaître « *qu'il ne faut pas attacher une trop grande importance à la détermination du coefficient urologique* (2) et que dans la machine humaine, *la qualité* des excréta prime de beaucoup *leur quantité*. Il y a en effet, suivant son heureuse expression, pour chaque individu, un *coefficient de vitalité personnelle* qui nous échappe absolument.

(1) Huguet : Communication inédite.
(2) Huguet : Loc. cit., page 19.

Nous répudions donc *toute donnée numérique absolue*, relativement à l'excrétion des éléments de l'urine, que les chiffres soient rapportés au litre ou au kilog de poids corporel, que ce poids lui-même soit ou non considéré comme *poids réel* ou comme *poids actif*. Dans cet ordre d'idée, nous ne saurions accepter que les moyennes larges et un peu vagues, nous en convenons, fournies par les auteurs spéciaux, particulièrement par Yvon pour la France. A ces moyennes, nous comparons les résultats de l'analyse, en observant que, toutes choses égales d'ailleurs, pour créer une urine anormale, deux conditions au moins sont indispensables :

1° Que l'écart soit considérable, entre les moyennes normales et l'urine analysée ;

2° Que cet écart soit, sinon permanent, au moins assez persistant pour indiquer, non pas un trouble accidentel et passager, mais une perversion nutritive bien caractérisée.

Les mêmes observations, cela va de soi, s'appliquent aussi à l'interprétation des rapports urologiques ; ils doivent, pour être pris en sérieuse considération, répercuter un état morbide habituel et non pas seulement un désordre momentané et sans importance.

« Il s'en faut, dirons-nous en terminant avec le professeur Arnozan, de Bordeaux, que les troubles urologiques indiquent nécessairement une véritable maladie de la nutrition. Avant de pouvoir conclure ainsi, il faut que l'analyse clinique ait écarté les diagnostics d'une série d'autres états morbides, où ces troubles urologiques peuvent se rencontrer. Il faut que le rein ne soit pas malade et qu'on ne puisse pas attribuer à une perversion de la sécrétion les modifications du liquide sécrété, il faut que l'organisme ne soit pas sous l'influence immédiate d'un agent toxique et infectieux qui bouleverse accidentellement les conditions de son chimisme intime et est ainsi responsable des désordres observés. Il faut enfin que dans l'alimentation du sujet il n'y ait pas de ces vices habituels de régime, par excès ou par défaut, qui fausseraient *a priori* toute appréciation des excréta » (1).

(1) ARNOZAN : in *Traité de thérap. appliquée*, fasc. 1., p. 11.

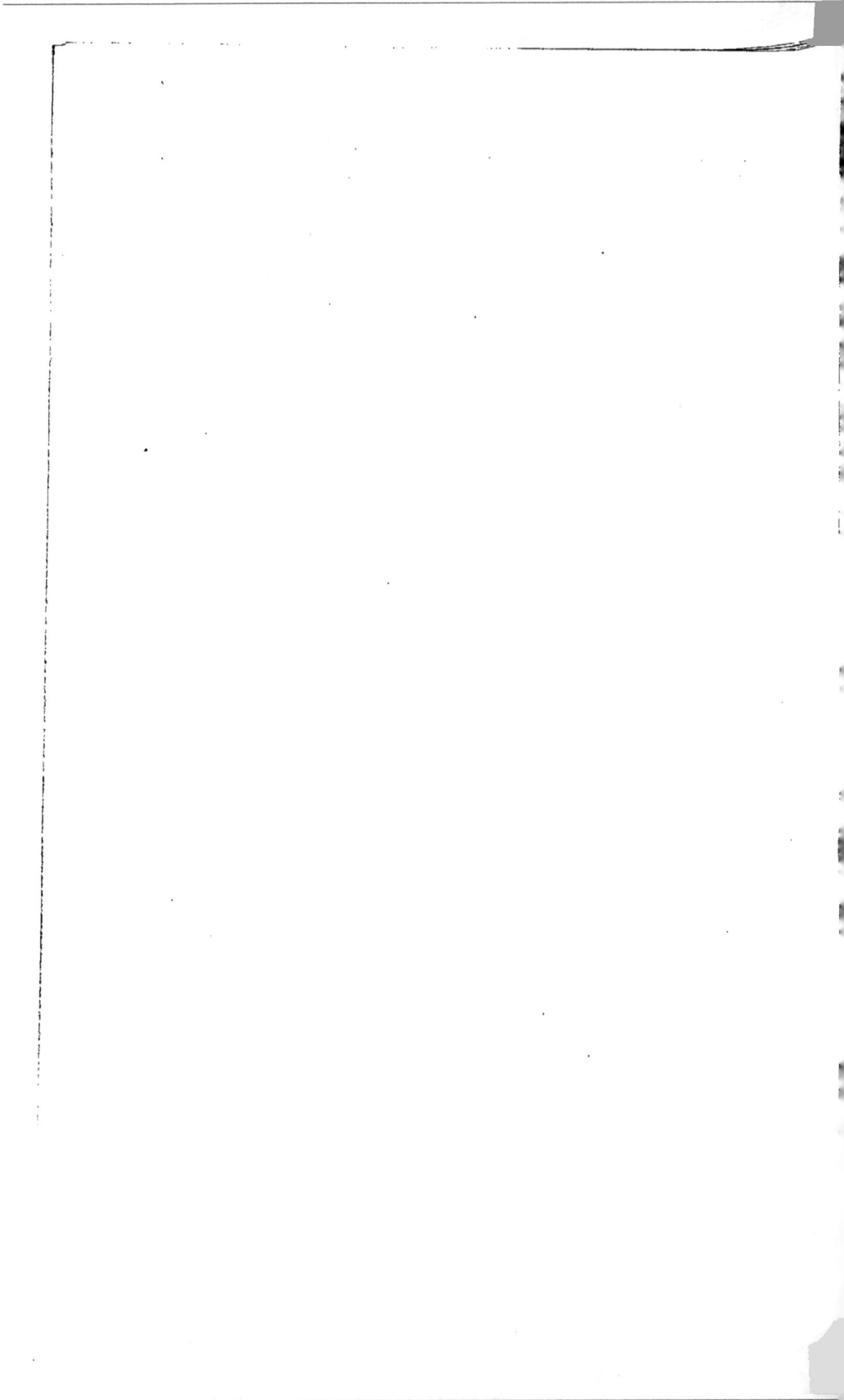

TROISIÈME PARTIE

URINES ANORMALES & URINES PATHOLOGIQUES

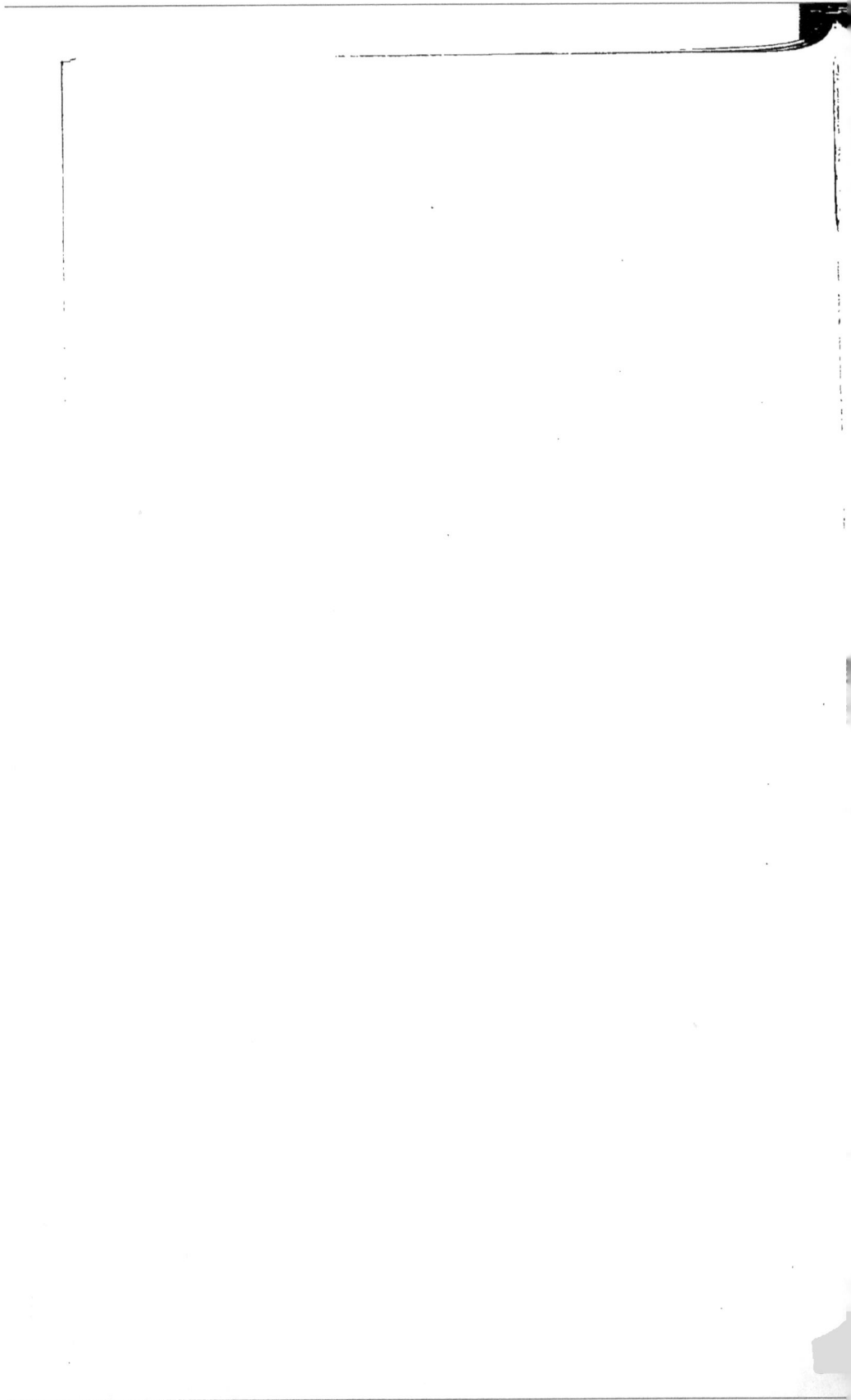

CHAPITRE PREMIER

URINES ANORMALES SANS ÉLÉMENTS PATHOLOGIQUES

On désigne communément sous le nom d'*éléments pathologiques* des substances qui ne se rencontrent dans l'urine que sous l'influence d'un état morbide et qui n'y existent jamais dans les conditions normales ; de ce nombre sont : *l'albumine*, le *sucre*, les *pigments* et *acides biliaires*, les *éléments figurés du tissu rénal*, etc., etc.

Si l'analyse qualitative a démontré l'absence de ces éléments pathologiques, il ne faudrait pas en conclure *a priori* que l'on soit nécessairement en présence d'une urine normale. On conçoit en effet que les éléments normaux de l'urine puissent subir dans leur excrétion d'importantes fluctuations en plus ou en moins qui créeront à la longue, si elles sont persistantes, un véritable état pathologique ou en révéleront l'existence.

Nous avons déjà insisté, au chapitre précédent, sur les deux conditions nécessaires à caractériser, dans ce cas spécial, une *urine anormale*.

La première de ces conditions est que le trouble constaté dans le quantum des éléments dosés ne soit pas imputable à un régime ou à des conditions d'existence particulières ; c'est ce que l'enquête à laquelle nous avons conseillé de soumettre le malade, avant l'analyse de son urine, révèlera sans peine. Prenons pour exemple le volume de l'urine excrétée pendant 24 heures ; il est manifeste que s'il s'agit d'un sujet buvant beaucoup, ce volume sera supérieur à la normale, du fait seul de l'abondante ingestion des boissons ; tandis qu'au contraire, le phénomène inverse se produira chez un sujet buvant très peu. De même encore, si l'examen de l'urine est fait pendant les fortes chaleurs de l'été, chez une personne transpirant beaucoup, on aura une diminution notable de la quantité, une augmentation proportionnelle de la densité et de l'acidité par concentration de l'urine et peut-être aussi, comme conséquence, une abondante précipitation des urates, sans que d'ailleurs ces indications suffisent à diagnostiquer un état anormal de l'excrétion urinaire.

La seconde condition est que la perturbation quantitative, accusée par l'analyse, soit persistante, et non pas seulement momentanée et accidentelle. Après ce que nous avons dit des rapports de l'urine avec les phénomènes nutritifs, nous avons été amenés à conclure que de même que chaque espèce d'animal avait sa façon particulière, son mode propre de brûler son azote et ses hydrates de carbone, de même aussi, dans une même série animale, chaque individu avait une nutrition plus ou moins intense, plus ou moins parfaite et, par suite, une urine plus ou moins rapprochée de la normale. Nous sommes allés plus loin encore et nous avons dit qu'à nos yeux, et à un certain point de vue, il n'y avait pas, à proprement parler, de *type absolu et univoque* d'urine normale, mais bien des urines normales particulières à chaque individu supposé en état de santé.

Cette proposition pourrait, au premier abord, sembler paradoxale, mais, en y réfléchissant, il est facile de la justifier. Il faut savoir qu'en physiologie il n'existe pas et ne saurait exister de *chiffres absolus ;* les forces vitales ne se traduisent pas par des formules algébriques comme les forces physico-chimiques ; on ne peut ici que tabler sur des moyennes, étant donné la complexité intrinsèque des phénomènes vitaux d'une part et de l'autre la multiplicité des facteurs qui les influencent.

L'amplitude de ces moyennes, en ce qui concerne la sécrétion urinaire, est assez grande pour qu'on puisse concevoir un nombre presque indéfini de types d'urine qui. bien que différents les uns des autres, correspondent néanmoins à des modes nutritifs normaux pour chaque individu pris en particulier. Mais si l'on peut raisonner de la sorte pour des adultes bien portants, que dire de ceux qui ont une tare physiologique quelconque, si minime soit-elle d'ailleurs. Qui donc peut se flatter d'être en état de santé absolue ? Sans doute, il en est qui naissent, grandissent et vieillissent normalement, aboutissant au terme suprême de la mort par la simple usure des organes, mais c'est le petit nombre. Les autres évoluent au contraire d'une façon constamment pathologique, en scrofuleux, en arthritiques, en herpétiques, etc. S'il faut admettre l'hérédité morale, à plus forte raison faut-il se résoudre à confesser l'hérédité pathologique.

Chacun de nous a donc une nutrition propre à son état particulier et par suite une urine qui en est l'image et en reflète les modalités ; si cette urine reste dans les limites des écarts normaux, on dira qu'elle est normale ; si, au contraire, cette urine s'écarte considérablement, et *d'une façon permanente*, de la normale, il sera possible d'en saisir le caractère spécial et d'entrevoir tout au moins le vice morbide auquel elle doit son anomalie. Nous ne prétendons pas, au surplus, que l'analyse de l'urine puisse suffire à cette tâche, mais qu'elle y aidera beaucoup. « Il est certain, dit le professeur Arnozan, que des modifications urinaires *importantes* et *persistantes* doivent toujours faire soupçonner un véritable état pathologique de la nutrition » (1).

Ces considérations, qui sont vraies, mais d'une application pratique fort délicate lorsqu'il ne s'agit que d'imminences morbides et de diathèses peu prononcées, deviennent au contraire d'une interprétation extrêmement simple lorsqu'on se trouve en présence d'écarts considérables et permanents qui décèlent un trouble organique profond. Ne pouvant être complets sur un pareil sujet, nous énumérerons cependant les principales variations quantitatives de l'urine, qui correspondent à un état pathologique déterminé, que ce dernier soit d'ailleurs aigu ou chronique et diathésique.

(1) ARNOZAN : Loc. cit., p. 12.

Volume de l'urine. — Les variations dans le volume de l'urine correspondant à trois cas principaux :

a. **Polyurie** :
b. **Anurie** ;
c. **Oligurie**.

La **Polyurie** est caractérisée par une augmentation anormale du volume de l'urine ; il ne faut pas la confondre avec la *pollakiurie*, qui consiste dans une envie fréquente d'uriner, sans qu'il soit nécessaire que le volume total de l'exerétion soit augmenté.

On divise la polyurie de nature morbide en 4 groupes :

A. — *Polyuries par altérations des reins.*

Néphrite interstitielle.

Dégénérescence amyloïde.

B. — *Polyuries par altérations du sang ou augmentation de la tension sanguine* : Diabètes.

C. — *Polyuries par altérations ou troubles fonctionnels du système nerveux.*

D. — *Polyurie essentielle.*

Dans la *néphrite interstitielle*, la quantité d'urine est généralement de 2 à 4 litres, quelquefois de 5 à 6 litres ; on a d'ordinaire :

Une diminution {
De l'urée.
De l'acide urique.
Des phosphates.
Des chlorures.

quelquefois, mais pas toujours, de l'albumine.

Dans la *dégénérescence amyloïde*, la quantité d'urine est également de 2 à 6 litres.

Diminution { De l'urée. Des phosphates. Des chlorures.

albuminurie fréquente.

Dans le *diabète sucré*, la polyurie est d'ordinaire en rapport avec la quantité de sucre, 2 à 4 litres dans la forme chronique. On a cité les chiffres exceptionnels de 60 et 82 litres.

Augmentation { De l'urée. De l'acide urique. De l'extractif. Des sels.

Polyurie azoturique, caractérisée par la présence de l'urée en quantité anormale. On a cité les chiffres de 69 et de 120 gr.

Diabète minéral comprend la *chlorurie*, la *sulfaturie*, la *phosphaturie*.

L'**Anurie** consiste dans un arrêt de la sécrétion de l'urine et son défaut d'écoulement par tout obstacle siégeant *au-dessus* de la vessie.

On distingue :

L'anurie par occlusion des uretères, produite soit par un calcul, soit par une tumeur (anurie calculeuse et anurie du cancer utérin), et l'*anurie des affections rénales* (certaines néphrites), l'*anurie nerveuse* (hystérie), enfin l'*anurie dyscrasique* et l'*anurie due à des causes diverses* : (brûlures étendues, intoxications, etc.).

L'**Oligurie** est caractérisée par une diminution permanente dans le volume des urines :

Oligurie dans les maladies des reins.

Congestions rénales.

Néphrites aiguës, surtout scarlatineuses.

Oligurie dans les maladies des organes respiratoires.

Pleurésie.

Pneumonie.

Emphysème.

Oligurie dans les maladies du système circulatoire.

Affections mitrales.

Asystolie, etc.

Oligurie dans les maladies des organes abdominaux.

(Intestin, péritoine, foie, estomac, utérus, etc.)

Oligurie dans les affections fébriles.

Les dermatoses (eczéma).

Les affections du système nerveux.

Les affections dyscrasiques (goutte).

Les affections toxiques.

Nous ne pouvons qu'énoncer sommairement ici ces nombreuses causes de variations dans le volume de l'excrétion urinaire : on se rapportera, pour de plus amples détails, aux ouvrages spéciaux de médecine où sont décrites ces diverses affections.

Variations de l'urée.

Toutes choses égales d'ailleurs, l'urée

Augmente dans
- Le diabète azoturique.
- L'azoturie sans polyurie.
- Le diabète sucré.
- L'obésité.
- La goutte et l'oxalurie.
- Les maladies du foie.
- Les pyrexies.

au contraire, elle

Diminue dans les
- Anémies et cachexies.
- Affections des voies digestives.
- Affections des reins (urémie).
- Certaines affections du foie.

Rappelons que, par lui-même, le dosage de l'urée n'a de signification qu'à la condition d'être rapporté à l'urine des 24 heures, en tenant exactement compte de la nature de l'alimentation.

Variations de l'acide urique.

Augmente dans
- La pneumonie.
- La fièvre typhoïde.
- Les affections hépatiques.
- La leucémie.
- La goutte.

Variations des chlorures.

Diminuent dans
- La pneumonie.
- Le typhus.
- La variole.
- La rougeole.
- La scarlatine.
- La phtisie.
- L'atrophie jaune aiguë du foie.
- Le rachitisme.
- Le mal de Bright, etc.

Augmentent dans
- L'accès de fièvres intermittentes.
- La résorption d'exsudats pleurétiques.
- Les affections prurigineuses.
- Le diabète insipide, etc.

Variations des sulfates.

Augmentent dans
- La pneumonie.
- Le diabète sucré.
- L'eczéma.

Diminuent dans les affections rénales.

Variations des phosphates.

Augmentent dans
- Diabète phosphatique.
- Oxalurie.
- Leucémie.
- Diabète sucré.
- Après les crises d'épilepsie.
- Dans certains états cérébraux.
- L'ostéomalacie.
- La tuberculose pulmonaire.

Diminuent dans { Pneumonie. Typhus. Scarlatine, etc.

Nous nous bornerons à ces quelques indications générales sur les variations des principaux éléments normaux de l'urine. Les renseignements fournis, à cet égard, par divers auteurs, sont le plus souvent contradictoires et il est assez difficile de se reconnaître au milieu d'affirmations si différentes les unes des autres. Cela tient sans doute à la diversité des méthodes d'analyse employées et aussi à ce que la plupart du temps ces analyses n'ont pas porté sur la totalité de l'urine des 24 heures. Aussi bien, la clinique ne saurait tirer grand profit de ces données vagues et indécises.

Au contraire, les *variations relatives*, ou *rapports* ont une très grande valeur au point de vue du diagnostic des troubles nutritifs, ainsi que nous l'avons montré à plusieurs reprises. Nous signalerons tout particulièrement, dans cet ordre d'idée, les variations du rapport azoturique, celles de l'urée à l'acide urique, de l'urée aux phosphates, des sels aux éléments solides, etc., etc.

En étudiant l'action de certains médicaments sur l'urine, spécialement celle de l'antipyrine, le professeur Albert Robin a vu les rapports urologiques se modifier profondément et toujours dans le même sens pour chaque sorte de médicament. Si, d'autre part, l'étude de l'urine dans certaines affections a fait voir une perturbation quelconque des rapports urologiques, il sera possible, au moins théoriquement, d'opposer à cette perturbation révélée par l'analyse, une médication appropriée. L'expérience, entre les mains d'Alb. Robin, a trop souvent confirmé ces vues *a priori*, pour qu'il soit possible de les négliger aujourd'hui.

Si donc, on constate, par l'analyse, une perturbation importante dans les rapports urologiques normaux, on devra ouvrir les yeux et rechercher avec soin la cause morbide susceptible de l'engendrer. Sans doute, cette constatation est surtout utile dans les états diathésiques, mais il n'est pas indifférent au médecin de savoir comment s'accomplit la nutrition chez son malade. L'analyse de l'urine ne servirait-elle qu'à cela, qu'elle aurait encore sa raison d'être et sa justification.

Mais, redisons-le, ce n'est que par la comparaison d'analyses successives que l'on pourra caractériser une urine anormale. Comme la fixité de l'urine normale est constituée par la fixité des rapports urologiques, de même l'urine anormale, au sens pathologique, ne sera constituée que par la *persistance* et la *fixité* dans le trouble de ces mêmes rapports. C'est dire une fois encore que nous attachons beaucoup plus de valeur séméiologique aux *proportions relatives* qu'aux *proportions absolues* des éléments urinaires. C'est là seulement qu'il convient de chercher la *qualité* des échanges nutritifs, qualité qui, dans la machine humaine, prime de beaucoup la *quantité*.

Est-il besoin d'ajouter d'ailleurs qu'une anomalie persistante dans les quantités absolues et relatives des éléments normaux provoque le plus souvent l'apparition d'éléments pathologiques. On connaît, pour ne citer que cet exemple, l'albuminurie phosphaturique si bien étudiée et si bien décrite par Robin. Ce n'est, en somme, que pour la commodité de l'étude que nous séparons les urines anormales sans éléments pathologiques des urines vraiment pathologiques. En fait, les unes et les autres se confondent habituellement et nous devons maintenant étudier les éléments pathologiques de l'urine, qui, eux aussi, se rencontrent rarement sans coïncider avec un trouble plus ou moins accentué des rapports urologiques normaux.

CHAPITRE DEUXIÈME

URINES PATHOLOGIQUES

Albumine. — Glucose. — Bile, etc., etc. Recherche et dosage de ces éléments.

Les éléments dont nous avons à faire l'étude dans ce chapitre, ne se rencontrent *jamais* dans l'urine normale et, par définition, ne sauraient s'y rencontrer. Leur présence dans une urine, alors même que tous les autres éléments normaux y seraient en proportions convenables, suffit à révéler un état pathologique, soit de l'organisme entier, soit d'une partie seulement ou même d'un seul organe : c'est ce qui constitue l'*urine pathologique* proprement dite.

Nous étudierons surtout, au point de vue de l'excrétion urinaire :

L'albumine ;
Le sucre ;
Et la bile.

en nous bornant toutefois à des généralités pratiques et à quelques observations personnelles.

1. — Albumines urinaires.

L'albumine est, de toutes les substances pathologiques, celle qui se rencontre le plus fréquemment dans l'urine, à tel point que certains auteurs ont pu soutenir qu'elle s'y trouvait, même à l'état normal (Klengden et Senator).

Nous ne saurions, pour notre part, souscrire à cette thèse et nous considérons l'albuminurie comme un phénomène essentiellement pathologique ; la recherche de l'albumine doit donc toujours être effectuée avec le plus grand soin, alors même qu'on n'aurait aucun motif d'en soupçonner la présence dans une urine.

La question des albumines urinaires est, sans conteste, une des plus compliquées qui soient en urologie. Cela tient d'une part à l'instabilité de la molécule albuminoïde qui subit dans les phénomènes vitaux des transformations pour ainsi dire sans nombre et de l'autre à la description, parfois inconsidérée, d'espèces chimiques définies, qui, suivant l'expression de Duclaux, ne sont le plus souvent que des espèces chimériques (1).

On peut actuellement admettre, avec le docteur Boureau, de Tours (2), comme réellement distinctes, quatre espèces d'albumines urinaires, savoir :

1° *La serine ;*

2° *La globuline ;*

(1) Duclaux : *La différenciation des matières albuminoïdes. (Annales de l'Institut Pasteur, 1892)*, p. 202.

(2) Boureau : in *Gazette médicale du Centre*, janvier 1897.

4° *Les nucléoalbumines ;*

4° *Les Peptones* ou mieux *Propeptones*.

Voici, d'après le même auteur, leurs principales réactions différentielles :

SÉRINE	GLOBULINE	Nucléo-Albumines	PEPTONES
Coagulent par la chaleur.			Ne coagulent pas par la chaleur.
Ne précipitent pas par acide acétique.		Précipitent par acide acétique.	Ne précipitent pas par acide acétique.
Ne précipite pas par sulfate de magnésie.	Précipitent par sulfate de magnésie		
Précipitent par alcool, acide azotique acide phénique, acide sulfurique, acide tannique, acide picrique et citrique (Esbach), et solution acétique et iodure double de potassium et de mercure (Tanret).		**Pyïne.** Précipitent par acide acétique, mais peut se redissoudre. **Mucine.** - Ne précipite pas par sulfate de magnésie. Ne coagule pas par la chaleur	Ne précipitent pas par acide azotique sulfurique. Précipitent par acide picrique et citrique (Esbach), par solution acétique et iodure double de potassium et de mercure (Tanret).

Sérine (*Sérum-albumine*).— Comme son nom l'indique, c'est l'albumine du sérum sanguin, la véritable albumine des néphrites, celle qui révèle les lésions inflammatoires des glomérules ou des épithéliums (1).

La sérine se *coagule à chaud* entre 55° et 75°. Elle est *soluble* et sa solution ne précipite pas par les acides faibles

(1) Cf. GAUCHER et GALLOIS : *Thérapeutique des maladies du rein*. II. p. 27.

ni par le *sel marin* ou le *sulfate de magnésie* en solution concentrée ou *neutre*.

Elle précipite par le sulfate d'ammoniaque en excès, par les acides minéraux concentrés et par le *sulfate de magnésie en présence de l'acide acétique et de l'acide phosphorique*.

Ce dernier caractère est très important comme nous le dirons plus loin, à propos de la recherche de la globuline.

Globuline (*Serum globuline, hydropisine ou paraglobuline*. — Voici les caractères généraux des globulines. Elles sont *insolubles*, mais se dissolvent dans les solutions au 1/5 ou au 1/10 de chlorures alcalins ; les solutions salines qui en résultent sont *coagulables par la chaleur* et les acides organiques faibles, qui ne les redissolvent pas. Les *solutions concentrées* de chlorure de sodium, de sulfate de magnésie et de sulfate d'ammoniaque les précipitent [1].

On considère quelquefois la sérum-globuline comme l'albumine des protoplasmas cellulaires. Elle existe cependant à l'état normal dans le sang et, en cas de néphrite, se rencontre dans l'urine en même proportion que dans le sang, c'est-à-dire qu'on trouve environ deux ou trois fois plus de sérine que de globuline. D'après MM. Gaucher et

(1) Cf. sur cette question des albumines, urinaires le très intéressant travail de MM. Demolon et Chastang : Bayonne 1897.

Gallois la proportion serait renversée dans la néphrite amyloïde. Enfin la globuline serait souvent assez abondante dans les néphrites aiguës et généralement prépondérante dans les albuminuries des fièvres ([1]).

Nucléo-albumines. — Nous en parlerons à propos des urines purulentes, parce que c'est là spécialement qu'elles se rencontrent. Disons seulement pour le moment que leur caractère le plus saillant est *leur précipitation* ou mieux *coagulation à froid par l'acide acétique.*

Les nucléo-albumines contiennent toutes du phosphore.

Peptones. -- Ce sont des substances albuminoïdes *solubles à chaud*, provenant de l'action des ferments digestifs aidés des acides ou des bases sur les matières protéiques.

» Toutefois, comme le fait observer le docteur Boureau, entre le point de départ, l'albumine coagulable et la peptone la plus sensible au biuret comme point d'arrivée, il existe un certain nombre de corps intermédiaires décrits sous le nom de syntonines (acides albumoses) d'alcali-albumines, d'hémi-albumoses de Kuhne et de propeptones ou albumoses, corps qui peuvent tous se rencontrer dans l'urine » ([2]).

Les albuminuries constituées par l'élimination des pep-

(1) GAUCHER et GALLOIS : loc. cit. p. 28.
(2) BOUREAU : Loc. cit.

tones sont peu connues et peuvent certainement exister avec l'intégrité complète du filtre rénal. D'après une théorie très originale du docteur Boureau, la peptonurie serait liée le plus souvent à un état infectieux. On connaît en effet le rôle peptogène des bactéries et l'on sait d'autre part que les toxalbumines ne sont autre chose que des albumines solubles. « L'on peut dire, écrit le professeur Gautier, qu'en général, les toxines répondent à la réaction xantho-protéique, à celle du biuret en particulier » (1).

On distingue les *propeptones* ou *albumoses* et les *peptones* proprement dites.

Les propeptones précipitent à froid par l'acide azotique, le précipité est soluble à chaud et reparaît à froid. Le ferrocyanure acétique les précipite.

Les *peptones vraies* ne précipitent par aucun de ces réactifs, ni par le sulfate de magnésie, mais bien par les réactifs d'Esbach et de Tanret. (Le précipité est soluble à chaud).

Le professeur Hugounenq et tout récemment M. Georges, professeur au Val-de-Grâce, ont décrit des cas *d'albumosurie* (2).

Ces cas sont d'ailleurs fort rares et Hugounenq dit qu'on n'en connaît guère plus de sept ou huit bien authentiques et bien observés.

(1) Cf. A. Gautier ; *Les toxines microbiennes et animales*, p. 310 et suiv.

(2) Cf. *Journal de pharmacie et de chimie*, avril 1897 et mai 1897, et Hugounenq : *Précis de chimie physiologique*, p. 501.

Recherche de l'albumine. — Nous ne nous occuperons pour l'instant que de la *sérum-albumine* qui est la véritable albumine rénale.

Disons, tout de suite, que, sans être particulièrement difficile, la recherche de l'albumine dans l'urine nécessite pourtant une certaine habitude et un ensemble de minutieuses précautions. Voici comment nous conseillons d'opérer.

La première condition est d'agir sur un liquide *absolument limpide* ; il faut donc filtrer l'urine jusqu'à ce qu'on ait obtenu cette parfaite limpidité. D'autre part, on s'assurera que l'urine a une réaction *nettement acide* ; si elle était alcaline ou neutre, il faudrait l'acidifier avec la quantité strictement nécessaire d'acide acétique, ou mieux, comme nous le verrons, d'acide trichloracétique.

Action de la Chaleur. — On prend deux tubes à essai de même grandeur, que l'on remplit à moitié d'urine bien limpide et l'on chauffe l'un d'eux seulement dans la moitié supérieure du liquide. S'il ne se produit aucun trouble, on le constate facilement par la juxtaposition des deux tubes, surtout en les observant à la lumière diffuse et mieux encore devant une surface noire. Dans le cas contraire, celui où il se produirait un trouble, si léger fut-il, on ajoute une ou deux gouttes d'acide trichloracétique. Si le trouble disparait, c'est qu'il était dû à des phosphates et carbonates terreux ; s'il persiste, on peut conclure à la présence de l'albumine.

On emploie l'acide trichloracétique, de préférence à l'acide acétique, depuis que M. Patein, pharmacien en chef de l'hôpital Lariboisière, a fait voir que l'acide acétique jouit de propriétés dissolvantes à l'égard des matières albuminoïdes, quand il est en excès; et d'autre part, qu'il existe une forme d'albumine intermédiaire entre les sérines et les peptones, qui est incoagulable par la chaleur en présence d'acide acétique (1).

D'après Boymond, l'acide trichloracétique précipite toutes les variétés d'albumine, *sauf les peptones*. On se sert habituellement d'une solution au quart d'acide cristallisé dans de l'eau distillée, soit 1 d'acide pour 3 d'eau (2).

On lui reproche d'être peu maniable à cause de sa causticité et de son instabilité et de coaguler les *propeptones*, ce qui peut étendre trop loin les limites de l'albuminurie vraie (Boureau).

Méhu conseillait dans les cas douteux, de saturer l'urine par du *sulfate de soude*, puis de l'aciduler par l'acide acétique et de porter ensuite à l'ébullition. Le docteur Patein rend l'urine à peine acide par l'addition de deux gouttes d'acide acétique dilué au 1/10 et s'assure, après ébullition, que le liquide filtré ne précipite ni par l'acide

(1) Cf. PATEIN : *Revue générale de clinique*, 31 août 1895.

(2) L'acide trichloracétique précipite également les alcaloïdes, mais le précipité disparait :

1° Par dilution dans l'eau ;
2° Par la chaleur ;
3° Par addition d'alcool ;
4° Par un excès de cet acide.

azotique, ni par l'ébullition après saturation avec le sulfate de soude.

Action de l'acide azotique. — On verse l'urine dans un verre à pied conique (une flûte à champagne convient très bien), puis, au moyen d'une pipette, on fait arriver au-dessous de l'urine une certaine quantité d'acide nitrique, environ 10 c.c., en ayant bien soin que les deux liquides ne se mélangent pas. S'il y a de l'albumine, il se forme, suivant sa proportion, soit un nuage, soit une couche blanchâtre d'épaisseur variable, *à la surface de l'acide et de l'urine*.

Ce procédé peut donner lieu à deux causes d'erreur. Le trouble peut être dû en effet, soit à de l'acide urique, soit à un excès d'urée, en dehors de l'albumine. Mercier, qui a fait une étude très approfondie de l'action de l'acide azotique sur l'urine, fait remarquer que l'anneau urique est toujours situé à un ou deux centimètres au-dessus de la surface de contact des deux liquides, tandis que l'anneau d'albumine se forme à la jonction même de ces liquides. De plus, l'anneau urique disparaît par la chaleur, vers 40 à 50°, tandis que la chaleur coagule au contraire l'albumine et par suite accentue la formation de l'anneau.

Quant à l'anneau, dû à un excès d'urée et formé par des cristaux d'azotate d'urée, il a un aspect cristallisé, difficile à confondre avec l'albumine coagulée. De plus, les cristaux d'azotate d'urée occupent dans le verre la zone inférieure à l'urine et nagent au milieu même de l'acide azotique.

Au congrès français de médecine interne tenu à Nancy, en août 1896, M. G. Linossier a présenté quelques observations intéressantes sur le *pronostique clinique de l'albuminerie*, d'après les conditions dans lesquelles se produit la réaction précédente, dite *réaction de Heller*.

Voici ses conclusions :

1° *Vitesse de production de l'anneau.* — Moindre est la quantité d'albumine, plus l'anneau se forme lentement (entre trois et cinq minutes si la proportion est de 0,003 pour 100 d'après Brandberg, qui a fondé sur ce fait un procédé de dosage). Mais, dans certains cas, le retard dans la production de l'anneau est plus grand que ne le comporte la proportion de l'albumine. Il est arrivé à tous les médecins de conclure, aprés essai, à l'absence d'albumine dans une urine, et, un instant après, en jetant un coup d'œil sur le verre à réaction, abandonné à lui-même, d'y constater la présence d'un anneau albumineux très net :

2° *Aspect de l'anneau.* — L'anneau qui se forme dans une urine de brightique est opaque, très nettement limité sur ses deux faces. Dans d'autres urines, l'anneau est plus épais, même pour la même quantité d'albumine, moins opaque, moins bien limité.

3° *Situation de l'anneau.* — L'anneau, dans l'urine de brightique, se produit presque exactement au point de contact de l'acide azotique et de l'urine. Dans d'autres urines, il se forme plus haut, et, à cette occasion, je fais observer que *très souvent* on considère, comme anneaux d'acide urique, à cause de leur position dans le verre à expériences, des anneaux constitués en réalité par de l'albumine.

Le retard dans la formation de l'anneau, son opacité moindre, sa diffusion plus grande, sa formation dans la partie élevée du verre à expériences, sont des signes de pronostic favorable.

Tous ces caractères réunis constituent la physionomie de l'albumine. Ils sont beaucoup plus cliniques que chimiques. Ils ne prouvent en rien une différence dans la constitution des albumines précipitées, ils peuvent être seulement la conséquence de différences dans la constitution de l'urine où se fait la précipitation, mais, peu importe, si les conclusions auxquelles ils conduisent sont exactes.

A ce point de vue, ils ne sont pas infaillibles plus que la plupart des symptômes cliniques ; isolément, ils n'ont qu'une valeur médiocre ; groupés, ils en acquièrent assez pour qu'on puisse tirer de leur observation un bénéfice sérieux (1).

Nous estimons, pour notre part, que tous les caractères requis par M. Linossier comme signes de pronostic favorable, sont surtout des signes de proportions minimes

(1) *Presse médicale* du 19 août 1896.

d'albumine. Par contre, y a-t-il toujours et nécessairement une corrélation entre l'albuminurie minima et un pronostic favorable? Nous ne le croyons pas.

Réactif de Tanret. — Le réactif de Tanret, qui n'est autre qu'une solution d'iodhydrargyrate de potassium, est un des plus sensibles réactifs de l'albumine.

En fait, le réactif de Tanret précipite, outre l'albumine vraie ou sérine, l'*acide urique*, les *alcaloïdes* et les *peptones* et quelques médicaments, en première ligne l'*antipyrine* et le *sulfate de quinine*. Mais ces substances se redissolvent toutes à chaud ou par addition d'alcool. Le mode opératoire est donc fort simple : mettre de l'urine filtrée dans un tube à essai et y verser un excès de réactif ; s'il se forme un précipité ne disparaissant ni par la chaleur, ni par l'alcool, c'est que *l'urine est albumineuse*.

Pour déceler de très faibles quantités d'albumine, le professeur Bouchard conseille d'opérer de la façon suivante : mettre au fond d'un tube 2 à 3 c. c. de réactif, puis faire couler lentement l'urine limpide le long des parois du tube ; à la jonction des deux liquides, il se forme un disque plus ou moins épais et plus ou moins opaque, suivant la quantité d'albumine précipitée. Le disque indique par exemple, de 5 à 10 milligr. par litre quand il est bleuâtre et très mince : à 10 centigr. par litre, il se fait déjà des grumeaux extrêmement fins, par repos de l'urine traitée par le réactif et chauffée.

Le réactif de Tanret se formule comme il suit :

Iodure de potassium pur...........	3.22
Bichlorure de mercure.............	1.35
Acide acétique cristallisable........	20 c. c.
Eau distillée ad....................	100 »

même réactif plus concentré.

Iodure de potassium...............	3.22
Bichlorure de mercure.............	1.35
Acide acétique.....................	20 c. c.
Eau distillée, ad..................	64 »

Réactif d'Esbach. — Le *Réactif d'Esbach*, comme le Tanret, précipite les peptones, les alcaloïdes, les urates et l'antipyrine. Voici ce qu'en dit le docteur Boureau :

« Nous avons fait l'expérience suivante : 1 gr. d'antipyrine est absorbé un soir par un adulte bien portant, l'urine du matin est recueillie et on l'essaie avec l'Esbach. On obtient un précipité très net qui aurait permis de poser le diagnostic albuminurie.

« Que cette urine ait été adressée à un chimiste se contentant de cette seule réaction, il est clair qu'on aurait abouti à une erreur de diagnostic, on n'aurait pas pensé à incriminer cette dose d'antipyrine prise parfois à l'insu du médecin par le malade.

« Nous avons eu entre les mains des urines de peptonuriques qui coagulaient au point d'indiquer sur le tube gradué des proportions de 1 à 2 gr. d'albumine et qui, vérifiées par d'autres procédés, ne contenaient pas trace de sérine ou de globuline..

» Nous avons noté, entre autres, l'histoire d'une malade déclarée albuminurique, alors que ses urines, contaminées par un écoulement leucorrhéique ne contenaient que les nucléo-albumines et les peptones que renferment ces sécrétions. On avait dû faire le diagnostic avec le Tanret ou l'Esbach.

» La conclusion qui s'impose est donc formelle ; on doit abandonner ces deux réactifs, puisque, employés seuls, ils sont incapables de fournir un diagnostic sûr et qu'il est toujours nécessaire de les contrôler par d'autres procédés » (1).

RÉACTIF DE BOUREAU. — C'est de beaucoup le meilleur réactif que nous possédions actuellement pour la recherche de l'albumine. On le prépare en faisant dissoudre à chaud cinq parties d'acide sulfosalicylique dans quinze parties d'acide sulfophénique (acide oxyphénylsulfureux). Il faut bien observer qu'il existe deux acides isomères oxyphénylsulfureux et que l'*aseptol*, qui est un mélange des deux, ne convient pas pour cette préparation.

« Ce réactif a une énergie telle, remarque le docteur Boureau, qu'il suffit dans 3 à 4 c. c. d'urine albumineuse, d'une ou deux gouttes pour voir apparaître le nuage blanc opaque caractéristique de l'albumine.

Il précipite les albumines coagulables s'arrêtant en face

(1) Cf. BOUREAU : Loc. cit.

des peptones, précipitant les premières transformations de la sérine, de la globuline et des nucléo-albumines, telles que les alcali albumoses de la fermentation bactérienne et les hémi-albumoses de Kuhne, substances intermédiaires que l'on constate avec la sérine dans certaines néphrites chroniques.

Ce réactif n'a aucune action sur les alcaloïdes, il ne précipite ni la morphine, ni la quinine. Il ne donne aucune réaction dans les urines de malades ayant absorbé de l'antipyrine ou du salicylate.

Il laisse en solution l'acide urique et les urates alcalins.

On sait qu'une des causes d'erreur, dans la recherche de l'albumine par la chaleur, est due fréquemment à la précipitation des phosphates ou carbonates terreux qui se sont déposés par suite du départ de l'acide carbonique sous l'action de la chaleur. D'où l'indication de n'opérer que sur des urines acides ou rendues nettement acides par l'addition d'acide acétique.

Le réactif que nous proposons évite cette cause d'erreur. Son acidité excessive non seulement évite cette précipitation, mais fait rentrer en dissolution les phosphates qui, soit par alcalinité au sortir de la vessie, soit par fermentation alcaline, se sont précipités et ont donné un aspect trouble à l'urine.

On est donc en présence d'un reactif sûr, limité aux albumines vraies, évitant les manipulations délicates et encombrantes de la chaleur et ses erreurs faciles, agissant sous un petit volume, par conséquent applicable au lit du malade.

5 ou 10 gr. de liquide dans un flacon compte-gouttes constitueront tout le bagage du médecin.

L'urine contenue dans un verre sera additionnée de quelques gouttes du réactif, et lorsqu'elle prendra un *aspect blanc-opaque, lactescent*, on pourra affirmer que le malade présente une *lésion* ou *un trouble fonctionnel du rein* (1) ».

Comme sensibilité, le réactif Boureau peut déceler jusqu'à un centigramme d'albumine par litre. Le docteur Barrat, de Lyon, a soutenu au congrès de Moscou qu'on pouvait aller jusqu'à déceler 3 à 5 milligr. d'albumine par litre, mais, de l'aveu même du docteur Boureau, ces chiffres sont exagérés.

Nous nous bornerons à ces réactions largement suffisantes pour la recherche de l'albumine et nous recommanderons tout spécialement l'emploi de la chaleur, l'acide trichloracétique et surtout le réactif de Boureau.

Mercier (2) a dressé un intéressant tableau des réactions de quelques corps qui peuvent, jusqu'à un certain point, être confondus avec l'albumine. Nous le reproduisons ci-contre :

(1) Boureau : Loc. cit.
(2) Mercier : *Guide pratique pour l'analyse des urines*, p. 139.

	POUVOIR ROTATOIRE	ACIDE AZOTIQUE	RÉACTIF DE TANRET	RÉACTIF D'ESBACH	RÉACTIF DE MÉHU	FERROCYANURE et C_4HO_4
Albumine.	-	Pr. stab.	Pr. stable.	Pr. stable	Pr. stable	Pr. stab.
Antipyrine	—	0	Prec. solub. 1e p. chal. 2e p. alcool.	Préc. solub. 1e p. chal. 2e p. alcool.	Préc. solub. 1e p. alcool. 2e p. chal	0
Alcaloïdes.	+ 0	0	id.	id.	id.	0
Peptones..	0	0	id.	id.	id.	0

Dosage de l'albumine. — Les procédés de dosage de l'albumine sont *pondéraux* ou *volumétriques*. Ces derniers sont presque tous mauvais ou peu pratiques.

La seule méthode vraiment exacte et recommandable est la *pesée directe*, après coagulation par la chaleur.

Voici le *modus operandi* décrit par MM. Demolon et Chastang dans leur travail récent sur le dosage de l'albumine.

« Tout d'abord il faut opérer sur une quantité d'urine telle que l'on ait affaire à une quantité d'albumine ne dépassant pas 0 gr. 20 centigr. (la même recommandation s'applique d'ailleurs au procédé de Méhu), car avec une plus grande quantité d'albumine les filtrations sont trop lentes et les lavages plus longs. Ainsi, pour une urine contenant moins de 2 gr. d'albumine par litre, on pourra opérer sur 100 c. c. ; pour une quantité d'albumine comprise entre 2 et 4 gr. par litre, la prise d'essai ne doit pas excéder 50 c. c., etc...

Pour les urines très albumineuses, et lorsque par conséquent on aura à opérer sur 50, 25 ou 10 c. c. d'urine, il sera bon d'étendre la prise d'essai de son volume d'eau ; on obtient de cette façon un coagulum moins compact et qui, aux lavages, abandonne plus aisément les sels qu'il aurait pu retenir. Ajouter ensuite 2 à 3 gr. de sulfate de soude (on peut aussi employer le chlorure de sodium ou le sulfate de magnésie) et acidifier par quelques gouttes d'acide acétique après s'être assuré toutefois que l'urine ne contient pas de mucine. (Au lieu d'acide acétique, il est encore mieux de faire usage d'une solution au 1/4 d'acide trichloracétique). Porter alors l'urine à l'ébullition et maintenir celle-ci pendant environ 1/2 minute ; retirer du feu, ajouter encore 4 ou 5 gouttes d'acide *trichloracétique* et continuer l'ébullition pendant encore 1/2 minute, éteindre le feu et, lorsque l'ébullition est complètement arrêtée, filtrer soit sur un filtre taré, soit, ce qui est beaucoup mieux encore, sur deux filtres équilibrés et emboîtés l'un dans l'autre sur l'entonnoir. (L'on appelle filtres *équilibrés* deux filtres coupés dans le même papier et se faisant mutuellement tare à la balance).

Lorsque tout le coagulum d'albumine a été recueilli sur le filtre, le laver à l'eau bouillante jusqu'à ce que les eaux de lavage ne contiennent plus traces du sulfate, c'est-à-dire ne précipitent plus par le chlorure de baryum. Or, si l'on a soin de verser l'eau bouillante sur le pourtour supérieur du filtre à l'aide d'une pipette ou d'une pissette, et si l'on attend que l'eau soit complètement écoulée du filtre avant d'en ajouter de nouvelle, *six* lavages ainsi pratiqués suffisent la plupart du temps, ainsi que nous l'avons observé. On lave enfin une dernière fois à l'alcool à 90° pour dépouiller l'albumine des matières colorantes et des matières grasses qu'elle aurait pu retenir. (Pour les urines purulentes ou sanguinolentes, ce lavage doit être fait à l'alcool bouillant additionné d'un peu d'acide acétique jusqu'à décoloration aussi complète que possible de l'albumine). Enfin, porter à l'étuve à 105° jusqu'à poids constant et multiplier le poids obtenu par le coefficient voulu pour ramener au litre [1]. »

Il va sans dire qu'on devra s'assurer que l'urine filtrée est complètement privée d'albumine, ce qu'indiquera le réactif de Boureau.

Cette addition d'un sel à l'urine avait été antérieurement conseillée par Mercier, puis par M. Georges, pharmacien à Saint-Mandé. Elle est basée sur ce fait signalé par Rosenberg que les solutions d'albumines pauvres en sels ne subissent plus par l'action de la chaleur qu'un commencement de coagulation. C'est ainsi que des solutions d'albumine à 7 °/₀₀, ne contenant que fort peu de sels, portées à 100°, deviennent seulement opalescentes et ne peuvent être clarifiées ni par filtration, ni par la force centrifuge. Par addition de sel marin, la coagulation s'achève même à froid. [2]

(1) Demolon et Chastang : *Du dosage de l'albumine et de la différenciation des albumines dans les urines.*

(2) Cf. Mercier : *Journal de pharmacie et de chimie* et ibid. Georges 1er août 1896.

On peut encore doser l'albumine par la pesée, soit à l'état de picrate d'albumine (méthode pondérale d'Esbach), soit à l'état de phénate d'albumine (méthode de Méhu).

Les méhodes volumétriques recommandées pour le dosage de l'albumine sont toutes plus ou moins défectueuses. Nous ne parlerons que pour mémoire de celle de Brandberg, basée sur la dilution d'urine et d'eau nécessaire pour obtenir la réaction de l'acide azotique sur l'urine dans un temps déterminé (trois minutes).

Le procédé volumétrique le plus répandu est celui d'Esbach, connu aussi sous le nom de *méthode des dépôts*. Mercier, Huguet et plusieurs autres urologistes ont établi d'une façon indiscutable la fausseté de cette méthode. Le professeur Huguet conclut de ses expériences que :

1° L'albuminimètre d'Esbach donne des résultats erronés, pouvant varier de 1/3 à 3/1 des quantités indiquées par les pesées ;

2° Qu'il ne peut même pas servir à suivre les variations de l'albumine chez un même sujet.

Nous insistons particulièrement sur cette dernière conclusion, car Yvon est moins sévère et reconnaît que l'albuminimètre d'Esbach permet de suivre cliniquement les variations de l'albumine chez un même malade. « On ne saurait trop rappeler, dit à propos de cette méthode le docteur Patein, que la constance du rapport entre le poids de l'albumine et le volume qu'elle occupe, lorsqu'elle est en suspension dans un liquide, n'est qu'une illusion et que le tube d'Esbach peut être la cause d'erreurs considérables. »

Cette unanimité des savants dans la condamnation de la méthode des dépôts, n'empêchera pas de longtemps encore qu'on se serve à outrance du tube d'Esbach,

Une autre méthode volumétrique basée sur l'emploi de son réactif, a été décrite par le docteur Boureau. L'instrument dont il se sert se compose d'une éprouvette (fig. 9) à parois verticales et d'un calibre uniforme.

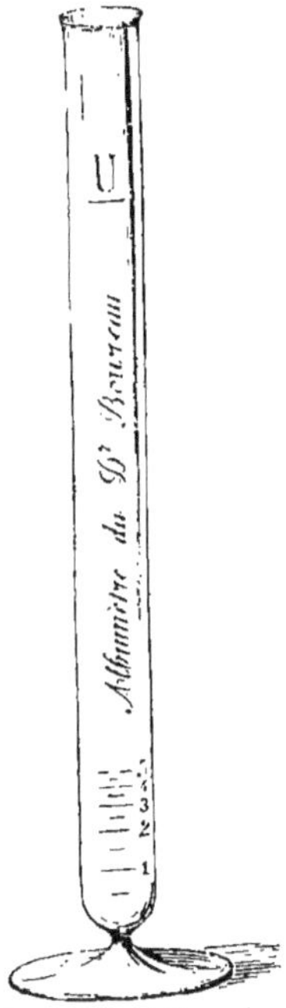

Fig. 9. — Albumètre du Dr Boureau.

Elle porte près de son orifice un trait qui indique le volume d'urine sur lequel on agira, à la partie inférieure une graduation établie à l'aide de dosages comparatifs avec la balance donnera le chiffre approximatif d'albumine. Les intervalles divisés permettront d'apprécier les quantités intermédiaires à un gramme.

L'urine doit affleurer exactement le trait situé près de l'orifice.

Le réactif est versé goutte à goutte : comme une quantité insuffisante ne précipiterait pas toute l'albumine, et qu'un excès de liquide a peu d'inconvénient il vaut mieux dépasser la mesure nécessaire.

15 ou 20 gouttes suffisent pour précipiter les albumines à la dose de 3 ou 4 gr. dans l'urine. Ces chiffres sont relativement rares et permettent de limiter

pour l'usage courant à 20 ou 15 gouttes le chiffre utile.

On constate, du reste, que la limite est atteinte lorsque l'addition de nouvelles gouttes n'augmente pas l'opacité du liquide.

On bouche ensuite l'éprouvette et on la retourne *une seule fois, très doucement*, pour mélanger les deux liquides.

Il ne faut pas agiter sous peine de voir l'albumine présenter la forme non rétractile et venir flotter à la surface.

C'est là, du reste, une preuve évidente du peu de solidité de la classification de Bouchard, des albumines en rétractiles et non rétractiles puisqu'on peut, en variant cette simple condition physique, en produire à volonté avec la même urine.

Il vaut mieux ensuite attendre quelques minutes que les coagulums commencent à se former pour rouler légèrement l'instrument dans les doigts et imprimer au liquide un mouvement de rotation qui empêchera l'albumine de s'attacher aux parois.

On doit procéder à la lecture du chiffre auquel affleure le précipité au bout de *six heures environ*.

Si à ce moment on constate que quelques coagulums ont adhéré aux parois, répéter la petite manœuvre, rouler entre les doigts légèrement l'éprouvette et attendre un peu que les flocons se soient déposés pour lire le chiffre de la graduation.

Quelle est la valeur de cette méthode au point de vue

de l'exactitude du dosage ? Le docteur Boureau admet un écart extrême de 50 centigr. pour des urines contenant 2,50 à 3 gr. d'albumine par litre. « C'est encore beaucoup dit-il, mais en tous cas on ne trouvera jamais comme avec l'Esbach de ces cas où l'albuminimètre donne 3 gr. alors que la chaleur et la pesée donnent des traces de quelques centigrammes (¹) ».

Très loyalement d'ailleurs le docteur Boureau reconnaît les inconvénients de sa méthode et celui-ci en particulier que au-delà de 5 gr. d'albumine par litre elle ne donne plus rien d'exact.

Toutefois, si au lieu d'envisager la recherche du *poids absolu*, le praticien ne cherche que le *poids relatif*, l'albumètre lui fournira des renseignements bien suffisants. « Supposons qu'il examine tous les 3 ou 4 jours avec l'albumètre l'urine d'un brightique et que l'instrument ne lui ait pas donné un poids mathématique, comme il opère avec la même urine dans les mêmes conditions *les rapports* des différents résultats seront exacts et il saura sûrement si l'albumine augmente ou diminue (¹) ».

Nous avons supposé jusqu'à présent qu'il n'y avait lieu de rechercher et de *doser* dans l'urine qu'une seule variété d'albumine : la sérine.

En pratique, c'est en effet à cela que se borne le rôle de l'analyse. Mais il peut se présenter des cas où il y a inté-

(1) Boureau : *Communication inédite.*
(1) Id. ibid.

rêt à constater la présence et même à procéder au dosage différentiel des diverses albumines.

Voici, d'après Mercier, leurs principales réactions différentielles :

RÉACTIFS	SÉRINE ou albumine dite normale ou alb. du sang ou alb. brigt.	GLOBULINE ou paraglobul. ou fibrine diss. ou fibrine plast. ou hydropisine ou cristalline ou caséine du sérum	ALBUMINE ACETO-SOLUB. dont le coag. est soluble par l'ac. acét.	PEPTONES ou albuminose ou alb. diss.
R. de Tanret	Précip. ins.	Précip. insol.	Préc. solub.	Prec. solub. 1° p. la chal. 2° p. l'alcool
R. d'Esbach	Préc. gran. à chaud	Préc. reste opalescent	Précipité	Préc. solub.
$MgOSO_3$	Pas de préc.	Precipité	Pas de préc.	Pas de préc.
CO_2	Pas de Préc.	Précipité	Pas de préc.	Pas de préc.
Aceto-ferr.	Précipité	Précipité	Précipité	
Chaleur	Coag. à + 72° insoluble d. $C^4H^4O^4$	Coag. à + 80 insoluble d. $C^4H^4O^4$	Coangulum soluble d. $C^4H^4O^4$	Pas de coag.

En ce qui concerne la recherche spéciale de la *globuline* il résulte des expériences de MM. Demolong et Chastang qu'il est presque toujours impossible de la mettre en évidence dans une urine ne contenant pas plus de 2 gr. d'albumine par litre. Elle ne devient guère dosable qu'à partir de 4 gr. d'albumine totale par litre d'urine.

Pour la séparer de l'urine, il suffit de saturer celle-ci de sulfate de magnésie, *après l'avoir neutralisée au préalable*. Voici comment il convient d'opérer : on *sature* l'urine de sulfate de magnésie jusqu'à ce que quelques cristaux restent en excès. Au moment où la saturation de l'urine est réalisée, toute la globuline est précipitée et forme des flocons au sein du liquide.

On peut, dans le même but, se servir du chlorure de sodium ou du sulfate d'ammoniaque en observant toujours d'opérer sur un liquide *rigoureusement neutre.*

Cette recommandation est capitale et découle de ce fait que la sérine est précipitée par le sulfate de magnésie en milieu acétique ou phosphorique, mais non en liqueur neutre.

Un autre procédé de recherche de la globuline dans l'urine repose sur la précipitation par l'acide carbonique gazeux. Dans l'urine bien limpide et *neutre* on fait passer pendant deux heures un courant d'acide carbonique gazeux et si, au bout de ce temps, l'urine est restée limpide, c'est une preuve de l'absence de globuline.

S'il s'agit de faire un dosage différentiel de la *sérine* et de la *globuline*, on pourra suivre la technique indiquée par M. Leidié dans le *Journal de pharmacie et de chimie* :

« En raison, dit-il, de l'acidité urinaire, il est impossible de séparer la globuline de la sérine dans l'urine elle-même par le sulfate de magnésie ou celui d'ammoniaque ; il faut opérer de la façon suivante. On additionne l'urine d'un excès d'alcool à 90 %. Le précipité d'albuminoïdes est recueilli de suite sur un filtre, essoré, puis traité par une dissolution de chlorure de sodium à 1 %, qui le dissout en entier. Dans cette liqueur, qui est *neutre*, on dissout du sulfate de magnésie à saturation ou du sulfate d'ammoniaque à 50 % : la globuline seule se précipite. On filtre, et, de la liqueur filtrée, on précipite la sérine en la coagulant par la chaleur ou bien en rendant cette liqueur *acide* par l'acide acétique. Les précipités formés par la globuline ou la sérine et le sulfate alcalin étant redissous dans une grande quantité d'eau, on peut caractériser ces albuminoïdes par leurs réactions particulières ([1]). »

On peut encore se contenter après *filtration et neutralisation* de l'urine de la saturer par du sulfate de magnésie cristallisé qui précipite, s'il y a lieu, la sérum-globuline et les syntonines. A l'urine filtrée on ajoute alors un peu d'acide acétique qui, en présence du sulfate de magnésie, précipite la *sérine à froid*.

On pèse ensuite séparément les deux précipités.

RECHERCHE DES PEPTONES. — Nous savons que le réactif de Tanret précipite les peptones, mais le précipité est soluble dans l'alcool et par la chaleur. Cette réaction est commune à l'antipyrine et aux alcaloïdes ; on élimine cette cause d'erreur en soumettant l'urine à l'action du réactif de Bouchardat qui précipite les alcaloïdes et non les peptones. Ce réactif se prépare ainsi :

Iode	2 gr.
Iodure de potassium.	4
Eau distillée.	100

Quand une urine, dit Yvon, *ne renfermant pas d'albu-*

(1) In *Journal de pharmacie et de chimie*, 1er août 1896.

mine, donne un précipité avec le réactif de Tanret et n'en donne pas avec celui de Bouchardat, on peut dire *qu'elle renferme des peptones.*

La réaction la plus probante pour les peptones est celle du *biuret*. Elle consiste dans une belle couleur violette que donnent les peptones au contact du sulfate de cuivre et d'un alcali caustique (soude ou potasse). Le bicyanate d'ammoniaque, aussi appelé *biuret*, donne la même coloration dans les mêmes conditions, d'où le nom de *réaction du biuret*. On peut se servir, pour obtenir cette réaction avec l'urine, de 4 ou 5 gouttes de liqueur de Fehling, mais il faut avouer qu'en pratique la réaction du biuret ne se fait bien sur la peptone, qu'après sa séparation de l'urine ; c'est donc plutôt un moyen de *caractériser* la peptone dans l'urine que de la *déceler*.

Cependant voici une méthode qui n'est autre que la réaction du biuret modifiée qui donne, paraît-il, d'excellents résultats.

On commence par débarrasser l'urine des traces d'albumine qu'elle peut contenir en la saturant de sulfate d'ammoniaque (lequel précipite la *sérine même à froid et en liqueur neutre* ou *naturellement acide*). La solution filtrée est traitée par une solution de sulfate de cuivre à 1/100 additionnée de *phosphomolybdate de soude* en solution acide. On obtient la réaction du biuret, c'est-à-dire une *coloration violacée.*

Lorsqu'on n'a pas de phospho-molybdate de soude à sa disposition, on peut opérer comme suit :

On mélange à 20 c. c. de réactif citro-picrique d'Esbach 10 c. c. environ de l'urine. S'il ne se produit pas de précipité, c'est qu'il n'y a ni albumine ni peptones.

En cas de précipité, on répartit le mélange en trois tubes à réaction :

Le premier tube servira de témoin, le deuxième sera chauffé, et dans le troisième on ajoutera de l'acide azotique. Le précipité de peptones se redissoudra dans les deux derniers tubes.

Ce dernier procédé est d'autant plus sensible qu'il y a moins d'albumine et plus de peptones : il est difficilement utilisable pour les urines très albumineuses, à moins de les étendre d'eau, ce qui a évidemment pour effet de diminuer en même temps la proportion de peptones, et conséquemment de ne pas rendre la réaction beaucoup plus sensible (1).

Voici enfin un troisième procédé de recherche des peptones dû à M. Yavorovski. Il se sert comme réactif d'une solution dans 40 parties d'eau de 1 partie de molybdate d'ammonium et de 4 parties d'acide citrique.

L'urine est additionnée de carbonate de soude en excès, filtrée, évaporée au tiers de son volume et de nouveau filtrée, si c'est nécessaire : 4 c. c. de l'urine traitée de la sorte sont alors additionnés de 1 goutte du réactif susdécrit. L'urine contient-elle de l'albumine ou des peptones, il apparait immédiatement ou après un certain temps un

(1) Cf. DEMOLON et CHASTANG : Loc. cit.

trouble blanc. Le précipité de peptone se distingue du précipité d'albumine parce qu'il se dissout quand on chauffe l'urine ; ce précipité dissous réapparait au refroidissement de l'urine. Le précipité d'albumine reste tel quel quand on chauffe l'urine (1).

Il est rare qu'en pratique on ait besoin de recourir à la séparation des diverses albumines, d'autant qu'au point de vue clinique, c'est *l'albuminurie vraie* ou *sérinurie* qui domine toute la scène. Ce qui importe surtout au médecin, c'est de savoir :

1° *S'il y a ou non de l'albumine dans une urine donnée ;*
2° *Dans quelle proportion elle s'y trouve ;*
3° *Quelle en est la provenance et le pronostic ?*

La réponse à cette dernière question est plus du domaine de la clinique que de celui de la chimie. Cependant l'analyse de l'urine peut fournir à cet égard quelques indications, sur lesquelles nous croyons devoir insister ici.

Le docteur Ch. Talamon, au dernier congrès de Nancy, a fait part de ses recherches, sur le *pronostic de l'albuminurie*. D'après lui, les éléments de ce pronostic doivent être recherchés :

« 1° Dans les caractères de l'albuminurie elle-même, son taux, sa constitution chimique, ses variations ;

2° Dans la composition du milieu urinaire, sa densité, sa teneur en eau, en matériaux solides, en éléments figurés ;

(1) Cf. *Union pharmaceutique* : Juin 1896.

3° Dans les conditions étiologiques ou pathogéniques qui ont donné naissance à l'albuminurie ;

4° Dans les conditions individuelles et l'état général du sujet atteint ;

5° Dans les phénomènes associés ou connexes en rapport avec la lésion rénale.

Mais il convient de dire que c'est seulement de l'association et de la comparaison de ces données multiples, qu'on peut espérer déduire une appréciation aussi rapprochée que possible des conséquences réelles de la lésion rénale ».

En ce qui concerne la quantité de l'albumine, la seule règle pronostique précise est celle-ci : *une proportion élevée d'albumine coexistant d'une manière permanente avec une polyurie de 2 à 4 litres, est toujours d'un pronostic grave.*

Par rapport à la *composition du milieu urinaire* : « Une forte proportion d'albumine dans une urine pâle, abondante, de faible densité, pauvre en urée, en acide urique et en éléments minéraux, indique toujours une néphrite chronique avancée et comporte un pronostic absolument grave.

Une faible proportion d'albumine dans une urine colorée, peu ou moyennement abondante, d'une densité normale ou élevée, riche en urée et en acide urique est toujours d'un pronostic immédiat bénin. Ces deux propositions peuvent être admises comme règles fixes et sans exception, au moins, pour la première. Mais en dehors de ces termes extrêmes, on peut demander aux variations des principes constituants de l'urine quelques éléments de pronostic. Les variations de *l'eau urinaire* tiennent le premier rang. Elles sont, en effet la meilleure mesure de la tension artérielle.

Les variations de l'urée peuvent nous renseigner sur deux points principaux : le mode de fonctionnement des échanges nutritifs dans l'ensemble de l'organisme d'une part, et, de l'autre, le degré d'altération des cellules tubulaires. Le difficile est de faire la part de ces deux facteurs dans les changements apportés à l'excrétion de l'urée ; ce qu'on peut affirmer sans peine, c'est qu'une proportion d'urée normale ou au-dessus de la normale ne peut qu'être d'un bon pronostic ».

Parmi les *conditions étiologiques* et *pathogéniques*, les unes imposent un pronostic bénin, les autres au contraire un pronostic grave. Dans la première catégorie, il convient de ranger « les albuminuries qui tiennent à un trouble de la circulation, le plus grand nombre des albuminuries fébriles, et enfin les albuminuries épisodiques qui se produisent au cours des affections locales aiguës ou chroniques.

Dans le second groupe, il faut ranger les faits où les conditions étiologiques précises impriment, d'emblée et par elles-mêmes, à l'albuminurie, un caractère de gravité constant : se sont les faits où l'amylose est fréquente.

Enfin, dans un troisième groupe de cas, la notion étiologique ne fournit que des données insuffisantes ; il en est ainsi pour les albuminuries du diabète et de la grossesse.»

Les *conditions individuelles du sujet atteint*, c'est-à-dire : « l'âge, le sexe, la constitution, les antécédents héréditaires, sont autant d'éléments à considérer dans le pronostic d'une albuminurie.

L'âge est un facteur pronostique d'une grande valeur. D'une manière générale, on peut dire que chez un adulte ou un jeune homme, le pronostic est beaucoup moins grave qu'à un autre âge :

1° Parce que les autopsies nous montrent que le symptôme est d'ordinaire, dans la vieillesse, en rapport avec une atrophie avancée de l'organe ;

2° Parce que nous savons que, passé cinquante ans, une lésion chronique du rein n'a aucune tendance à la rétrocession ;

3° Parce que, chez un homme âgé, atteint d'une lésion organique quelconque, la rupture de l'équilibre fonctionnel entre un organe lésé et l'organisme est plus facile que dans le jeune âge, et que les causes de rupture de cet équilibre sont plus nombreuses en même temps que plus actives.

Quant au rôle de l'hérédité dans l'évolution de l'albuminurie, il est mal connu. L'hérédité entre cependant en ligne de compte dans le pronostic de ces albuminuries juvéniles survenant à certaines heures, d'une manière intermittente : dans ces cas, si le pronostic immédiat n'est pas changé, il faut sérieusement réserver l'avenir, et craindre la formation du petit rein granuleux ».

Les *phénomènes associés ou connexes* en rapport avec la lésion rénale se divisent en trois catégories :

Phénomènes d'ordre circulatoire ;
Phénomènes d'ordre nerveux ;
État général.

Nous verrons, en parlant de l'examen microscopique des dépôts urinaires, quelles indications on peut en tirer relativement à la provenance de l'albumine urinaire.

Pour le moment, nous nous bornerons à énumérer, toujours d'après le docteur Talamon, les principales variétés d'albuminuries bien définies.

1° *Albuminuries fébriles* : se lient en général à un processus aigu, transitoire et rapidement curable :

2° *Albuminurie cardiaque :* aucune valeur pronostique propre ;

3° *Albuminurie saturnine* : généralement transitoire et intermittente au début ; d'ordinaire ce n'est qu'à quarante ans que les symptômes propres de l'atrophie rénale commencent à se manifester ;

4° *Albuminurie goutteuse* : *a*) albuminurie précoce et prégoutteuse : guérison exceptionnelle mais pas d'accidents prochains à redouter du fait même de l'albuminurie ; *b*) albuminurie goutteuse, avec urine pâle, abondante, de densité faible, très appauvrie, en principes constituants : pronostic prochain mauvais.

5° *Albuminurie diabétique* : pronostic plutôt favorable,

parce qu'il autorise à diagnostiquer un diabète goutteux, c'est-à-dire la forme la moins grave du diabète ;

6° *Albuminurie de la grossesse* : le pronostic doit être très réservé ; au-dessous de 1 gr. d'albumine par litre d'urine, on n'a guère à redouter d'accidents du fait de l'albuminurie même, au-dessus de 2 °/₀ le pronostic devient très sévère aussi bien pour la mère que pour l'enfant ;

9° *Albuminurie tuberculeuse* : signification des plus graves ;

8° *Albuminurie syphilitique* : toutes peuvent guérir radicalement par le traitement mercuriel ;

9° *Albuminurie minima* : caractérisée par une proportion d'albumine oscillant autour de 0,50 °/₀₀, pronostic immédiat bénin chez les jeunes gens, grave chez les vieillards ;

10° *Albuminurie brightique* : guérison absolue extrêmement rare, la règle est que la guérison soit seulement relative ou *fonctionnelle*.

D'une façon générale on peut dire avec le professeur F. Guyon que, dans les albuminuries, l'*intermittence* est un des caractères qui peuvent le mieux aider à différencier les albuminuries qui ne sont pas d'origine rénale de celles qui dépendent des néphrites ; il ne faut attribuer à l'albuminurie de valeur séméiologique pour juger de l'état rénal que lorsqu'elle est *permanente ou à peu près continue*, lorsqu'elle est *abondante* et lorsqu'elle ne paraît pas *proportionnelle à la quantité du pus ou du sang mélangé aux urines.*

Le professeur Poehl, de Saint-Pétersbourg, a signalé toute une classe d'albuminuries qui seraient produites par l'absortion des substances antithermiques si à la mode aujourd'hui, telles que l'antipyrine, l'antifébrine, la phénacétine, etc., etc. Le naphtol, le salol, et en général tous les antiseptiques tirés de la série aromatique produiraient le même phénomène. « L'influence de ces substances de la série aromatique sur les reins, dit le savant professeur, se comprend facilement si l'on tient compte de ce fait que les reins sont l'organe principal de leur élimination. Le minimum d'irritation des reins a lieu dans le cas où les substances sont éliminées par l'organisme sous forme d'acide sulfurique combiné ; mais comme l'homme, dans les conditions normales n'excrète par l'urine que 2 à 3 gr. d'acide sulfurique, cette quantité n'est pas suffisante pour transformer en acide sulfurique conjugué les quantités parfois énormes de phénacétine et d'antifébrine que l'on donne aux malades » (1).

Pour remédier à cela, le Docteur Poehl recommande de prescrire en même temps aux malades des sulfates en nature ou des eaux minérales sulfatées.

(1) Prof. Poehl : *l'Analyse de l'urine* ; conferences de chimie medicale, Saint-Petersbourg 1895-97 (traduit du russe).

II. — Glucose. — Acétone.

La présence du glucose dans l'urine caractérise un état pathologique particulier, désigné sous le nom de *diabète sucré* ou *glycosurie*. De même que l'albumine, le sucre est — à nos yeux — un élément morbide qui ne se rencontre jamais à l'état normal.

M. Pittarelli a montré qu'en éliminant de l'urine toute trace de substance ammoniacale, puis recherchant le glucose avec la liqueur de Fehling, on obtenait toujours des résultats négatifs, ce qui prouve bien qu'il n'existe pas de *glucosurie physiologique* ; il est vrai que l'urine des sujets sains contient souvent des substances qui réduisent la liqueur de Fehling et présentent les réactions générales des hydrates de carbone, mais on ne peut pas affirmer qu'il s'agisse de glucose (1).

Cependant, d'après M. Landolph, l'urine normale et saine renfermerait toujours de 0,01 à 0,20 de sucre par litre, dont le dosage ne peut se faire que par la fermentation. A partir de 0,40 de sucre par litre, le médecin doit porter son attention sur un développement lent et progressif du diabète, qui peut être regardé comme nettement déclaré à partir de 2 gr. par litre de sucre fermentescible. Il n'y a que les urines contenant de l'albumine

(1) In *Semaine médicale* du 30 octobre 1897.

du pus qui souvent ne renferment aucune trace de sucre (1).

Les urines glycosuriques sont d'ordinaire peu colorées, abondantes et de densité très élevée. La recherche du sucre dans l'urine se fait par des réactifs chimiques appropriés ou par des procédés optiques ; en cas d'incertitude, il faut employer la fermentation.

Nous rappellerons sommairement ici les précautions indispensables à prendre pour la *recherche* et le *dosage* du sucre urinaire.

Recherche du sucre dans l'urine. — Le meilleur et le plus sensible de tous les réactifs pour la recherche du sucre dans l'urine est la liqueur de Fehling ou liqueur cupro-potassique. Voici la formule que donne Yvon pour sa préparation :

Sulfate de cuivre pur et cristallisé.	34,65
Eau distillée......................	200

faites dissoudre.

Tartrate de potasse et de soude...	173 gr.
Lessive de soude à 1,33..........	300

faites dissoudre et mélangez les deux solutions en complétant avec de l'eau distillée le volume de 1000 c. c. 10 c. c. de cette liqueur représentent exactement 5 centigr. de glucose.

(1) Cf Landolph : in *Union pharmaceutique*, janvier 1897.

Pour la recherche du sucre, on verse dans un tube à essai 3 à 5 c. c. de cette liqueur qu'on étend d'un volume à peu près égal d'eau distillée ; on chauffe à l'ébullition pour s'assurer que la liqueur reste bleue, car une liqueur ancienne se réduirait d'elle-même par la chaleur. Cela fait, on verse avec précaution sur le réactif une petite quantité d'urine et l'on chauffe modérément.

S'il y a du sucre en quantité supérieure à 4 ou 5 gr. par litre d'urine, on obtient de suite une coloration jaune puis rouge caractéristique, qui est due à la réduction de la liqueur cuprique et à la formation d'un précipité d'oxyde de cuivre. D'après Yvon, en faisant varier de 1 à 2 le volume de l'urine par rapport à celui du réactif, on peut facilement arriver à déceler moins de 0,50 de sucre par litre d'urine.

Disons cependant qu'il existe un certain nombre de causes d'erreurs importantes à connaître. C'est ainsi que l'*acide urique*, les *urates*, l'*albumine* et certains *médicaments*, sont susceptibles de troubler la réaction et de faire croire à tort à la présence du sucre. Aussi recommande-t-on de ne faire agir sur la liqueur de Fehling qu'une urine déféquée par le sous-acétate de plomb qui élimine à la fois l'acide urique, les urates et l'albumine. Comme nous nous servons également d'urine déféquée pour le dosage de l'urée, nous soumettons toujours dans toutes nos analyses au traitement par l'acétate de plomb, une certaine quantité d'urine, généralement 100/110 c. c.

Parmi les médicaments qui exercent une action sur la

liqueur de Fehling et qui se rencontrent le plus fréquemment dans l'urine, il faut signaler l'*antipyrine*, le *chloral*, le *salol*, le *sulfonal*, etc. L'antipyrine ne réduit pas la liqueur cupro-potassique, mais la décolore en partie. Le chloral, et mieux son dérivé, l'acide urochloralique, réduit la liqueur de Fehling et dévie à gauche le plan de polarisation, de même d'ailleurs que l'antipyrine. Le salol et ses dérivés se comportent de la même façon. Enfin M. Lafon a fait une constatation analogue au sujet du sulfonal, sauf pourtant en ce qui concerne l'action sur la lumière polarisée.

Tout récemment, M. Hausmann a publié des remarques analogues sur la recherche du sucre dans l'urine ; il a observé que certains médicaments se transforment dans l'organisme en corps à fonctions réductives qui passent dans les urines et leur communiquent tous les caractères des urines diabétiques. De ce nombre sont : le chloral, le chloroforme, l'essence de térébenthine, le copahu et ses composés, l'acétanilide, qui donnent des composés réducteurs dérivés de l'acide glycuronique : la rhubarbe et le séné donnent de l'acide chrysophanique.

Le *chloral* donne à l'urine le pouvoir de réduire la solution de Fehling ; la réaction de Boettger au bismuth est négative.

Le *chloroforme* agit de même.

L'*essence de térébenthine* lui communique toutes les réactions du glucose, réduit la solution de Fehling ; l'essai de Boettger est aussi rapide qu'avec le glucose, et la coloration acajou foncé de la picramine (réaction de Braun-Johnson à l'acide picrique), se produit rapidement à l'ébullition.

Les urines contenant de l'acide chrysophanique, provenant de l'ingestion de rhubarbe ou de séné, offrent un grand nombre des caractères des urines glycuroniques : réduction de la solution de Fehling, réaction de Boettger, etc.

Cette source d'erreur, due à la présence des composés glycuroniques ou chrysophaniques, s'évite très facilement, d'après l'auteur, en traitant l'urine à analyser par un léger excès d'acétate basique de plomb, qui entraîne ces composés. On sépare l'excès de plomb par l'acide sulfurique. L'urine peut alors être soumise à l'examen pour la recherche du glucose (1).

Yvon dit, à propos de la défécation de l'urine par le sous-acétate de plomb, que cette opération élimine du même coup toutes les substances qui peuvent induire en erreur dans la recherche du sucre. Cette affirmation n'est malheureusement pas tout à fait exacte et, malgré cette précaution, l'on se trouve fréquemment en présence de réactions *paresseuses* ou *bâtardes* qui peuvent laisser des doutes dans l'esprit.

M. Grimbert a fait une étude très approfondie de cette question et il est arrivé à cette conclusion que l'urine normale additionnée de glucose pur donnait lieu, avec la

(1) In *Journal de Pharmacie et de Chimie*, mai 1896.

liqueur de Fehling, à des précipités de couleur variable, suivant sa teneur en sucre.

Bleu verdâtre à...........	0,50	pour 1,000
Vert pomme à...........	1	»
Vert olive à...............	2	»
Jaune sale à...............	4	»

Le traitement par l'acétate de plomb ne change rien à la nature de la réaction, d'où cette conséquence que les substances qui la rendent anormale ne sont pas précipitées par la défécation. M. Grimbert a fait voir que ce phénomène devait être imputé à des substances azotées et en particulier à la créatinine. « La conclusion à tirer de ces expériences, dit-il, est que dans les urines, la créatinine gêne la réaction du glycose quand celui-ci s'y trouve en faible proportion, et que toutes les fois qu'on aura affaire à une urine donnant une réduction verdâtre ou ocreuse, on devra *soupçonner* la présence du sucre, même quand l'examen polarimétrique ne donnerait qu'un résultat négatif » [1].

Pour débarrasser l'urine de la créatinine, on a conseillé l'emploi du chlorure de mercure. Voici comment on opère : on ajoute à l'urine un vingtième de son volume d'une solution saturée d'acétate de soude, puis dix-neuf vingtièmes d'une solution saturée de chlorure mercurique ; on filtre pour séparer le précipité renfermant l'acide urique ;

(1) In *Journal de Pharmacie et de Chimie*, avril 1892

on fait bouillir pendant cinq minutes la liqueur limpide et on filtre de nouveau, ce second précipité renfermant la créatinine ; on enlève l'excès de mercure contenu dans la solution filtrée au moyen de quelques gouttes d'ammoniaque et l'on peut alors soumettre le liquide à l'action de la liqueur de Fehling [1].

M. Crolas a signalé à la Société de médecine de Lyon, ce fait très curieux que l'urine des mangeurs d'asperges réduisait la liqueur de Fehling et présentait à ce point de vue tous les caractères d'une urine sucrée. La défécation par le sous-acétate de plomb supprime cette cause d'erreur.

Aussi, en pratique, la défécation est-elle toujours indispensable ; il est prudent d'ailleurs de contrôler la recherche chimique du sucre par l'examen optique au polarimètre, et, au besoin, par la fermentation. Lorsqu'il ne s'agit en effet que de traces de sucre, le polarimètre lui-même est insuffisant. « Il ne faut pas demander à cet instrument, observe M. Grimbert, plus qu'il ne peut donner ; et si l'on réfléchit que chaque degré saccharimétrique correspond seulement à 2,065 de glucose par litre, il s'ensuit qu'un liquide ne renfermant que 50 centigr. de glucose par 1000 ne donnera au polarimètre qu'une déviation d'environ *deux dixièmes* de degré, chiffre inférieur certainement à l'erreur personnelle ; et si ce liquide est de l'urine, ces deux dixièmes peuvent être facilement an-

(1) In *Journal de Pharmacie et de Chimie* : décembre 1895.

nulés par une déviation inverse provenant des nombreuses substances encore peu connues que renferme toujours ce liquide complexe » [1].

La fermentation est la plus caractéristique de toutes les réactions et, dans les cas douteux, la plus décisive. Voici comment il convient d'y procéder d'après Hugounenq :

« On commence par purifier de la levure de bière par des lavages répétés, suivis d'essorages entre des doubles de papier filtre. On délaie un peu de cette levure avec l'urine suspecte, au fond d'un gros tube à essais qu'on remplit ensuite complètement avec de l'urine et qu'on ferme à l'aide d'un bouchon traversé par un tube adducteur deux fois recourbé, l'appareil étant redressé, on ne doit pas avoir de bulle d'air au sommet du tube. On porte à l'étuve, vers 35° : du gaz carbonique se dégage, le liquide s'échappe peu à peu et souvent le tube se vide complètement, en deux ou trois heures. La formation de quelques centimètres cubes de gaz dans l'appareil est un indice certain de la présence du sucre. Cependant, il est bon de savoir que l'urine normale, soumise à ce traitement, donne toujours quelques fractions de centimètres cubes, comme cinq ou six grosses têtes d'épingle » [2].

En résumé, la liqueur cupro-potassique employée avec les précautions que nous avons indiquées, nous paraît encore être aujourd'hui le réactif le plus pratique pour constater la présence du sucre dans l'urine.

(1) Grimbert : Loc. cit., p. 521.
(2) Hugounenq : *Chimie physiologique*, p. 489.

Nous ne citerons que pour mémoire, quelques autres réactifs employés à cette recherche, tels que le réactif de Nylander (solution alcaline de bismuth), le réactif picro-potassique recommandé par Johnson et qui offre cet avantage de ne pas agir sur l'acide urique, etc., etc.

Dosage du sucre dans l'urine.

1° *Par la liqueur de Fehling.* — Le dosage du sucre par la liqueur de Fehling suppose un titrage exact de cette dernière. Voici comment on y procède :

On pèse exactement 0,95 de sucre candi ; on les fait dissoudre dans 50 c. c. d'eau environ ; on ajoute 1 ou 2 c. c. d'acide chlorhydrique et on laisse au bain-marie d'eau bouillante pendant une heure au moins. Après refroidissement, on ajoute de l'eau de façon à compléter 100 c. c. de liquide. Cette solution contient exactement un gramme de glucose.

Dans un ballon on introduit 10 c. c. de liqueur de Fehling, puis 40 c. c. d'eau distillée. On porte à l'ébullition et on fait arriver au moyen de la burette graduée la liqueur sucrée goutte à goutte sans interrompre l'ébullition ; on continue ainsi jusqu'à ce que, après un instant de repos, l'oxyde de cuivre s'étant complètement déposé, la liqueur interposée entre l'œil et la lumière du jour ou observée au-dessus d'une feuille de papier blanc, paraisse complètement décolorée sans teinte, ni bleue, ni jaune. C'est la point difficile à saisir, mais on y arrive avec quelque habitude. On fait alors la lecture du volume employé de solution sucrée : supposons qu'on ait employé 5 c. c., c'est-à-dire une quantité correspondant à 5 centigrammes de glucose, on dira que les 10 c. c. de liqueur de Fehling correspondent à 0.05 de glucose.

Pour doser, par cette méthode, le glucose dans les urines, on commence par déféquer l'urine par le sous-acétate de plomb, puis on la dilue généralement au 1/10. On opère ensuite comme nous venons de le dire pour le titrage de la liqueur et un calcul très simple permet de ramener au litre le chiffre trouvé.

Avec quelques urines très peu colorées, on peut se passer de la défécation.

Nous sommes en général peu partisan des méthodes de dosage qui, sous le prétexte d'être cliniques, laissent une trop large part à l'erreur et nous nous sommes souvent élevés contre cette prétention de substituer aux dosages précis du laboratoire, les évaluations approximatives de la clinique. Mais, en ce qui concerne le dosage du sucre dans l'urine, il faut reconnaître qu'une méthode au moins, celle de Duhomme, perfectionnée par le docteur Paul Baugé, mérite de faire exception. Voici en quoi elle consiste.

Cette méthode, dite *méthode des gouttes*, repose sur l'emploi de la liqueur de Fehling titrée de telle sorte que 10 c. c. de ce réactif soient entièrement réduits par 5 centigr. de glucose. Cela posé, on compte dans un tube à essai 18 gouttes de liqueur de Fehling, que l'on fait d'abord bouillir pour s'assurer que la liqueur n'est pas altérée et ne précipite pas spontanément, on remplit alors, après l'avoir lavé, le même compte-goutte de l'urine à essayer et on fait tomber dans le réactif en ébullition le nombre de gouttes d'urine *exactement nécessaire* pour opérer la décoloration complète du réactif.

« Supposons, pour fixer les idées, dit le docteur Baugé[1] auquel nous empruntons la description de son procédé, que vingt gouttes de liqueur titrée soient exactement décolorées par une seule goutte d'urine. Cela veut dire, évidemment, quel que soit le volume employé, que le poids de sucre capable de réduire une certaine quantité de liqueur est contenu dans un volume d'urine vingt fois moindre que celui du réactif que cette quantité de sucre est capable de saturer. Donc 10 centigr. de sucre qui, d'après la définition même du titrage de la liqueur, saturent 20 c. c. de réactif, sont évidemment contenus dans 1 c. c. d'urine. Il en résulte qu'une urine possédant le pouvoir réducteur que nous venons de lui supposer, contient par litre autant de fois 10 centigr. de sucre qu'il y a de centimètres cubes dans un litre, c'est-à-dire 10.000 centigrammes ou 100 gr.

Cette proportion de 100 gr. par litre exprime donc la teneur en glucose d'une urine capable de saturer le réactif dans la proportion d'une goutte pour 20, mais imagi-

(1) In *Bulletin médical*, 3 novembre 1895.

nons maintenant qu'il faille employer non plus une goutte mais 5, 10, 11 gouttes d'urine pour réduire les 20 gouttes de liqueur. Il en résulte évidemment que les urines correspondantes sont 5, 10, 11 fois moins riches en sucre que celle dont on n'employait qu'une goutte... De là la règle suivante : *compter dans un tube à essai 20 gouttes* (ou mieux 18) *de liqueur titrée, porter à l'ébullition et ajouter l'urine par goutte jusqu'à ce que la décoloration soit complète. Diviser par le nombre de gouttes employées le chiffre invariable de 100 : on obtient en grammes et en centigrammes la proportion de sucre par litre* ».

Nous avons dit qu'il fallait employer 18 gouttes de liqueur au lieu de 20 ; cela tient à ce que, en raison de la différence de densité des deux liquides, liqueur de Fehling et urine, 18 gouttes de la première correspondent environ comme volume à 20 d'urine.

Cette méthode donne des résultats vraiment très exacts, ainsi qu'il nous a été souvent donné de le vérifier par comparaison avec le dosage au polarimètre. Bien que le docteur Baugé n'en parle pas, il sera préférable, chaque fois au moins que ce sera possible, d'opérer avec de l'urine déféquée par le sous acétate de plomb.

2° *Par le polarimètre.* — Le dosage au polarimètre reste néanmoins le procédé de choix quand on a à sa disposition un bon instrument et que la proportion de sucre dépasse 10 gr. environ par litre.

Le polarimètre le plus employé pour les urines est le *polarimètre à pénombre* à lumière monochromatique jaune qu'on obtient par la fusion du chlorure de sodium dans un brûleur de Bunsen.

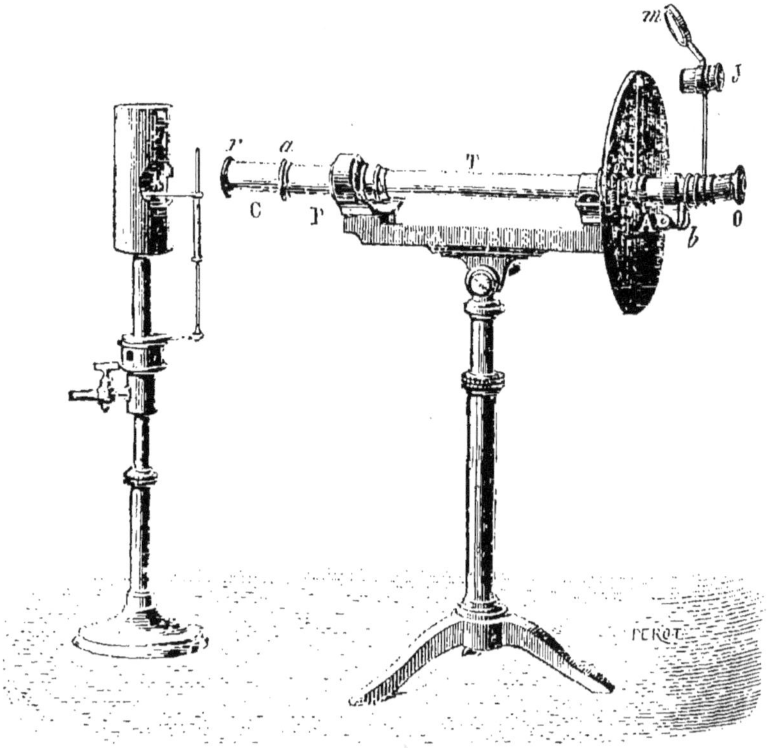

FIG. 10. — Polarimètre à pénombre

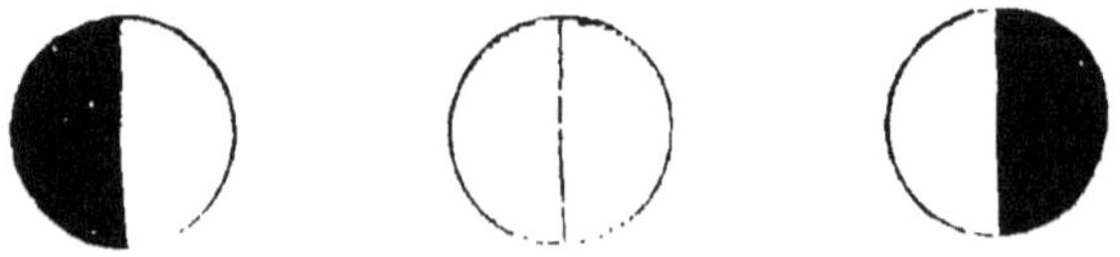

FIG. 11. — Phénomène des pénombres.

Cet appareil, dont nous donnons la figure ci-dessus, est trop connu pour qu'il soit nécessaire de le décrire en détail.

Nous nous bornerons à quelques observations relatives à la technique de son maniement. On procède tout d'abord, dans la chambre obscure, à la vérification du zéro. Pour cela on commence par mettre l'oculaire au point, puis, faisant coïncider les 2 zéros et sans qu'il soit besoin d'interposer un tube rempli d'eau distillée, on observe à lumière éteinte et les deux yeux ouverts. Lorsque l'égalité de teinte des deux demi-cercles paraît obtenue en faisant tourner, s'il y a lieu, dans un sens ou dans un autre, le bouton de réglage, on modifie légèrement l'éclairage et l'on fait varier le point en tirant ou repoussant le tube oculaire, ce qui permet, sans retirer l'œil de la lunette et sans se livrer à un travail d'accommodation fatiguant, de saisir la moindre différence et partant de parfaire complètement le réglage du zéro de l'appareil. En déplaçant l'alidade au moyen de son bouton, on recherche de nouveau l'égalité de tons et cette opération doit faire retrouver le zéro du vernier en coïncidence avec celui de la division.

Le zéro étant ainsi réglé et vérifié par l'opérateur seul, on interpose sur le trajet des rayons lumineux un tube contenant l'urine déféquée par le sous-acétate de plomb et on recommence la même opération, en tournant le bouton de l'alidade jusqu'à ce que les deux parties du cercle soient d'un gris jaunâtre sombre et bien égaux en intensité.

Toutes les observations doivent être faites avec des tubes garnis en verre à l'intérieur, qui donnent une clarté bien plus intense que ceux en cuivre étamé.

On sait que l'urine normale a un pouvoir lévogyre souvent considérable. MM. Roman et Evesque, dans une série d'expériences exécutées à l'hôpital militaire de Vichy, ont cherché à déterminer numériquement la valeur de cette déviation. Ils sont arrivés aux conclusions suivantes, savoir : que la déviation gauche des urines est due à une sorte de ptomaïne précipitable par les réactifs généraux des alcaloïdes et que l'on pourrait sans doute retirer des urines en suivant un des procédés d'extraction des corps de cette nature, tel que par exemple le traitement par la magnésie et un dissolvant approprié.

Que cette substance se trouve normalement dans les sécrétions urinaires jusqu'à la proportion de 0° 40 ;

Qu'elle augmente dans certains cas pathologiques : cachexie paludéenne, diabète, arthritisme ;

Que sa proportion est plus élevée chez les femmes et les enfants.

Enfin et dans tous les cas, qu'une urine donnant au polarimètre une déviation gauche supérieure à 0°50, peut être considérée comme symptomatique d'un état pathologique.

En substance, les conséquences pratiques de leur travail se résument dans les deux données suivantes :

1° Correction d'une erreur dans l'analyse optique de l'urine des diabétiques :

1 gr. 75 par litre, à ajouter aux résultats trouvés ;

2° Nouvelle indication clinique fournie par la mesure de l'angle de déviation (1).

(1) Roman et Evesque : *De la déviation gauche observée dans les urines au polarimètre Laurent*. Paris 1893.

M. Grimbert a démontré que le coefficient saccharimétrique indiqué par la plupart des auteurs, soit 2.22, était inexact et qu'il fallait lui substituer le chiffre 2.065 ([1]).

Observons enfin, d'après Landolph, que le polarimètre ne donne des résultats exacts qu'à partir de 10 gr. de sucre par litre d'urine. A partir de 20 gr. les chiffres du diabétomètre concordent absolument avec ceux fournis par la fermentation. Par contre, cet instrument, comme nous l'avons dit, est généralement impuissant à démontrer la présence de 1 ou 2 gr. de sucre par litre, parce que l'urine normale dévie toujours de 1° à 3° à gauche. Ce n'est qu'à partir de 2° à 3° à droite qu'on peut être à peu près certain de la présence du sucre ([2]).

Tout récemment, on a proposé pour la recherche et le dosage du sucre dans l'urine, l'emploi du bleu de méthylène, en solution au 1/5000, en présence de la potasse. Cette réaction est fondée sur la propriété que possède le bleu de méthylène de se transformer dans un milieu alcalin, en blanc de méthylène, sous l'influence du glucose.

Nous ne décrirons par la technique de ce dosage, parce qu'il est beaucoup plus compliqué que celui par la liqueur de Fehling, sans être d'ailleurs plus exact ([3]).

Il est certains cas où la recherche d'une quantité, même minime, de sucre dans l'urine, a une importance de tout premier ordre, lorsque par exemple l'examen de l'urine

(1) GRIMBERT : In *Journal de Pharmacie et de Chimie*, 1892.
(2) Cf. LANDOLPH : Loc. cit.
(3) Cf. LE GOFF : In *Bulletin commercial* du 30 avril 1897.

est fait en vue d'un contrat d'assurances sur la vie. Les compagnies d'assurances sont, à cet égard, d'une sévérité très grande, parfois même excessive. Il y a donc nécessité à s'entourer ici de toutes les précautions possibles et à *n'affirmer* la présence du sucre, que lorsqu'elle est *matériellement* constatée. On ne perdra pas de vue, en semblable circonstance, ces paroles du docteur Weill dans son Manuel du médecin d'assurances sur la vie : *il est nécessaire*, dit il, pour que la présence du sucre soit évidente, qu'il y ait réduction d'oxyde de cuivre, qu'il se forme un précipité rouge qui, par le repos, tombe au fond du tube : *la simple décoloration de la liqueur n'a pas de valeur diagnostique* ».

Nous nous contenterons d'énumérer ici les principales affections dans lesquelles se rencontre le plus souvent la glucosurie. En dehors du diabète sucré, dont elle constitue le symptôme fondamental, on la trouve souvent dans certaines maladies diathésiques, comme la goutte et l'obésité.

Certaines affections nerveuses, certaines maladies infectieuses (fièvre typhoïde, rhumatisme articulaire, cachexie palustre), quelques intoxications, etc., sont également parfois accompagnées de glucosurie.

On s'avait depuis longtemps que l'on peut trouver dans l'urine pathologique d'autres sucres que le glucose, bien que ce dernier soit le plus fréquent et à proprement parler le sucre caractéristique du diabète. Cependant *Bretet* (de Vichy) vient de signaler un cas très curieux de diabète dans lequel une malade éliminait, concuremment avec le glucose, des quantités parfois considérables de *saccharose*, jusqu'à 69,19 en 24 heures, pour 34.76 seulement de glucose. Cette élimination, suivant l'auteur, ne pouvant être mise sur le compte d'une ingestion de sucre alimentaire, doit être considérée comme la conséquence d'une formation anormale de saccharose dans l'économie. En tous cas, l'observation de Bretet l'a conduit à constater un fait intéressant au point de vue du dosage des sucres urinaires :

« C'est que, lorsqu'une urine ne contient pas d'autre sucre que la glucose, le dosage par la liqueur de Fehling se fait facilement : le précipité a de la cohésion et se dépose rapidement dès qu'on interrompt l'ébullition, et la liqueur s'éclaircit ; il n'en est plus de même, lorsque l'urine contient de la saccharose et surtout de la lévulose : on obtient alors ces précipités ocracés jaunes ou rougeâtres, sans cohésion, qui restent éternellement en suspension et rendent si difficile à saisir la fin de l'opération. Le chimiste qui se trouvera en présence d'une urine produisant, avec la liqueur de Fehling, une réaction de ce genre, devra donc soupçonner, dans cette urine, la présence d'un sucre autre que le glucose » (1).

Dans le cas d'une urine contenant de la saccharose, il est manifeste que les chiffres fournis par le polarimètre et la liqueur de Fehling ne sauraient concorder. Il faut alors, après un premier dosage au Fehling, qui donne le glucose seul, pratiquer l'inversion de la saccharose et faire un se-

(1) *Répertoire de Pharmacie*, 10 novembre 1897.

cond dosage. La différence correspond au sucre interverti et se traduit en saccharose.

Ce cas de *saccharosurie pathologique* est le premier qui ait été encore signalé, et nous devons savoir gré à M. Bretet de l'avoir mentionné ; peut-être d'ailleurs, le fait est-il moins rare qu'on le suppose.

Acétone. — L'acétone $C^6 H^6 O^2$ se rencontre principalement dans les urines de diabétiques, vers la dernière période de cette maladie ; cependant on l'a également signalé chez les carcinomateux et les fébricitants (pneumonie, scarlatine, rougeole). Von Jaksh admet sa présence dans l'urine normale à la dose de 10 milligrammes environ par 24 heures. Mallat croit, lui aussi, à la présence de *traces* d'acétone dans l'urine normale, à une sorte d'*acétonurie physiologique*.

C'est aussi l'opinion de M. Hirschfeld qui considère l'acétonurie comme un symptôme physiologique en rapport avec la suppression plus ou moins complète des aliments hydrocarbonés.

On peut dire que ce n'est que dans les cas graves de diabète que l'acétonurie a une signification pathologique, en ce sens qu'elle se présente ici dans des conditions tout autres que chez un sujet bien portant. L'acétonurie est donc un signe que l'on peut placer à côté de la glycosurie dans la symptomatologie du diabète ; c'est un trouble de la nutrition caractéristique de cet état pathologique. Il est intimement lié à la suppression des hydrocarbures de l'alimentation : mais, tandis que chez l'individu bien portant, l'acétonurie disparaît rapidement lorsque le régime comporte à nouveau des substances hydrocarbonées, il n'en est plus de même chez le diabétique. En d'autres termes, tant que l'organisme en bonne santé détruit, utilise les hydrocarbures, la production de l'acétone est empêchée, et même, si cette substance existait déjà auparavant, elle est rapidement détruite ; par contre, dans le diabète, en particulier dans sa forme grave, l'organisme a non seulement perdu la faculté de s'assimiler les hydrocarbures, mais encore il est incapable de détruire entièrement l'acétone qui se forme dans l'intimité des tissus (1).

On conseille encore quelquefois, même dans des ouvrages autorisés, l'emploi du perchlorure de fer pour déceler l'acétone dans l'urine (Gerhardt) (2). Ce réactif doit être abandonné, car ainsi que l'a prouvé Mallat, l'acétone ne donne lieu à aucune coloration par le perchlorure de fer ; il colore seulement les urines contenant de l'acide acétylacétique, corps qui accompagne souvent, mais non toujours l'acétone chez les diabétiques.

La recherche de l'acétone dans l'urine doit toujours se faire sur le produit de la distillation. Voici la technique conseillée par Mallat et perfectionnée par Bretet (de Vichy).

(1) In *Semaine médicale* du 20 mars 1897.

(2) Cf. Entre autres : Dreyfus Brissac : *Thérapeutique du diabète sucré*, p. 176.

A. Robin : *Traité de Thérapeutique*, fasc. 1 p. 163.

On distille l'urine en présence d'acide tartrique afin d'éviter les soubresauts qui se produisent fréquemment lorsque l'on se sert d'acide sulfurique. On arrête la distillation lorsqu'on a obtenu, en volume, le dixième environ comme produit distillé, de l'urine employée,

Puis, dans deux tubes à essai, on fait un mélange de 10 c. c. d'une solution de lessive de soude caustique pure renfermant deux équivalents de soude par litre d'eau distillée, soit 8 % et de 1,2 c. c. d'une solution faite avec 254 grammes d'iode dissous dans 385 grammes d'iodure de potassium en solution dans un litre d'eau distillée.

On obtient ainsi un réactif absolument clair et limpide. Dans un seul des tubes, on ajoute l'urine distillée à examiner et on se sert du second comme témoin.

La moindre formation d'iodoforme entraine un trouble dans le tube où s'est accompli la réaction et dénote ainsi la présence de traces les plus faibles d'acétone.

« J'ai été témoin, dit Mallat, que des urines non distillées ne donnaient, par ce procédé de recherche, aucune réaction d'iodoforme. Après distillation, la présence de l'acétone dans le produit distillé provenant de la même urine était des plus apparentes ; il ne faut donc pas se prononcer avant d'avoir opéré sur le produit distillé » (1).

Cette réaction, connue sous le nom de réaction de Lieben, repose sur ce fait que, en présence d'un alcali caustique, l'acétone forme avec l'iode ioduré un acétate alcalin et de l'iodoforme qui se précipite.

(1) In *Journal de Pharmacie et de Chimie*, octobre 1897.

L'alcool détermine la même réaction : mais la réduction et précipitation de l'iodoforme par l'alcool ne se font que lentement, alors qu'elles sont instantanées par l'acétone.

On caractérise l'iodoforme produit : 1° par son odeur ; 2° par la forme de ses cristaux au microscope. On peut rendre la réaction encore plus sensible en agitant le mélange laiteux avec de l'éther, à plusieurs reprises : celui-ci, décanté, laisse par évaporation un résidu jaune d'iodoforme dont l'odeur et les caractères ne laissent aucun doute.

On peut encore utiliser pour la recherche de l'acétone, la méthode de Chautard : elle repose sur la propriété que possède l'acétone de colorer une solution de fuchsine décolorée par l'acide sulfureux. On dissout 0.15 de fuchsine dans 250 c. c. d'eau distillée, et l'on fait passer un courant d'acide sulfureux, jusqu'à décoloration. Pour la recherche, on mélange parties égales de réactif et d'urine. Citons enfin la réaction de Legal par le nitroprussiate de soude. Voici comment elle se réalise : on prépare, au moment de s'en servir, une solution aqueuse à 1/5 de nitroprussiate de soude et une solution de soude caustique à 30 %.

Au produit de la distillation de l'urine on ajoute successivement quelques gouttes de nitroprussiate et de soude et l'on obtient de suite, dans le cas de présence d'acétone, une coloration rouge rubis très prononcée, qui vire au bleu, sous l'action de l'acide acétique et de la chaleur.

La créatinine (réaction de Weyl) possède une réaction analogue, mais qui en diffère en ce que l'acide acétique et la chaleur provoquent une coloration verdâtre, puis bleue, suivie enfin d'un précipité de bleu de prusse.

Diverses méthodes de dosage de l'acétone ont été proposées par Von Jaksh, Mallat et tout récemment par M. Martz, chef des travaux de clinique médicale à la Faculté de Lyon [1]. Nous estimons que ces dosages sont plutôt d'ordre scientifique que d'ordre pratique ; il est bon de les connaître, mais il est extrêmement rare qu'il y ait intérêt à les exécuter.

L'acétonurie, quelque peu prononcée, se traduit d'ailleurs d'elle-même par l'odeur caractéristique de l'haleine des malades qui rappelle celle du chloroforme ou de la pomme reinette.

III. — Matières colorantes d'origine pathologique : Bile, Urobiline, Hémoglobine, Indican, etc., etc.

Pigments biliaires. — La présence des pigments biliaires dans l'urine lui imprime une coloration toute spéciale, *brune*, *jaune* ou *verdâtre*, suivant les cas. Ces urines colorent fortement le papier sur lequel on les filtre et leur mousse est également colorée.

On caractérise les pigments biliaires par la *réaction de Gmelin*, qui est classique. Voici comment il convient de

(1) *Union pharmaceutique*, 31 juillet 1895.

la pratiquer. Dans une flûte à champagne, on verse une certaine quantité d'urine bien limpide (environ 20 c. c.), puis, au moyen d'une pipette très effilée, on fait arriver au fond du verre une dizaine de centimètres cubes d'acide nitrique nitreux, en ayant bien soin que les liquides ne se mélangent pas. L'acide nitrique nitreux s'obtient en exposant quelques heures au soleil de l'acide ordinaire ; il ne doit pas être trop chargé de vapeurs nitreuses, sans quoi l'urée se décomposerait avec dégagement tumultueux de gaz (azote et acide carbonique).

S'il y a des pigments biliaires, il se forme, au contact de l'urine et de l'acide, une gamme de couleurs qui se superposent de la façon suivante, en allant de haut en bas : *vert*, *bleu*, *violet*, *rouge et jaune orange*. La couleur *verte* est la plus caractéristique ; la couleur violette l'est aussi, mais on a souvent peine à la percevoir.

On peut essayer la même réaction sur un morceau du papier ayant servi à la filtration de l'urine, en laissant tomber sur le papier une goutte d'acide nitrique. En tous cas, pour conclure à la présence de la bile, il est indispensable d'obtenir nettement au moins *le vert* et *le violet*.

M. Jolles, dans le *Répertoire de Pharmacie* du 10 mars 1894, a indiqué un perfectionnement de la réaction de Gmélin, qui permettrait d'obtenir la zone colorée caractéristique de la bile avec des urines en contenant moins de 0,10 %. Dans un tube de verre cylindrique (de 25 centimètres de hauteur et 3 centimètres de diamètre) on place 50 c. c. d'urine, quelques gouttes d'acide chlorhydrique dilué au 1/10, du chlorure de baryum en excès et 5 c. c. de chloroforme pur. On agite fortement pendant quelques minutes et on laisse reposer 10 minutes. On fait écouler ou on décante, au moyen d'une pipette, le chloroforme et le dépôt dans un verre à réactif. On place ce dernier dans un bain-marie chauffé vers 80° pour faciliter l'évaporation du chloroforme; le dépôt se rassemble au fond du verre et on décante le liquide surnageant. On laisse couler, sur les parois du verre, 3 gouttes d'acide nitrique nitreux et l'on voit alors se former les couleurs caractéristiques des pigments biliaires.

On a encore indiqué d'autres réactions pour la recherche de la bile dans l'urine. Nous en mentionnerons trois qui sont d'une exécution très facile et qui peuvent être employées, au moins à titre de contrôle. La première, indiquée par Maréchal, repose sur l'emploi de la teinture d'iode, qui donne à froid avec les urines ictériques, une coloration vert bouteille, ou vert émeraude. On verse avec précaution de la teinture d'iode officinale diluée au dixième avec de l'alcool à 95° sur quelques c. c. d'urine suspecte : à la surface de séparation des deux liquides, on voit se produire l'anneau vert. Cette réaction est très sensible.

La seconde méthode est due à M. A. Lambotte. Pour la pratiquer on met dans un tube à essai 1 à 2 c. c. d'acide sulfurique concentré, puis une pincée de nitrate de potasse en poudre. On verse ensuite doucement un peu d'urine sur ce mélange, en inclinant fortement le tube pour ne pas mélanger les deux liquides.

S'il y a des matières colorantes de la bile, la coloration verte bien connue se produit au contact des deux liqueurs.

Les avantages de ce procédé sont que l'acide sulfurique étant incolore, il se masque par la coloration verte et que sa grande densité s'oppose à son mélange immédiat avec l'urine (1).

Signalons enfin le procédé de recherche de la bile décrit par le professeur C. Paul; on prépare une solution aqueuse à 1/300 de violet de méthylamine (violet de Paris) et on l'ajoute à l'urine: en présence des pigments biliaires, elle lui communique une *teinte rouge*.

Urobiline. — Urobilinurie. — Uroérythrine. — Nous avons vu qu'il convenait de réserver le nom *d'urobiline* à la matière colorante pathologique de certaines urines, désignées autrefois sous le nom *d'urines héma-phéiques*. Cette urobiline anormale, ou urobiline de Jaffé, est identique à l'*hydrobilirubine* et ressemble beaucoup à la *stercobiline* ou pigment des matières fécales.

Son spectre possède les caractères suivants: deux petites bandes d'absorption à droite et à gauche de D et une autre placée vers F, mais qui a son maximum avant F: tandis que l'urochrome présente une seule bande placée sur la raie F, entre le jaune et le bleu.

Un ton *d'acajou vieilli*, selon l'expression de Gubler,

(1) Lambotte: in *Journal de Pharmacie et de Chimie*, janv. 1897.

est caractéristique de l'urobiline, ou comme on disait naguère, de *l'hémaphéine*; Méhu a proposé d'appeler ces urines : *urines rouges hépatiques*.

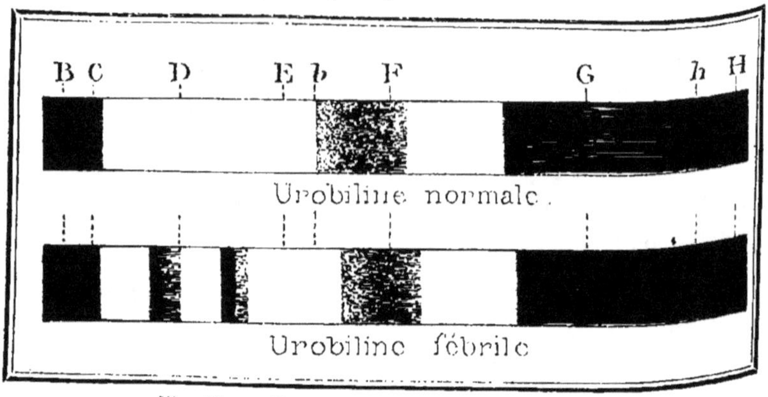

Fig. 12. — Urobiline normale et pathologique.

Le moyen le plus pratique de caractériser l'excès d'urobiline, en dehors de l'aspect particulier et auquel on ne saurait se tromper, des urines rouges hépatiques, est d'observer la coloration qu'elles prennent au contact de l'acide nitrique nitreux, dans l'épreuve dite de Gmélin. La zone colorée de l'urobiline a une teinte acajou foncé d'autant plus accentuée que l'urobiline est elle-même plus abondante.

« Nous proposons, dit Mercier, de conclure à un excès d'urobiline chaque fois qu'on obtiendra la teinte acajou foncé, car nos recherches personnelles (examen spectroscopique direct, et réaction sur le pigment isolé) nous ont démontré que cette teinte foncée coïncidait toujours avec un excès de ce corps dans l'urine » (1).

(1) Mercier : Loc. cit., p. 113.

Nous savons bien, qu'à propos de cette réaction, on a dit que la teinte *vieil acajou* n'était pas due à l'urobiline seule, mais à l'ensemble des matières colorantes de l'urine. Cliniquement, cela importe peu, car la réaction en question ne se produit qu'avec des urines à excès d'urobiline, ou, si l'on aime mieux, de matières colorantes. Ce qui est certain, c'est que l'urobilinurie caractérise la stase biliaire, à quelque cause d'ailleurs qu'elle soit originairement due.

Le professeur Denigès, à qui la chimie en général, et l'urologie en particulier, sont redevables de travaux si originaux et si précis, a publié de très intéressantes recherches sur l'urobiline. Voici comment il conseille de s'y prendre pour constater son spectre caractéristique.

« On trouve parfois, dit-il, une grande difficulté, une impossibilité même, à constater ce spectre dans des urines très fortement pigmentées, surtout lorsque ces pigments sont ceux de la bile, qui absorbent avec intensité toutes les radiations, du jaune jusqu'au violet.

On ne peut se servir, pour enlever les colorants parasites, d'acétates de plomb ou de mercure qui précipitent en même temps l'urobiline.

Le procédé de M. Cordier, qui consiste à agiter 20 c. c. de chloroforme avec 100 c. c. d'urine acidulés par 5 c. c. d'acide chlorhydrique, à séparer le dissolvant (opération rendue souvent très difficile par l'émulsion produite), à filtrer, évaporer et reprendre par l'alcool absolu, est long et n'enlève pas toute l'urobiline urinaire.

J'ai trouvé que le sulfate mercurique, préparé suivant la formule :

Oxyde mercurique	5 gr.	Mêlez l'acide et l'eau, puis ajoutez l'oxyde mercurique qui se dissoudra par agitation.
Acide sulfurique. .	20 c. c.	
Eau	100	

dépouillait admirablement l'urine de ses pigments parasites, sans toucher en aucune façon à l'urobiline, et permettait d'apercevoir de la manière la plus nette, avec les urines biliaires les plus foncées, la bande d'absorption cherchée.

Avec des solutions aqueuses d'urobiline pure, additionnées de quantités égales, d'une part d'eau distillée, d'autre part d'urines biliaires interceptant toute lumière à partir du jaune, sous une épaisseur de 2 centimètres, la bande d'absorption, après traitement par le sulfate mercurique et filtration, a présenté la même intensité que celle de la solution aqueuse type d'urobiline, amenée par addition d'eau au même degré de dilution : on peut donc effectuer facilement, en utilisant ce procédé, non seulement la recherche, mais même un dosage spectrophotométrique de l'urobiline.

Dans la pratique, on effectuera la précipitation des colorants étrangers en ajoutant à l'urine (à 10 c. c. par exemple), la moitié de son volume (5 c. c.) du réactif précédent, on agitera, puis on filtrera au bout de cinq à six minutes, afin de séparer les combinaisons mercuriques insolubles formées. La liqueur claire se prêtera dès lors parfaitement à l'examen spectroscopique. Si elle se troublait après quelque temps, on filtrerait à nouveau » (1).

Nous ne pouvons nous empêcher de faire les plus grandes réserves au sujet de la possibilité d'un dosage spectrophotométrique de l'urobiline. Cette prétention émise antérieurement à Denigès par Gautrelet, nous semble plus que sujette à caution.

Ce dernier a décrit (2) un spectroscope spécial auquel il donne le nom d'*uropigmentomètre spectroscopique*, qui n'est au fond que le spectroscope à vision directe de Jansen : il en diffère toutefois par l'adjonction d'un grand disque horizontal portant des divisions qui, au moyen d'une table spéciale, indiquent de suite sans calcul, le chiffre d'urobiline par litre de liquide examiné. Il va sans dire que le spectroscope est à *épaisseur variable*, c'est-à-dire qu'il permet de faire varier l'épaisseur de la couche absorbante jusqu'à ce qu'on obtienne la bande d'absorption caractéristique avec une netteté suffisante. Le disque horizontal traduit numériquement ces variations d'épaisseur, inversement proportionnelles elles-mêmes à la quantité d'urobiline à doser.

Yvon, lui aussi, décrit un *spectromètre* à épaisseur variable, mais sans disque et sans tables. Partant de ce principe incontestable que l'épaisseur du liquide nécessaire à l'apparition des bandes d'absorption est d'autant

(1) Denigès : In *Bulletin des travaux de la Société de pharmacie de Bordeaux*, mars 97.
(2) *Revue des maladies de la nutrition*, février et mai 1895.

moindre que le liquide examiné est plus riche en matières actives, il dit que, *dans une certaine mesure, l'instrument pourrait servir à en apprécier la quantité.*

Le prétendu perfectionnement de Gautrelet est un pur trompe-l'œil. Jamais on ne fera admettre à quelqu'un de sérieux que l'urobiline ou tout autre pigment urinaire puisse se doser par cette méthode. Tout procédé de dosage, quel qu'il soit, suppose deux conditions essentielles : 1° comme point de départ, un dosage type de la substance à analyser, c'est-à-dire un dosage portant sur un échantillon rigoureusement et chimiquement pur ; 2° la rigoureuse observation dans les dosages ultérieurs des conditions de l'expérience primitive.

Dans l'espèce, nous demanderons à Gautrelet avec quelle solution *d'urobiline type* il a primitivement gradué son disque et dressé ses tables. Est-ce avec l'urobiline préparée par la méthode de Méhu, de Mac Munn ou de Jaffé? On sait assez que les produits obtenus ne se ressemblent guère.

D'autre part, M. Gautrelet pourrait-il affirmer que l'urobiline de l'urine soit *optiquement* la même que l'urobiline du laboratoire, ou encore que l'urobiline soit seule dans l'urine pathologique à modifier le spectre? Il y a, dans ces considérations et bien d'autres encore, que nous omettons à dessein, la formelle condamnation de cette méthode. Le spectroscope peut nous dire s'il y a ou non de l'urobiline dans une urine, à la rigueur même s'il y en a peu ou beaucoup : mais ne lui demandons pas de nous dire combien il y en a.

C'est d'ailleurs la même conclusion que formule le docteur Hénocque, dans une communication qu'il a bien voulu nous autoriser à publier au sujet de la recherche et du dosage spectroscopique de l'urobiline.

« A ne considérer, nous écrit ce maître incontesté de la spectroscopie biologique, que *l'analyse qualitative*, l'examen direct de l'urine avec un spectroscope à vision directe, et sous des épaisseurs variables, peut, à lui seul, démontrer l'existence de l'urobiline, de l'urobiline pathologique, de l'urohématoporphyrine, et, grâce à l'habitude et à la précision que donne une pratique souvent répétée de ces examens, on peut aussi arriver à apprécier avec une approximation applicable à des recherches cliniques, les proportions *faibles*, *moyennes*, *fortes*, et enfin *excessives* de ces pigments. L'emploi des spectroscopes, disposés pour l'examen des liquides à des épaisseurs variables, peut encore donner des indications très utiles, surtout dans les cas où ces pigments sont en excès.

Mais, en somme, si la nécessité de l'examen préalable de l'urine avec le spectroscope, me paraît indéniable comme moyen *d'analyse qualitative*, facile à appliquer au lit du malade, *l'examen spectroscopique direct de l'urine ne permet pas un dosage rigoureux de ces pigments avec les procédés actuels.*

En voici la raison : il y a dans les urines plusieurs chromogènes qui donnent au spectroscope des réactions complexes pouvant se réunir et se confondre entre elles, les pigments biliaires eux-mêmes accompagnent souvent les urobilines, de sorte que cette réaction spectroscopique caractéristique de l'urobiline, c'est-à-dire la bande entre B et F, ne se détache pas avec une obscurité, une fixité et une netteté suffisantes *pour être applicables au dosage quantitatif*.

La preuve de cette difficulté des observations est démontrée par ce fait que, dans les observations d'urobilinurie qui ont été publiées, dans celles mêmes où la quantité de l'urobiline a été dosée, l'on a laissé passer inaperçues les bandes complémentaires de l'urobiline pathologique, jusqu'au jour où Mac Munn les a fait connaître. *Et maintenant encore je ne sache pas qu'on ait pratiqué de dosages exacts de l'urobiline pathologique par l'examen spectroscopique direct*.

Comme conclusion, je crois qu'il est nécessaire pour doser les divers pigments urinaires, de les isoler préalablement. C'est à dire qu'après avoir constaté avec l'examen direct, tous les caractères spectroscopiques d'une urine, *il faut extraire les pigments par les procédés chimiques habituels*. Et c'est alors qu'on pourra les doser, soit avec le spectroscope à épaisseur variable, si l'on a soin d'avoir des échantillons de comparaison bien titrés préparés à l'avance, et en procédant dans tous les cas sur une quantité d'urine toujours la même.

Les spectrophotomètres pourront être utilisés, ainsi que l'a fait Vierordt, pour les recherches les plus précises, longuement et patiemment pratiquées au laboratoire » (1).

(1) Docteur HÉNOCQUE : Communication inédite.

L'urobiline, dit le professeur Guyon, est le pigment du foie malade : elle apparaît donc :

1° Quand il y a une lésion histo-chimique sans infection ;

2° Quand l'infection vient se greffer sur un foie déjà malade ;

3° Quand l'infection seule est assez grave pour altérer la cellule hépatique (ce dernier cas est le moins fréquent).

Sa présence est donc révélatrice, non de l'infection biliaire, mais de l'état du foie, dont elle traduit la déchéance anatomique et l'insuffisance fonctionnelle.

Il est à remarquer que, chaque fois que l'examen chimique des urines établit l'insuffisance du foie, on constate l'augmentation de la toxicité urinaire. Cela a été démontré par MM. Bouchard et Roger (1).

M. Rolleston a signalé une urobilinurie consécutive à l'usage du Trional chez une femme ayant une congestion chronique intense du foie.

Uroérythrine. L'uroérythrine est ce pigment qui colore les dépôts rosacés des urines riches en acide urique. « Quand elle est abondante, remarque le professeur Albert Robin, point n'est besoin de réactif pour la caractériser : c'est alors elle qui donne à quelques dépôts urinaires leur couleur saumon-clair ou minium et qui constitue ce qui a été désigné sous le nom de *sédiments rosaciques* ou *pur-*

(1) Guyon : *Leçons cliniques*, I, p. 381.

puriques. Lorsque sa quantité est faible, on la découvre en ajoutant à l'urine un corps qui précipite quelques-uns de ses constituants et qui puisse former une laque avec l'uroérythrine : le chlorure de baryum, l'azotate de mercure, le sous-acétate de plomb, l'acétate neutre de plomb. Ce dernier composé est celui qui donne la réaction la plus nette : le précipité qu'il forme est *blanc laiteux,* quand il n'y a pas d'uroérythrine ; *rose pâle* quand celle-ci existe en quantité appréciable ; *rose*, quand elle est abondante,

Il ne faut pas se laisser induire en erreur par la matière colorante de la bile qui teint en jaune vif le précipité plombique, ni par l'hémaphéine qui le colore en jaune ocreux. Les urines très chargées d'indigose et ne renfermant pas d'hémaphéine déterminent aussi une coloration jaune sale du précipité ; les urines sanglantes donnent un précipité grisâtre. On ne devra jamais apprécier la coloration rose que sur des précipités qui auront déjà subi un tassement, ce qui nécessite 15 à 20 minutes environ » [1].

Gautrelet considère l'uroérythrine comme un pigment normal de l'urine : il prétend qu'à l'etat physiologique, elle existe dans l'urine dans les proportions des deux tiers de l'urobiline et la dose par les mêmes procédés optiques, ce qui est tout dire.

Au point de vue clinique, c'est, comme l'urobiline fébrile, un pigment de *l'insuffisance hépatique;* elle traduirait surtout d'après Gubler et A. Robin une insuffisance abso-

(1) A. Robin : *La fièvre typhoïde*, p. 27

lue des cellules hépatiques qui sont incapables d'utiliser la matière colorante des globules normalement détruits.

Hémoglobine. L'hémoglobine est la matière colorante du sang. Les urines qui en contiennent, présentent une coloration rouge brun foncé, comme dans l'hématurie.

Lorsqu'on les porte à l'ébullition, il se forme un coagulum assez gros, coloré en brun par l'hémoglobine, coagulum qui surnage l'urine au lieu d'aller au fond.

Souvent ces urines ne renferment pas de globules rouges, ou n'en renferment qu'une très petite quantité. Pour isoler la matière colorante du sang, on a conseillé de traiter le coagulum par l'alcool additionné d'acide sulfurique. La matière colorante se dissout et communique à la solution une coloration rougeâtre caractéristique.

La *réaction de Heller* consiste à mélanger trois volumes d'urine avec un volume de lessive de soude. On porte à l'ébullition et le liquide prend une coloration verdâtre, en laissant déposer par le repos un précipité rouge couleur de rouille.

On peut aussi employer la liqueur térébenthinée de Huenefeld que l'on prépare comme suit :

Essence de Térébenthine	
Alcool	ãã 10 volumes.
Chloroforme	
Acide acétique glacial	1 volume.

On ajoute goutte à goutte de l'eau, tant que le liquide reste encore limpide. Pour employer cette liqueur, il suffit de mélanger l'urine avec quelques gouttes de teinture de gaïac. Si le mélange passe au bleu, c'est l'indice de la présence de sang dans l'urine.

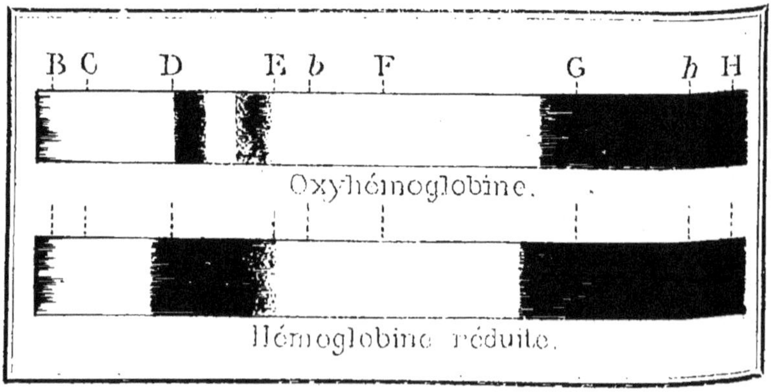

Fig. 13

Le moyen le plus sûr de constater la présence du sang dans l'urine est l'examen spectroscopique, qui donne les deux bandes d'absorption de l'hémoglobine placés entre les raies D et E du spectre de Fraünhofer.

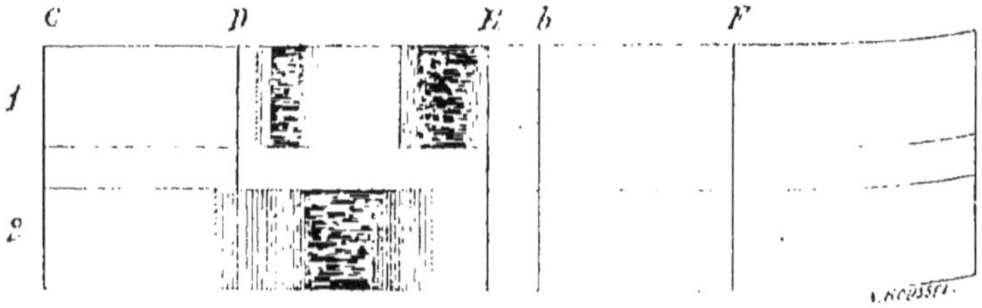

Fig. 14. 1. Spectre de l'oxyhémoglobine. 2. Spectre de l'hemoglobine reduite.

En traitant l'urine sanguinolante par quelques gouttes de sulfhydrate d'ammoniaque, on prive l'hémoglobine de son oxygène et l'on obtient alors le spectre de l'hémoglobine réduite. Dans ce spectre, les deux bandes d'absorption entre D et E sont remplacées par une seule, dite bande de

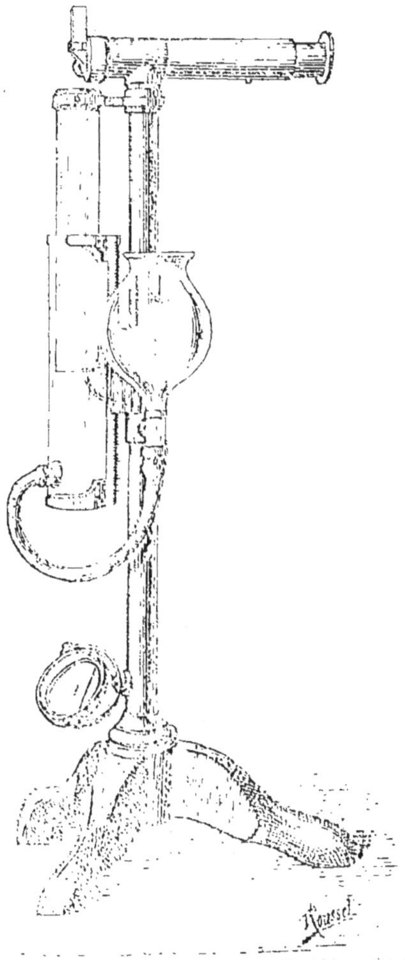

Fig. 15. — Spectroscope à épaisseur variable. Modèle spécial à l'analyse des urines (1).

Stockes, qui occupe tout l'espace des deux bandes primitives de l'oxyhémoglobine.

(1) Construit par WERLEIN, à Paris.

Le spectroscope à épaisseur variable, dont nous donnons la figure ci-contre, convient très bien pour la recherche du sang et de l'urobiline dans l'urine. Un prisme à double réflexion totale donne un spectre normal de comparaison exactement superposé au spectre d'absorption. Cet appareil, d'un maniement très simple et d'un prix relativement peu élevé, peut très bien suppléer aux grands spectroscopes de laboratoire.

Indogène (Indican.) - Urines bleues. L'indican n'est pas un pigment proprement dit, mais un chromatogène, c'est-à-dire un principe aux dépens duquel se développe l'indigose ou indigotine ; il peut donc se rencontrer en très grande abondance dans les urines les plus pâles (A. Robin). On le retrouve surtout, d'après Jaffé, dans les processus pathologiques qui entrainent une obstruction de l'intestin grêle.

A côté de l'indican, il faut placer le *Skatol* (méthylindol). Ces deux corps sont des produits de la décomposition des albuminoïdes et des principes colorants du sang.

L'indol et le skatol se transforment par oxydation, en *indoxyle* et en *skatoxyle* qui apparaissent dans l'urine combinés à l'acide sulfurique sous forme d'acides *indoxylsulfurique* et *skatoxylsulfurique* ou mieux d'indoxylsulfate et skatoxylsulfate de potassium.

L'acide *indoxylsulfurique* est ce qu'on appelle *indican* ou plus exactement *indogène*, parcequ'il se change en indigo par oxydation. En même temps se forment des produits intermédiaires *rouges* moins oxydés, tous solubles dans le chloroforme.

Le *skatoxyle*, donne lui aussi, par oxydation des pigments *rouges*, *violets* ou *bleus* : urrhodine, uroglaucine, etc.[1].

Pour rechercher l'indican dans l'urine, on peut opérer comme pour la recherche de l'urobiline par l'acide azotique nitreux. La teinte bleue annonce l'existence de l'indican ; elle est d'autant plus intense que la proportion d'indican est plus considérable.

Une autre méthode consiste à verser dans un tube 5 c.c. d'acide chlorhydrique et une vingtaine de gouttes d'urine, au plus. On chauffe lentement sans faire bouillir et en agitant le liquide tout le temps. La coloration devient bientôt d'un violet très pâle, d'un violet franc, ou d'un bleu foncé, ou enfin d'un bleu noirâtre.

Le procédé de Renault, publié en 1888, dans les *Archives de pharmacie*, est très sensible. D'après cet auteur, si à un mélange à parties égales d'urine et d'acide chlorhydrique, on ajoute du chloroforme, puis goutte à goutte une solution concentrée de chlorure de chaux, on obtient la réaction caractéristique de l'indican.

Dans certains cas, entre autres, lorsque le malade suit le traitement iodo-ioduré, cette façon de procéder est insuffisante. Après avoir conduit l'opération comme précédemment, on ajoutera un cristal d'hyposulfite de soude.

(1) Jules AMANN : *Les phénols de l'urine*, in *Union pharmaceutique* septembre 1896.

L'iode, que le chloroforme a dissout est absorbé, et alors la coloration bleue apparaît très nettement.

En présence du skatoxyle, le liquide reste coloré en violet ou en rose après agitation avec le chloroforme.

M. Loubion a observé avec raison que l'inconvénient du procédé que nous venons de décrire se trouve dans l'appréciation de la dose la plus favorable d'hypochlorite de calcium à employer. A dose trop faible, l'indigotine n'est que partiellement mise en liberté et, à dose trop forte, elle est transformée en isatine, qui ne communique plus au chloroforme la coloration bleue caractéristique. Il a pensé à remplacer ce réactif par l'eau oxygénée qui est un oxydant incolore, n'agissant pas lorsqu'il est en excès sur l'indigotine libérée. Voici le manuel opératoire qu'il conseille :

On met dans un tube 2 ou 3 c.c. d'urine avec un égal volume de chloroforme et environ 1 c. c. d'eau oxygénée titrant de 5 à 10 volumes. On ajoute 3 à 4 volumes d'acide chlorhydrique concentré et pur. On chauffe très légèrement (vers 40 à 50° au plus), puis on retourne le tube sur lui-même une vingtaine de fois *au moins*, en divisant le chloroforme sans l'émulsionner. Cela fait, on laisse reposer : le dissolvant apparaît coloré en bleu. La coloration est encore visible, même lorsque l'urine ne renferme que très peu d'indican indécelable avec l'hypochlorite. Outre les avantages énumérés, l'emploi de l'eau oxygénée présente le suivant : il laisse apparaître dans toute sa netteté le dérivé coloré rougeâtre de skatol que contiennent certaines urines, et que l'action seule de l'acide chlorhydrique suffit d'ailleurs à libérer. On sait que ce pigment, insoluble dans le chloroforme, reste dans la couche aqueuse et qu'il a été quelquefois confondu avec l'indicau [1].

Enfin M. Amann, de Lausanne, vient de publier un autre mode de recherche de l'indican urinaire qui serait encore préférable. Il utilise la propriété que possèdent les persulfates alcalins d'oxyder énergiquement les matières organiques en dégageant de l'ozone. Il donne la préférence au persulfate de sodium, qu'il emploie en solution aqueuse à 10 °/₀ ; cette solution se conserve facilement.

Le mode opératoire adopté par M. Amann est le suivant : on prend 20 c. c. d'urine, auxquels on ajoute quelques gouttes d'acide sulfurique, puis 5 c. c. environ de chloroforme et, enfin, 5 c. c. de solution de persulfate de sodium ; on agite en retournant le tube, de manière à diviser le chloroforme sans l'émulsionner ; on laisse reposer ; l'indigo formé se dissout dans le chloroforme, qu'il colore plus ou moins fortement.

L'emploi de l'acide sulfurique est préférable à celui de l'acide chlorhydrique, attendu que, en présence de ce dernier, les persulfates dégagent du chlore, qui peut produire la suroxydation et la décoloration de l'indigo.

D'après M. Amann, ce procédé permet de déceler des quantités d'indican dont les autres réactifs sont impuissants à révéler la présence.

(1) *Bull. Soc. de pharmacie de Bordeaux*, février 1897, p. 46.

Les persulfates présentent, sur les hypochlorites, l'avantage de ne pas précipiter l'albumine, ce qui dispense d'éliminer cette substance lorsqu'on a à essayer une urine albumineuse.

Les persulfates produisent les mêmes pigments rouges et violets que les hypochlorites, par oxydation plus ou moins complète du skatoxyle ; ces pigments, peu solubles dans le chloroforme, colorent la couche du liquide au-dessus de ce dernier ; l'intensité plus ou moins considérable de cette coloration rouge et violette permet d'évaluer approximativement la quantité de skatol contenu dans l'urine (1).

L'urine normale renferme une quantité d'indogène correspondant à 6 ou 7 milligr. d'indigotine par litre. Toutes les causes qui favorisent les fermentations intestinales, augmentent la quantité de l'indican urinaire. Dans les maladies du gros intestin, il paraît se former surtout du skatoxyle, et surtout de l'indoxyle dans celles de l'intestin grêle.

Baumann a montré que l'indol et les produits analogues disparaissaient en général de l'urine lorsqu'on pratiquait la désinfection intestinale, sauf dans les suppurations.

Personnellement, nous avons trouvé une forte proportion d'indican dans l'urine d'un tout jeune enfant qui avait une légère grippe.

Le docteur Petitpas a fait de *l'indicanurie* le sujet d'une

(1) *Journal des connaissances médicales* du 16 septembre 1897.

thèse inaugurale [1] très remarquable à laquelle nous empruntons les renseignements qui suivent sur la valeur clinique de cette affection. Pour lui, on rencontre l'indican dans les urines tout aussi fréquemment que l'albumine et souvent même l'un et l'autre coexistent.

Les principales maladies dans lesquelles se rencontrent l'indican sont :

1° Les affections gastro-intestinales (les fermentations bactériennes intestinales sont en effet la principale cause de production de l'indol) ;

2° Les affections hépatiques et cardio-hépatiques ;

3° Les affections rénales ;

4° Les affections pleuro-pulmonaires et enfin les affections nerveuses.

Pour Albert Robin, l'indican apparaît *cliniquement* dans six circonstances principales :

1° Quand la portion sous-diaphragmatique du tube digestif est intéressée, non pas d'une manière quelconque, mais avec participation du système nerveux ganglionnaire abdominal ;

2° Quand les déchets organiques sont trop considérables pour la quantité de l'oxygène en circulation. Un des caractères de cet état se trouve dans la tendance au refroidissement des parties découvertes chez les malades dont la température s'élève à un très haut degré (Gubler) ;

3° Dans plusieurs affections hépatiques chroniques dont le carcinome est le type ;

(1) Cf. PETITPAS : *De l'indicanurie. Thèse de Paris*, 1896.

4° Dans les affections médullaires, l'épuisement nerveux, excès de coït, onanisme, etc. ;

5° Dans la maladie bronzée (Rosenstirn) ;

6° Dans des circonstances diverses, telles que l'ingestion de substances aromatiques (Kletzinsky, Wollfberg, etc.) (1).

D'après le docteur Petitpas, l'indican est un produit de décomposition des albuminoïdes apparaissant en quantité plus ou moins considérable dans les urines, suivant que le foie remplit plus ou moins bien son rôle antitoxique. C'est, en résumé, *un symptôme précoce de l'altération hépatique et, comme tel, il mérite d'être pris en très sérieuse considération.*

Phénols. — Comme celle de l'indogène et du skatoxyle, la présence des phénols dans l'urine est liée à de véritables auto-intoxications d'origine digestive et peut servir à en établir le diagnostic.

M. Jules Amann, qui a très bien étudié cette question au point de vue chimique, dit que la plus grande partie des phénols de l'urine est constituée par du paracrésol avec des traces d'ortho et de métacrésol et peu de phénol proprement dit.

Voici le manuel opératoire qu'il conseille pour leur recherche :

Alcaliniser légèrement 250 à 300 c. c. d'urine par du carbonate de sodium, évaporer au bain-marie et réduire

(1) A. Roux : *La Fièvre typhoïde*, loc. cit.

au 1/5 du volume (soit 50-60 c. c. à peu près). Ajouter au résidu un excès d'acide sulfurique pur et distiller aussi complètement que possible. Diviser le distillat recueilli en trois parties. Ajouter à l'une quelques gouttes du réactif de Millon et chauffer : coloration rouge du précipité et du liquide en présence de phénols. Traiter la deuxième portion par quelques gouttes de solution de perchlorure de fer : coloration violette par les phénols. La troisième partie est additionnée d'un volume égal d'eau bromée qui détermine la formation d'un trouble et d'un précipité de phénol tribromé et de crésols dibromés et tétrabromés : ces derniers ne se forment souvent qu'au bout de quelques heures.

Pour les méthodes de dosage et la détermination du coefficient de Baumann, qui ne peuvent se faire en pratique courante, nous renvoyons au mémoire original [1].

Urines grasses ou chyleuses. — Ces urines, fréquentes sous les climats équatoriaux sont, par contre, très rares chez nous. Voici la description qu'en donne le professeur Guyon : abandonnées à elles-mêmes et par ce seul fait du repos, les urines chyleuses se séparent en deux couches ; l'une, inférieure, plus ou moins colorée par des hématies ; l'autre supérieure, blanchâtre, d'apparence laiteuse, d'autant plus épaisse que l'affection est plus prononcée et comprenant parfois presque toute la hauteur du liquide. Il est

(1) Cf. Jules Amann : in *Union pharmaceutique*, septembre et octobre 1896.

des cas où elles se prennent en masse par le refroidissement (1).

Ces urines tachent le papier, comme le ferait une émulsion d'huile, et celui-ci reste transparent après dessiccation. Le meilleur moyen de s'assurer de la présence de la graisse dans une urine, est de l'examiner au miscroscope qui laisse voir les globules gras avec leurs caractères particuliers distinctifs, sous forme de fines granulations.

Le docteur Chabrié a formulé les conclusions suivantes relativement au passage des graisses dans l'urine :

a) Le passage des graisses dans l'urine peut être dû :

1° A la présence d'un parasite dans le sang ; le fonctionnement du rein n'en paraît pas impressionné relativement à la sécrétion des principes normaux. La graisse est plus abondante dans l'urine de la nuit.

2° A certains cas pathologiques et, en particulier, à celui d'un mal de Bright, la lipurie étant d'ailleurs assez légère ;

3° A l'ingestion abondante des graisses.

4° A la rétention intestinale (hernie étranglée chez l'homme).

b) L'ensemble d'expériences faites sur les injections intrapéritonales de bile et sur la ligature du cholédoque, permet de dire :

1° L'intoxication biliaire est vraisemblablement la cause des chyluries expérimentales, produites par la ligature

(1) Guyon : Loc. cit., I. p. 429.

de l'intestin, du cholédoque, ou par l'injection de bile ;

2° L'intoxication biliaire est également la cause probable des lipuries observées dans la hernie étranglée, elle peut être un facteur de la chylurie parasitaire (1).

On ne doit pas confondre la *chylurie* et la *lipurie*.

Dans la première, les urines ont l'aspect laiteux et renferment des matières grasses émulsionnées et accompagnées d'un élément caractéristique du chyle ou de la lymphe (globules blancs).

Voici, d'après A. Robin, les caractères des urines chyleuses : « elles se recouvrent, après repos, d'une pellicule crémeuse ; fréquemment elles se coagulent spontanément et l'on voit de gros caillots blanchâtres ou rougeâtres occuper le fond du verre où on les recueille. On y rencontre de la fibrine, de la sérine, de la globuline et des peptones. La coloration des urines purement chyleuses est blanc jaunâtre, opaque. Mais la présence du sang est habituelle et leur donne une coloration qui varie du brun au rouge foncé, vin de Porto, ou au brun sale.

D'autres fois, dans le liquide blanchâtre, on voit nager les caillots allongés, rouges ou gris rougeâtres » (2).

A. Robin cite l'analyse de l'urine d'une malade chylurique qui rendait par jour 23 gr. 085 de graisse et 17 gr. 304 de fibrine.

Nous avons analysé une urine chylurique qui contenait par litre 35 gr. de graisse et 38 gr. d'albumines di-

(1) Charrié : *Sur le passage des graisses dans l'urine*, février 1893.
(2) In *Traité de thérapeutique appliquée*, fasc. II, p. 297.

verses ; cette urine s'était prise en une masse tremblotante gélatiniforme et renfermait un grand nombre de caillots sanguins dans lesquels nous avons pu constater la présence d'embryons de filaire.

Dans la *lipurie* ou *pimélurie*, les urines renferment bien des matières grasses, mais non émulsionnées et en gouttes plus ou moins fines nageant dans le liquide ou se réunissant à la surface.

Le plus souvent, la *lipurie* est causée par l'ingestion exagérée de corps gras.

Nous bornerons aux notions pratiques qui précèdent, ce que nous avons à dire des éléments pathologiques de l'urine; on y a signalé, il est vrai, beaucoup d'autres substances anormales dans certaines affections morbides, mais leur énumération nous entraînerait trop loin et il faut bien convenir d'autre part que la plupart d'entre elles ne se rencontrent que fort rarement ou ne présentent qu'une valeur séméiologique contestable. Au fond, pour nous, toute l'urine pathologique gravite autour de *l'albumine, du glucose et des pigments biliaires ou intestinaux*; insuffisance ou lésion *rénale* d'une part ; insuffisance ou lésion *hépatique* de l'autre; parfois, souvent même, les deux réunies.

CHAPITRE TROISIÈME

EXAMEN MICROSCOPIQUE
(Analyse Histologique)

Technique et méthodes de coloration. — Sédiments cristallins. — Éléments figurés.

Toutes les urines, même celles qui sont tout à fait normales et limpides, abandonnent par le repos un léger nuage floconneux, formé de mucus et de débris épithéliaux. En dehors de ce fait général, il arrive fréquemment que l'urine présente un aspect louche, même à l'émission, ou donne lieu, quelque temps après, à un dépôt parfois volumineux et dont il est toujours indispensable de connaître la nature. C'est ici qu'intervient *l'examen microscopique*, qui occupe dans l'analyse de l'urine une place au moins égale en importance à l'analyse chimique; si nous n'en avons pas parlé à propos de l'urine normale, c'est qu'il nous a semblé plus rationnel de grouper dans un chapitre spécial tous les faits qui s'y rattachent et qui, pour le plus grand nombre, sont caractéristiques d'un état pathologique. Nous décrirons d'abord la technique générale de l'examen microscopique, puis nous examinerons en détail les caractères des divers sédiments et leur signification clinique.

Nous ferons dans ce chapitre de très larges emprunts à l'ouvrage du professeur Guyon pour lequel le docteur Noël Hallé a rédigé tout ce qui est relatif à l'analyse histologique des urines ; c'est à notre avis, ce qui a été fait de mieux et de plus complet sur cette difficile question.

I. — Technique générale de l'examen microscopique des sédiments urinaires

On peut recueillir les sédiments urinaires soit *directement* par simple repos dans un verre conique, *soit par filtration*, soit encore par *centrifugation*.

Ce dernier procédé est de beaucoup préférable, et nous en conseillons l'emploi alors même que le dépôt serait abondant et facile à recueillir par simple décantation. Lorsque le dépôt est léger et floconneux, il sera bon de filtrer et de ne soumettre à la centrifugation que les dernières portions de liquide restées sur le filtre ou dans la boule à décantation.

Le mode de sédimentation propre à chaque urine présente, même à l'examen macroscopique, des particularités intéressantes qu'il est utile de connaître. C'est ainsi qu'on peut considérer dans un dépôt urinaire les caractères suivants :

Quantité { *Faible.* / *Abondant.* / *Très abondant.*

Aspect	*Léger ou lourd.* *Transparent ou opaque.*
Couleur	*Blanc.* *Blanc gris.* *Jaunâtre.* *Verdâtre.* *Rougeâtre.*
Homogénéité	*Homogène ou formé de parties différentes.*
Consistance	*Floconneux.* *Pulvérulent.* *Filamenteux.* *Visqueux.* *Glaireux.*

La *centrifugation* permet d'obtenir en quelques minutes un dépôt condensé qui mettrait plusieurs heures et quelques fois plusieurs jours à se former par simple repos ; de cette façon, on peut observer les éléments figurés avant leur altération, ce qui, pour certains d'entre eux, présente un intérêt de premier ordre.

Nous ne décrirons pas ici tous les appareils à force centrifuge employés dans les laboratoires ; un de ceux qui nous paraissent le plus pratiques est celui dont nous donnons la figure ci-contre ; sa vitesse de rotation extrêmement rapide permet d'obtenir en quelques secondes le dépôt d'une urine. Un tambour en fer-blanc empêche, en cas d'échappement, la projection des tubes, lorsque l'appareil est en marche.

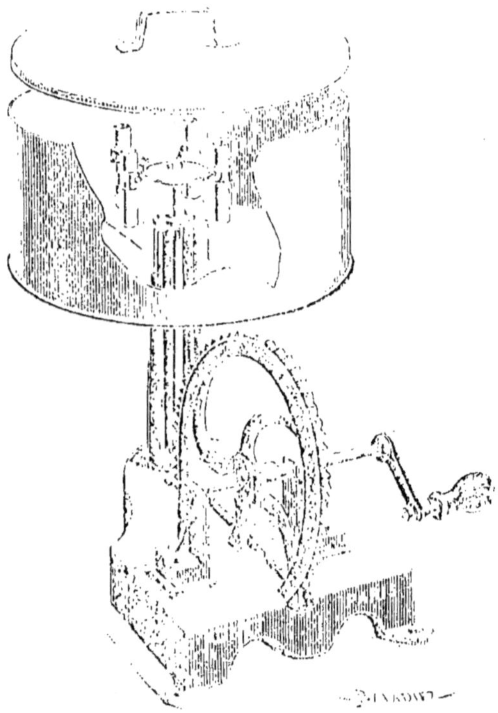

Fig. 16. — Appareil centrifuge des urines (1).

Dans les petits laboratoires on pourra, à la rigueur, se contenter de la toupie centrifuge de Gaertner Gudendag (fig. 17) ; mais sa puissance est beaucoup moindre et certains dépôts très légers ont du mal à s'assembler au fond des tubes.

(1) Construit par la maison Adnet, 26, rue Vauquelin.

Il est bon d'étudier les dépôts urinaires, d'abord à un faible grossissement, 140 à 150 diamètres environ, (ocul. 3, obj. 3 de Nachet) ; puis à un grossissement plus fort de 550 à 600 diamètres (ocul. 3, obj. 6 de Nachet).

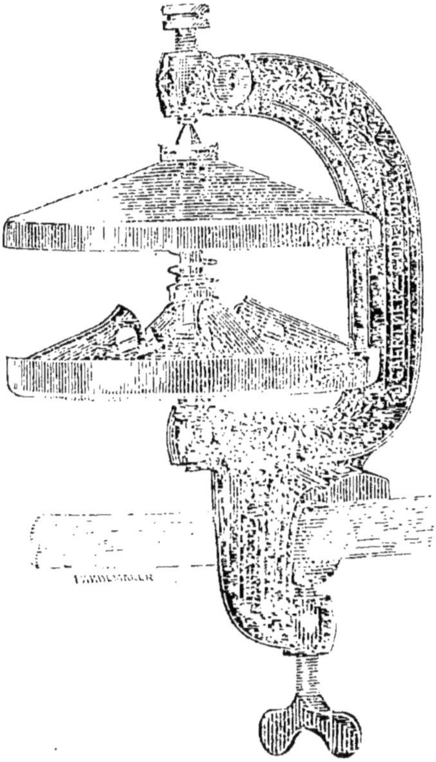

Fig. 17. — Centrifuge-toupie de Gaertner-Cadendag.

Les réactifs colorants les plus employés dans l'étude microscopique des sédiments urinaires sont : la solution aqueuse de fuchsine ou la solution alcoolique de bleu de méthylène, enfin et surtout la solution iodo-iodurée de Lugol :

Iode...........................	1 gr.
Iodure de potassium............	2 gr.
Eau distillée..................	300 gr.

Pour s'en servir, on se contente d'ordinaire de déposer d'abord une goutte du sédiment sur une lame porte objet, puis sur cette dernière, une goutte du réactif colorant; la préparation s'imprègne aussitôt de la matière colorante et la coloration est suffisante pour l'examen.

On se sert quelquefois aussi du picro carmin de Ranvier ou de l'hématoxyline. Voici comment se prépare la solution de picro carmin : on dissout dans un mortier 0,50 gr. de carmin pur dans 3 c. c. d'ammoniaque et 50 gr. d'eau distillée ; dans un autre mortier, on prépare une autre solution de 0,50 gr. d'acide picrique dans 50 gr. d'eau. On verse lentement la solution picrique dans la solution carminée, en mélangeant continuellement, et l'on fait ensuite évaporer au bain marie jusqu'à ce qu'on ne perçoive plus qu'une très légère odeur ammoniacale. A ce moment, le liquide est ordinairement réduit à la moitié de son volume primitif, soit 50 c. c. ; on laisse refroidir et l'on ajoute immédiatement 1/5 du volume soit 10 c. c. d'alcool pur. On conserve dans un flacon bouché hermétiquement. *Il n'est pas nécessaire de filtrer le liquide au moment de l'employer* (Bizzozero). Au lieu de colorer directement la préparation, quelques auteurs conseillent de procéder de la façon suivante : on étale sur une lamelle un peu de sédiment à examiner, on laisse sécher, puis on passe trois ou quatre fois à la flamme d'une lampe à esprit de vin. On plonge alors la lamelle dans le bain colorant où on la laisse séjourner quelques secondes, on lave à l'eau distillée et, après dessiccation, on la monte dans le baume de Canada, avec les précautions ordinaires. Dans la plupart des cas, toutefois, la coloration directe est suffisante.

A plus forte raison, il ne sera que très rarement nécessaire de recourir à des méthodes de coloration encore plus compliquées, comme celle de Sénator ou de Weigert. Voici la formule de la solution colorante de Sénator :

Solution aqueuse saturée d'orangé G.	120 à 135 c.c.
Solution de fuchsine acide...........	80 à 165
Vert de méthyle....	125 c c.
Eau........................	300 »
Alcool absolu........................	200 »
Glycérine	100 »

On opère, pour la coloration, comme nous venons de l'indiquer plus haut, en plongeant la lamelle pendant 10 à 15 minutes dans la matière colorante et laissant sécher très lentement. Plus la dessiccation est lente, meilleure est la coloration. On lave ensuite la préparation à l'alcool, puis à l'eau : on laisse sécher et on monte dans le baume de Canada.

Au microscope l'albumine et les cylindres hyalins apparaissent *en violet* ; l'hémoglobine et les globules rouges, *en orangé* ; les granulations éosinophyles, *en rouge cuivre* ; les noyaux des leucocytes en *bleu*, ou en *bleu vert*.

Il y a parfois intérêt à conserver, comme pièces d'étude, des sédiments urinaires. On a imaginé, dans ce but, divers procédés destinés soit à conserver le sédiment lui-même dans un liquide inaltérable (glycérine, créosote, alcool étendu, etc.), soit à conserver la préparation microscopique. Nous ne décrirons pas ces méthodes, spéciales aux laboratoires de micrographie, et nous nous bornerons à répéter qu'en pratique il est inutile d'y recourir.

Il va sans dire, d'autre part, que l'étude microscopique du sédiment urinaire demande une très grande attention et doit être conduite avec esprit de méthode; la recherche des cylindres urinaires en particulier, même après coloration, est très minutieuse et très délicate. Lorsque la préparation a été convenablement faite, il faut la soumettre à un examen méthodique, en commençant par un coin de la lamelle et en continuant jusqu'à ce que tous les points aient passé sous l'objectif. Il est également convenable d'examiner successivement plusieurs préparations similaires et de bien s'assurer que l'on ne confond pas des corps étrangers avec les éléments de l'urine. On devra, pour obvier à cette dernière cause d'erreur, se familiariser tout d'abord avec l'aspect que présentent, au microscope, certains corps susceptibles de se rencontrer accidentellement sous le champ de microscope, tels que les fibres du papier ou du linge, les poils ou les cheveux, les grains d'amidon, de fécule, etc., etc.

II. — Caractères microscopiques des sédiments urinaires les plus fréquents.

On distingue les sédiments urinaires, suivant leur nature, en sédiments non organisés et sédiments figurés; les premiers peuvent être de nature organique ou de nature minérale, cristallisés ou amorphes.

Par rapport à l'urine, on distingue les sédiments formés uniquement d'éléments figurés organiques, ceux qui sont formés par des sels et enfin les sédiments mixtes, formés à la fois par des sels et des éléments figurés.

A. — SÉDIMENTS NON ORGANISÉS

Méhu a fait remarquer que la réaction acide ou alcaline de l'urine influait sur la nature des sédiments cristallisés ou amorphes. C'est ainsi qu'on rencontre :

En milieu alcalin :
- L'urate d'ammoniaque ;
- Le triple phosphate ;
- Le phosphate neutre de chaux ;
- Le carbonate de chaux.

En milieu acide :
- L'acide urique ;
- Les urates de pot. et de soude ;
- Le prosphate bi-calcique ;
- L'acide hippurique ;
- L'oxalate de chaux.

Nous n'avons que très peu de chose à dire de ces divers sédiments. Leurs formes microscopiques sont classiques et leur signification pathologique des mieux connues. Nous nous bornerons à signaler quelques particularités relatives à chacun d'eux.

Urate d'ammoniaque. — Se présente sous la forme de petites sphères ou de boules hérissées de pointes, dites *pommes épineuses*, rappelant l'enveloppe extérieure de la châtaigne. On le rencontre exclusivement dans les urines ammoniacales.

Phosphate ammoniaco-magnésien. — Sa forme caractéristique en couvercle de cercueil (prisme droit à base rhomboïdale), empêche de le confondre avec d'autres corps ; exclusivement formé dans l'urine alcaline, soit qu'elle ait été rendue telle, soit qu'elle ait subi, après l'émission, la fermentation ammoniacale.

Phosphate neutre de chaux ou phosphate tribasique. — Toujours amorphe et finement granuleux. On pourrait le confondre avec les urates, mais, outre qu'il ne se rencontre que dans les urines alcalines, il est soluble dans les acides.

Carbonate de chaux. — Présente à peu près le même aspect que le précédent, avec lequel il est d'ailleurs souvent mélangé. Il s'en différencie chimiquement par l'effervescence à laquelle il donne lieu au contact des acides.

L'acide urique et surtout les **urates** sont les sédiments que l'on rencontre le plus fréquemment dans les urines acides. Nous avons vu qu'on ne pouvait préjuger un excès d'acide urique d'après leur abondance ; il suffit en effet, pour que les urates se précipitent en grande quantité, que l'acidité de l'urine soit augmentée, ce qui arrive toujours lorsque le volume est diminué, pour une cause quelconque.

Ces sédiments jouissent de la singulière propriété d'absorber énergiquement la matière colorante de l'urine. C'est l'*urate acide de soude* qui constitue le dépôt rouge brique des urines fébriles ; il apparait également en abondance, après un exercice violent, comme conséquence de l'augmentation de l'acidité urinaire. C'est lui que l'on désigne communément sous le nom de *sable urinaire*. Les urates se dissolvent par la chaleur, tandis que cette dernière précipite au contraire les phosphates et carbonates terreux.

Phosphate bicalcique. -- Cristaux en forme de coins, réunis deux à deux par la pointe. Se rencontre dans des urines faiblement acides. Sédiment assez rare.

Oxalate de chaux. -- Les cristaux d'oxalate de chaux sont des plus faciles à reconnaître. On les désigne sous le nom de cristaux en *enveloppe de lettre*, parce qu'ils affectent en effet cette forme. Ils sont très réfringents et souvent mélangés à de l'acide urique et à des urates. Au point de vue clinique, ils correspondent à un trouble de nutrition qu'on appelle l'*oxalurie*, lorsqu'il est assez prononcé et assez persistant pour créer un état morbide.

Avant de conclure à de l'oxalurie, il importe d'être bien fixé sur la nature des aliments absorbés avant l'émission de l'urine dans laquelle se rencontrent les cristaux d'oxalate de chaux. Certains aliments, en effet, tels que l'oseille, la tomate, ou des médicaments, comme la rhubarbe, renferment de l'acide oxalique qui se retrouve dans l'urine sous forme d'oxalate de chaux. Il n'y a d'oxalurie véritable que lorsque la présence d'oxalate de chaux est constatée d'une façon abondante et continue, en dehors de toute provenance alimentaire.

L'oxalate de chaux, comme l'acide urique et les urates, est souvent sous la dépendance de l'acidité urinaire. Il importe d'indiquer si ces sédiments existent dans l'urine au moment de son émission, ou s'ils ne s'y sont formés que plusieurs heures après ; on comprend que les déductions cliniques ne sauraient être identiquement les mêmes dans les deux cas.

La même observation a encore bien plus sa raison d'être lorsqu'il s'agit des sédiments déposés en milieu alcalin ; la question capitale est alors de savoir si l'urine a été émise alcaline ou si elle l'est devenue ultérieurement.

L'étude des sédiments non organisés, cristallins ou amorphes, ne présente donc, au point de vue clinique, qu'un intérêt de second ordre, puisqu'on ne peut, du fait seul de leur présence, tirer des conclusions fermes relati-

Urines acides

SÉDIMENTS AMORPHES

Urates

Granulations grises ou jaunâtres ou rosées, réunies en amas informes.
Solubles rapidement par la *chaleur*.
Solubles dans l'*acide acétique*. Il se précipite ensuite de l'acide urique, sous forme de fines tablettes losangiques incolores. *Fréquents*.

Urate de soude

Vaguement cristallisé, sous forme de petites *sphères* striées du centre à la périphérie, de segments de sphères isolés ou réunis deux à deux, trois à trois, en forme de *pinceaux*.

SÉDIMENTS CRISTALLINS

Acide urique

En tablettes *losangiques*, réunies souvent en *étoiles*, en *fuseaux*, en *rhombes*.
Formes irrégulières en clou, chez les calculeux ; incolore ou jaune rouge, brun. *Fréquent*.
Soluble seulement dans les alcalis concentrés.

Oxalate de chaux

Petits *octaèdres* incolores, très réfringents, figurant une *enveloppe de lettre*.
Soluble dans l'*acide chlorhydrique*. *Fréquent*.

Phosphate acide de chaux

En *aiguilles* incolores, réfringents, souvent réunis en pinceaux et en étoiles. *Rare*.

Urines alcalines

SÉDIMENTS AMORPHES

Phosphates

Granulations *blanc gris*.
Solubles dans l'acide acétique *sans dégagements gazeux*. *Fréquents*.

Carbonates

Granulations *blanc gris*.
Solubles dans l'acide acétique *avec dégagement gazeux*.

SÉDIMENTS CRISTALLINS

Phosphate ammoniaco-magnésien

Gros *prismes* en forme de *couvercle de cercueil*, blancs, réfringents.
Formes irrégulières en *mâcles*.
Solubles lentement dans l'*acide acétique*. *Fréquents*

Urates d'ammoniaque

Vaguement cristallisés.
En forme de *sphères à prolongements* irréguliers ; *boules épineuses* ; sphères réunies deux à deux en forme d'*haltères*. En amas volumineux.
Solubles dans l'*acide acétique* lentement : il se précipite ensuite de l'acide urique cristallisé. *Rares*.

vement à l'élimination normale ou en excès des corps qui les constituent. La formation de ces sédiments est beaucoup plus sous la dépendance de la réaction et du volume de l'urine que sous celle de leurs proportions quantitatives absolues. Néanmoins, il est toujours utile de les caractériser avec soin et de les signaler.

Nous n'indiquerons que pour mémoire d'autres sédiments beaucoup plus rares, tels que ceux d'*acide hippurique*, de *sulfate de chaux*, de *phosphate de magnésie*, de *cystine*, de *xanthine*, de *leucine*, de *tyrosine*, etc., etc.

Le professeur Guyon a très bien résumé dans le tableau ci-contre les éléments du diagnostic histo-chimique de ces divers sédiments.

Observons encore avec le même auteur, que la constatation isolée d'un sédiment salin est de peu d'importance. Même chez des sujets bien portants, des variations de régime et de nutrition peuvent faire apparaître dans les urines tel ou tel sédiment salin, accidentel et passager. C'est seulement, quand un dépôt salin est longtemps constaté, abondant, constant, ou se reproduisant périodiquement sous les mêmes influences, qu'il prend la valeur d'un véritable symptôme pathologique (1).

B. SÉDIMENTS FIGURÉS.

C'est à l'étude de ces sédiments que se rattache en majeure partie l'intérêt de l'examen microscopique des dé-

(1) GUYON : Loc. cit., p. 335-336.

pôts urinaires : ils ont, au point de vue clinique, une importance capitale et permettent souvent, à eux seuls, de diagnostiquer certaines affections des reins et des voies urinaires.

En principe, toute urine qui renferme, ne fut ce qu'à l'état de trace, de l'albumine, doit être soumise à un examen microscopique des plus sévères. L'emploi du décanteur à force centrifuge sera, ici surtout, d'un précieux secours, parce qu'il permet de recueillir facilement des particules de dépôt floconneuses et ténues qu'il est essentiel de ne pas négliger. L'usage des réactifs colorants est également indispensable, tout au moins celui du réactif de Lugol.

Nous allons passer en revue les divers éléments figurés qui se rencontrent d'ordinaire dans les urines, et plus spécialement ceux qui caractérisent un état pathologique.

On distingue dans les éléments organiques figurés :

1° **Les cellules isolées ;**

2° **Les cylindres.**

1° **Cellules isolées.** — Ce sont :

A. Les cellules épithéliales ;

B. Les globules sanguins ;

C. Les Leucocytes.

A. **Cellules épithéliales.** — On rencontre des cellules épithéliales dans presque toutes les urines ; mais il importe de savoir distinguer l'éphitélium du rein de celui

PLANCHE I

Sédiments salins de l'urine.

1. — ACIDE URIQUE. — DIVERSES FORMES.

2. — *a*. URATE D'AMMONIAQUE.
   b. URATE DE SOUDE AMORPHE.

3. — PHOSPHATE AMMONIACO MAGNÉSIEN.

4. — OXALATE DE CHAUX.

5. — *a*. SULFATE DE CHAUX.
   b. CARBONATE DE CHAUX.

6. — PHOSPHATE ACIDE DE CHAUX.

PLANCHE I

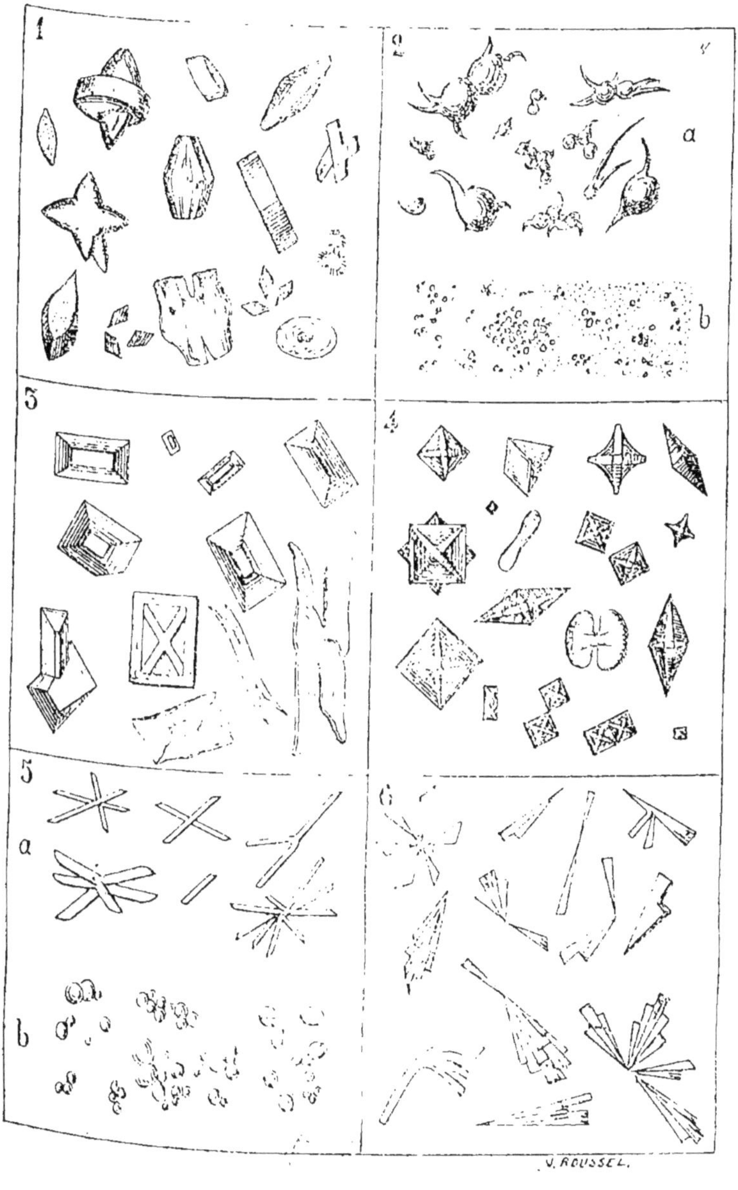

PLANCHE II

Epithéliums urinaires

1. — Epithélium externe de la vessie ou épithélium pavimenteux. — Larges cellules unies ou polynucléées imbriquées.

2. — Cellules du vagin (obtenues par raclage).

3. — Cellules à gros noyaux de la couche profonde des voies urinaires, arrondies ou polygonales, avec de courts prolongements.

4. — Agencement schématique des cellules de la couche superficielle (*a*) et moyenne (*b*) montrant la disposition des deux couches. — En *b*, cellules à gros noyaux en forme de raquette (couche moyenne).

PLANCHE II

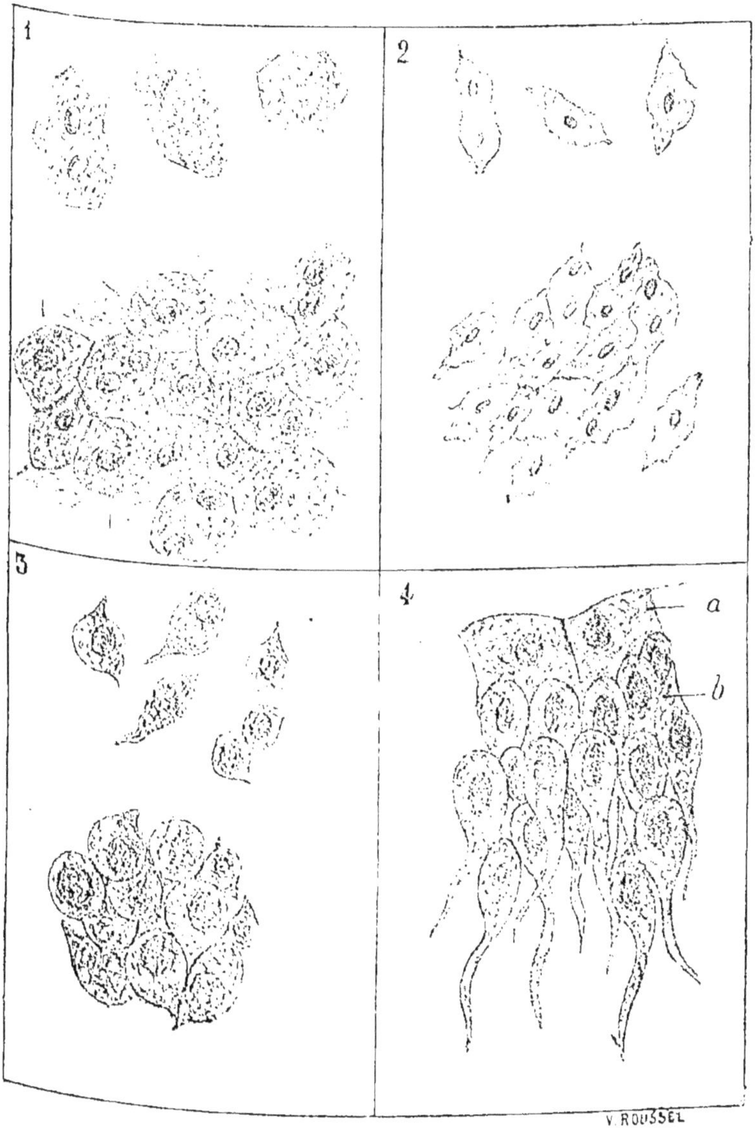

des voies urinaires. La présence de ce dernier, à moins qu'il ne soit très abondant, n'a pas de signification pathologique bien sérieuse; au contraire, la desquamation épithéliale du tissu rénal est toujours symptomatique d'une inflammation plus ou moins grave de cet organe.

Il est très difficile, sinon tout à fait impossible, de déterminer avec précision de quelle partie des voies urinaires viennent les cellules épithéliales. Avec les histologistes, nous distinguerons trois couches dans le revêtement épithélial des voies urinaires: *la couche supérieure ou superficielle*, *la couche moyenne* et *la couche inférieure ou profonde*.

L'épithélium externe de la vessie est formé de larges cellules plates, polyédriques, à noyau central, généralement imbriquées ensemble, comme des pavés, d'où son nom *d'épithélium pavimenteux*. Elles sont plus épaisses au centre qu'aux bords et souvent repliées complètement sur elles-mêmes (Pl. II, fig. 1).

Les cellules épithéliales du *vagin* ont la même forme que les précédentes, mais sont *plus grandes* et à bord plus minces. Il est très souvent impossible de les distinguer sûrement de celles de la vessie (Pl. II, fig. 2).

Les cellules épithéliales de la *couche moyenne* sont de « grandes cellules ovales plus ou moins allongées, effilées à une de leurs extrémités qui se continue par un prolongement fin; cette queue, qui se dirige vers la profondeur et vient peut-être même se mettre en connexion avec le derme, leur donne la forme de massue, de raquette, de fuseau. La cellule a un gros noyau ovoïde, situé dans la partie large de son corps : le protoplasma est granuleux » [1] (Pl. II, fig. 4, *b*).

La *couche profonde* est formée de petites cellules de remplacement *rondes* ou *polygonales*, *à gros noyaux, sans caractères particuliers* (Pl. II, fig. 3).

Relativement à ces épithéliums, il faut retenir cette importante affirmation du professeur Guyon, que « l'épithélium des voies urinaires d'excrétion est du même type, depuis le bassinet jusqu'à l'urèthre, avec des variations locales. Il en résulte ceci que, s'il est toujours possible de dire qu'une cellule d'épithélium urinaire appartient à la couche superficielle ou moyenne, il est le plus souvent impossible de décider si cette cellule vient du bassinet, de l'uretère ou de la vessie : il faut excepter cependant les très grandes cellules vésicales superficielles, tout à fait caractéristiques avec leurs noyaux multiples » [2].

Les *épithéliums rénaux* sont tout différents, ce sont des *cellules ovoïdes ou cubiques* (fig. 11, C C), polyédriques par pression réciproque, petites, à gros noyaux ronds, à protoplasma granuleux, parfois réunies en lambeaux et en gaines de formes tubulaires : celles qui tapissent les gros tubes excréteurs de Bellini sont cylindriques, basses, à protoplasma clair. On rencontre dans certaines urines, des cellules *épithéliales rondes* qui proviennent des *tubuli contorti* ou des couches profondes de la muqueuse des bassi-

(1) Guyon : Loc. cit., p. 287.
(2) Guyon : Lot. cit., p. 297.

nets. On les distingue des corpuscules purulents par leur dimension plus considérable et leur noyau unique, tandis que les cellules du pus ont plusieurs noyaux. Ces cellules ont deux fois au moins le diamètre des globules du pus

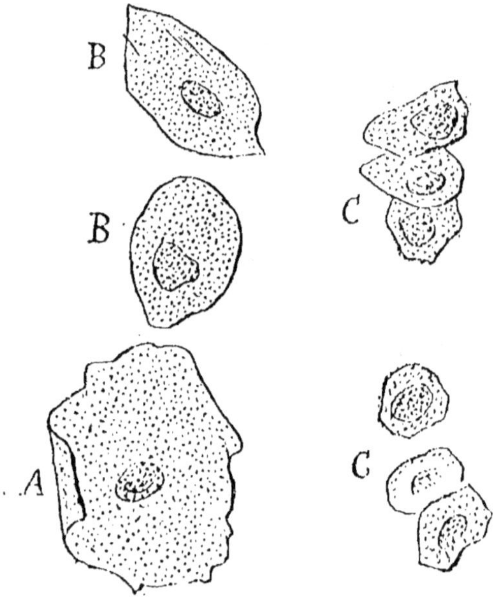

FIG. 18. — Aspect et grandeurs différentes des cellules de la vessie et du rein.

A. *Cellule vésicale (couche superficielle).*
B B. » » *(couche profonde).*
C C. *Cellules rénales (sur une coupe de rein sain).*

(Grossissement : 350 diamètres)

(Tyson, p. 146). Les cellules des *tubuli contorti* sont arrondies, ovoïdes ou légèrement allongées. Le protoplasma est pâle, à granulations très fines. Elles renferment un noyau arrondi qui est tantôt central, tantôt périphérique.

Ce noyau se colore fortement par la fuchsine, le carmin.

C'est surtout dans les néphrites qu'on les trouve. Au point de vue clinique, on peut dire, avec le docteur Tabier, que les cellules épithéliales du rein sont surtout nombreuses et bien conservées dans la néphrite diffuse aiguë; parfois on les rencontre en dégénérescence graisseuse. Dans la néphrite diffuse chronique, elles sont moins abondantes mais souvent en dégénérescence graisseuse. Enfin elles sont fort rares et libres de toute altération dans la néphrite interstitielle chronique.

Nous avons fait dessiner (1) une coupe de rein normal prise dans la substance corticale où l'on voit bien la forme cubique et cylindro-cubique de l'endothélium des tubes contournés. Dans la lumière des tubes existe un épithélium sphérique.

Il faut être très réservé au sujet de la présence dans l'urine de l'épithélium rénal et se rappeler, comme le dit Farabeuf, que « *leur présence dans l'urine, ou celle de leurs débris est tout à fait exceptionnelle et liée à des altérations pathologiques analogues à celles qui déterminent la mort des épithéliums glanduleux en général* » (2).

Pour ce qui est de la présence dans l'urine de l'épithélium de la vessie et des voies urinaires, elle indique simplement, lorsqu'elle est abondante, une inflammation locale d'une ou de plusieurs parties de ces organes, inflammation dont il est d'ailleurs rarement possible de fixer le siège avec précision.

(1) Voir planche en couleurs à la fin du volume.
(2) Farabeuf : *De l'épiderme et des épithéliums*, p. 105.

B. **Globules sanguins** ou **Hématies.** — Les globules sanguins se rencontrent dans diverses affections des reins ou des voies urinaires. Il est toujours facile de caractériser le sang au microscope, les hématies ayant une forme bien connue. En cas de doute, ont peut d'ailleurs contrôler la recherche micrographique par l'examen au spectroscope.

Les globules sanguins sont rarement groupés dans l'u-

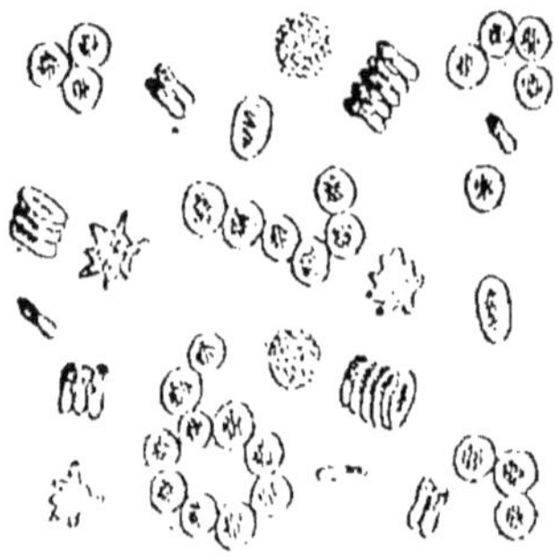

Fig. 19. — Globules sanguins (*diverses formes*)

rine en pile de monnaie, comme dans le sang extravasé ; ils s'y trouvent le plus souvent isolés, plus ou moins déformés ou agglutinés en cylindres par de la fibrine (cylindres hémorragiques) ; il va sans dire que les urines sanguinolentes sont toujours albumineuses.

On peut, jusqu'à un certain point, diagnostiquer le siège de l'hématurie de la façon suivante, dont nous empruntons l'exposé au docteur Labadie-Lagrave.

a) Hémorragies de l'urèthre : les premières gouttes d'urine seules contiennent du sang et le sang s'écoule souvent en dehors des mictions.

b) *Hémorragies venant du col de la vessie :* les dernières gouttes d'urine contiennent du sang : les premières portions n'en contiennent pas.

c) *Hémorragies de la vessie :* la réaction alcaline de l'urine et la formation de caillots, ainsi que les autres signes des cystites, indiquent l'origine vésicale de l'hématurie.

d) *Hémorragies des uretères et des bassinets :* se reconnaissent à la forme cylindrique, des caillots.

e) *Hémorragies du rein:* sang intimement mélangé à l'urine, cylindres, etc. (1).

Dans les néphrites aiguës, les globules rouges sont en général les éléments les plus nombreux. Leur forme est variable ; tantôt ils ressemblent aux globules rouges ordinaires ; tantôt ils sont réduits à un simple contour. Leur circonférence est quelquefois irrégulière et présente des dents analogues à celles d'une roue, ou encore des épines. Ils sont moins fréquents dans la néphrite subaiguë et généralement pâles et déformés. On les rencontre encore dans la néphrite cantharidienne, très rarement dans la néphrite interstitielle (2).

On peut classer en deux types les urines hématiques : « celles du premier type sont franchement roses ou rouge vif, plus ou moins opaques : elles sédimentent habituelle-

(1) LABADIE-LAGRAVE : Loc. cit. p. 186.
(2) TABIER : *Les éléments figurés de l'urine dans les néphrites. Thèse de Paris* 1895, p. 32.

ment bien et abandonnent un dépôt rouge foncé, en s'éclaircissant et se décolorant partiellement. Dans ces cas, au microscope, on trouve les hématies avec leur aspect normal, ou peu altérées. Dans le second cas, l'urine est brune, d'un brun noirâtre, sédimente mal et ne perd pas sa coloration par le repos : on peut s'attendre alors à trouver les hématites altérées, dissoutes, difficiles même à reconnaître.

D'une manière générale, on peut dire que les urines rouges traduisent une hématurie récente, abondante, brusque ; les urines brunes, un suintement sanguinolent prolongé, dans une urine stagnante » (¹).

C. **Globules blancs, Leucocytes, Globules de pus, Cellules lymphatiques.** — Ces éléments figurés sont

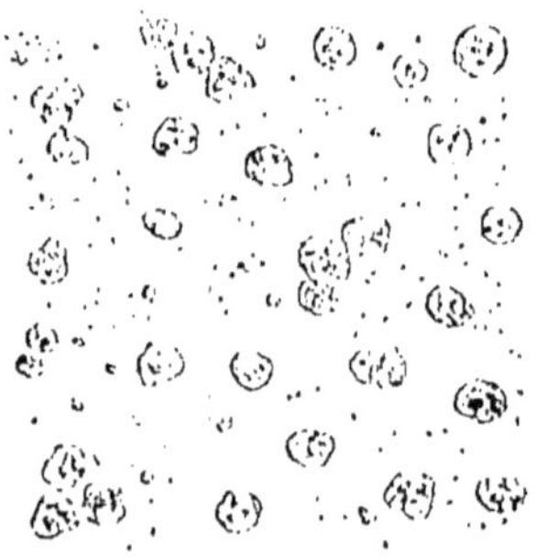

Fig. 20. — Leucocytes

environ d'un diamètre double de celui des globules sanguin : ils ont des granulations à l'intérieur et deux, trois où même quatre nucléoles que l'acide acétique permet de distinguer facilement.

(1) Labadie Lagrave : Loc. cit. p. 186.

Leurs dimensions sont intermédiaires entre celles des globules rouges et des cellules du rein. Ils présentent l'aspect d'éléments arrondis, grisâtres : le centre est légèrement transparent et la périphérie est constituée par une circonférence d'aspect sombre.

Quelques auteurs ont voulu trouver des différences morphologiques entre les globules du pus et le leucocyte du sang ; en réalité il n'en existe pas.

Tout ce que l'on peut dire de certain à cet égard, c'est que les leucocytes présentent des différences très nettes dans leurs aptitudes colorantes. Ehrlich a décrit trois catégories de granulations dans le protoplasma des leucocytes :

Les granulations *basophiles* ;
— *éosinophiles* ;
neutrophiles (1).

Nous ne nous étendrons pas longuement sur cette question, mais nous retiendrons seulement ceci que la majorité des globules du pus est constituée par des leucocytes à granulations neutrophiles.

Une autre caractéristique des globules du pus est la fréquence de leur dégénérescence graisseuse. Alors leur volume augmente par suite de l'absorption de graisse et ils apparaissent comme des amas de granulations graisseuses. On les désigne plus particulièrement dans ce cas sous le nom de *corpuscules de Gluge*.

(1) Cf. Bizzozero, p. 115.

Les leucocytes ne conservent leurs caractères normaux que dans l'urine acide ou neutre.

« Dans les urines fortement alcalines ou ammoniacales, les leucocytes ont perdu leur aspect caractéristique : ils sont tuméfiés irrégulièrement ; leur forme, leur contour ont perdu leur netteté. Transparents, comme hydropiques, ils n'ont plus leurs granulations réfringentes normales, ou celles-ci, peu nombreuses, sont reléguées à la périphérie. Parfois leurs noyaux sont faiblement visibles, d'autrefois indistincts. Les réactifs n'ont plus d'action pour faire apparaître ces noyaux : il n'y a plus d'élection colorante précise.

» Au degré extrême, quand le sédiment purulent ammoniacal a pris l'aspect glaireux, les leucocytes sont adhérents entre eux, presque fusionnés, confondus en une masse homogène, où on ne distingue plus que quelques contours et quelques noyaux. Ces dépôts glaireux, indistincts, des urines alcalines, sont trop souvent encore pris à l'œil nu, pour du mucus » (1).

Les leucocytes sont abondants dans les néphrites subaiguës et donnent souvent lieu, par leur groupement, à de véritables cylindres lymphatiques. Ils existent en nombre variable, parfois abondants, dans la néphrite chronique et sont très rares dans la néphrite interstitielle.

Les urines purulentes sont nécessairement albumineu-

(1) Guyon : p. 311.

ses, mais, s'il y a beaucoup d'albumine, il faut songer en même temps à une complication rénale.

En dehors des néphrites, on peut trouver du pus dans l'urine, dans les abcès du rein, la pyélite, la cystite, l'uréthrite, etc.

2° **Cylindres urinaires.** — Les cylindres urinaires sont, au point de vue pathologique, les éléments figurés les plus importants à connaître : on ne saurait trop s'appliquer à leur *recherche* et à leur *différenciation* les uns d'avec les autres.

« Pour voir les cylindres, dit le docteur Hallé, il faut laisser déposer lentement et complètement l'urine ou la centrifuger : le dépôt, pris avec précaution dans une pipette, est étalé en couche mince sur une grande lame porte-objet qu'on examine à un faible grossissement, sans réactif, sans couvre objet, en la parcourant patiemment dans toute son étendue. On peut les rendre plus visibles par l'emploi des réactifs fixateurs et dissociants.

L'acide osmique à 1 %, mélangé à partie égale de dépôt urinaire, dans une pipette, fixe bien les cylindres qui se colorent fortement en noir et se déposent lentement après vingt-quatre heures de contact.

Une solution aqueuse saturée d'acide picrique dissout les granulations salines qui les masquent, les durcit et les colore fortement en jaune : c'est un de leurs bons réactifs : la solution concentrée de borax borique de Shelen-Wendriner les fixe et les conserve également bien : on emploiera l'un ou l'autre de ces procédés pour chercher les cylindres dans les urines troublées par un dépôt salin » ([1]).

Qu'est-ce qu'un cylindre urinaire? La meilleure définition que nous en connaissons, est celle que donne le Docteur Hallé : *Les cylindres*, dit il, *sont des moules de substance coagulable, cohérente, formés par agglomération dans les tubuli du rein malade, dont ils reproduisent la forme et les dimensions* ([2]).

La conséquence de cette définition, et la vraie caractéristique des cylindres, est *qu'ils ont tous un substratum armorphe, une matière unissante coagulée* ; partout donc, où manque cette substance fondamentale, il n'y a pas de cylindres vrais, mais de faux cylindres.

Les principales formes des cylindres urinaires sont :

1° Les cylindres *hyalins* ou *muqueux* ;

2° Les cylindres *granuleux* ;

3° Les cylindres *cireux, colloïdes* ;

4° Les cylindres *hématiques fibrineux* ;

5° Les cylindres *lymphatiques* ;

6° Les cylindres *épithéliaux* ;

Nous allons les passer successivement en revue.

1° Cylindres hyalins ou muqueux (Pl. III, fig. 1).

Les *cylindres hyalins*, quelquefois nommés impropre-

(1) GUYON : p. 328.
(2) GUYON : Loc. cit., p. 329.

ment *tubuli*, sont ceux que l'on rencontre le plus fréquemment. Ils sont très difficiles à découvrir à cause de leur transparence, et c'est le réactif de Lugol (eau iodée) qui convient le mieux à leur recherche.

Certains auteurs admettent qu'ils se rencontrent quelquefois à l'état normal dans les urines et, en effet, s'il s'agit de cylindres hyalins purs, uniquement formés de mucus coagulé, la chose est possible. Sous le microscope, les cylindres hyalins purs sont transparents comme du verre, leurs extrémités sont coupées obliquement ou terminées en doigt de gant, leurs bords présentent des encoches latérales très nettes.

Le plus souvent, dans les néphrites, par exemple, les cylindres hyalins sont envahis par des granulations de diverses natures. En ce sens, on distingue les cylindres hyalino-granuleux, hyalino-épithéliaux, etc.

Voici la description qu'en donne le Docteur Tahier dans sa remarquable thèse sur les éléments figurés dans les néphrites.

Les cylindres **hyalino-granuleux** sont en général très longs ; ils se distinguent assez bien sans l'addition de matière colorante ; leur largeur est petite, leur apparence rubannée. Ils se composent d'une masse hyaline transparente, très fortement colorable par le carmin et la fuchsine. Les granulations qu'ils contiennent sont analogues à celles du cylindre granulo graisseux et souvent disposées, quand elles sont peu nombreuses, au nombre de 5 à 6 granulations traversant obliquement la largeur du cylindre. On rencontre parfois aussi, dans l'intérieur du cylindre, deux ou trois cellules des tubuli contorti.

Les cylindres **hyalino-épithéliaux** sont moins longs et plus larges. Leur extrémité supérieure est arrondie, l'inférieure obliquement cassée. On leur distingue deux parties : une supérieure contenant des cellules épithéliales du rein, l'inférieure composée uniquement d'une substance hyaline (1).

2° **Cylindres granuleux** (Pl. III, fig. 2). — Ces cylindres sont plus faciles à apercevoir que les précédents, à cause des fines granulations qu'ils renferment à l'intérieur. Ces granulations sont de nature protéïque ou graisseuse, ou formées d'un mélange des deux, d'où les variétés de cylindres granuleux proprement dits, cylindres graisseux et cylindres granulo graisseux.

Traités par la solution d'acide osmique au centième, les granulations graisseuses apparaissent sous forme de gouttelettes noires. Elles disparaissent lorsqu'on traite la préparation par l'éther sulfurique.

3° **Cylindres cireux, Colloïdes.** — Ils présentent, comme les cylindres hyalins, une structure homogène, mais ont un reflet vitreux comparable à celui de la cire et une coloration grisâtre qui permet de les découvrir sans grande difficulté (Labadie Lagrave).

D'après Cornil et Brault, ces cylindres diffèrent du cy-

(1) Lyon, Loc. cit.

lindre hyalin par leur volume plus considérable, leur réfringence plus grande et leur coloration plus énergique sous l'action des réactifs colorants ; ils ont une extrémité mince et effilée, une partie moyenne sinueuse et repliée sur elle-même et une extrémité large, boursouflée et régulièrement cylindrique.

Ils sont très rares, même dans les néphrites. « Leur présence dans l'urine, dit Lababie-Lagrave, dénote l'existence d'une lésion rénale grave et de vieille date : jamais on ne trouve cette variété de cylindres dans les cas d'albuminurie passagère ».

4° Cylindres hématiques, fibrineux, hémorragiques. — Ces cylindres, dit le docteur Tahier, fréquents dans la néphrite post-scarlatineuse, ont à peu près le volume et les dimensions des cylindres granuleux. Comme ces derniers, on les rencontre assez souvent à l'état de fragments de cylindre. Lorsqu'on les étudie de près, on parvient à se rendre compte qu'ils sont composés les uns uniquement de globules rouges et de globules blancs, réunis par de la fibrine, *cylindres hémato-fibrineux*. Leur présence est généralement constante dans les néphrites aiguës. On peut dire qu'ils se rencontrent dans l'urine dans les mêmes circonstances que l'hématurie et qu'ils ont par conséquent la même valeur diagnostique que ce dernier symptôme.

5° Cylindres lymphatiques. — Ils ne diffèrent des précédents que parce qu'ils renferment des globules blancs, au lieu de globules rouges. On les observe dans les néphrites subaiguës.

6° **Cylindres épithéliaux** (Pl. III, fig. 3). — Ces cylindres sont constitués par les cellules épithéliales qui tapissent la base interne des canalicules du rein et qui, détachées en masse, ont conservé leur position et agencement normal. La solution de Lugol les met bien en évidence; leur extrémité supérieure est arrondie, l'inférieure souvent coupée irrégulièrement.

Les cellules épithéliales qui les composent proviennent des *tubuli-contorti*; elles sont arrondies ou légèrement ovoïdes, souvent imprégnées de granulations graisseuses que l'éther fait disparaître.

Cette forme de cylindre témoigne d'une profonde désintégration de l'épithélium rénal; elle est fréquente dans la néphrite aiguë.

Au fond, pour le docteur Hallé, il n'y aurait réellement lieu de distinguer que deux types purs de cylindres, au point de vue de la substance fondamentale coagulée: les *cylindres hyalins* et les *cylindres cireux ou amyloïdes*. Voici leurs caractères distinctifs, d'après le même auteur:

« Les cylindres hyalins sont, comme leur nom l'indique, transparents, difficiles à voir; ils ne se distinguent parfois que par les granulations qu'ils portent. Allongés, arrondis, terminés soit par une extrémité mousse, soit par un prolongement effilé, ils sont de longueur et de diamètre très variables. Ils se colorent mal par les divers réactifs, sont d'une extrême fragilité, se dissolvent aussitôt par le chauffage et les acides; l'iode est le réactif qui les montre le mieux; ils disparaissent promptement dans une urine alcaline. Parmi les cylindres hyalins, on en rencontre de plus consistants, moins transparents, qui se rapprochent des cylindres cireux. Ces types intermédiaires font penser que tous les cylindres sont formés d'une même matière fondamentale, à des états de condensation différents.

Les cylindres cireux, qu'on a parfois désignés sous le nom de cylindres amyloïdes, sont plus nets, plus volumineux que les cylindres hyalins. Réfringents, incolores ou faiblement colorés en jaune, ils ont la forme de bâtons à bouts cassés nettement ou à extrémités mousses arrondies. Tantôt rectilignes, ils sont souvent contournés en tire-bouchons, coudés, flexueux; leurs bords montrent souvent des incisures, des encoches; ils se fragmentent facilement et il n'est pas rare de les trouver sous forme de tronçons courts. Ils se colorent bien par les réactifs que nous avons indiqués; l'iode les teint en jaune brun, le picro-carmin leur donne une belle teinte jaune rosée, cuivrée; ils résistent mieux que les cylindres hyalins aux manipulations, à la chaleur, aux acides, à la fermentation » (1).

Cylindroïdes (Pl. III, fig. 4). — Ces éléments figurés n'ont pas à beaucoup près la même importance clinique

(1) GUYON: Loc. cit., p. 329.

que les cylindres et, s'il est vrai qu'ils sont parfois abondants dans certaines urines pathologiques, on a prétendu qu'ils pouvaient se rencontrer quelquefois aussi dans l'urine normale.

Ils se distinguent des cylindres par leur forme qui affecte celle de filaments, ou, s'ils sont plus volumineux, de rubans. Leurs extrémités sont fréquemment bifurquées ou ramifiées; souvent on en trouve plusieurs entortillés de façon à former une sorte de pelotte, ou bien entrecroisés en un réseau irrégulier. Leur substance est analogue à celle des cylindres hyalins et ils présentent une striation longitudinale assez accusée. La figure que nous en donnons rend mieux compte de leur structure que ne le ferait une longue description. Ajoutons seulement que, sous le microscope, ils se distinguent des poils par les caractères suivants : réfringence très marquée et ramification, tandis que le poil a une couleur foncée et n'est jamais ramifié: on les distingue des fibres végétales par la direction des striations qui sont transversales dans la fibre végétale et longitudinales dans le cylindroïde.

Pseudo cylindres. — Ce sont des éléments de diverse nature qu'on peut facilement confondre avec les cylindres vrais et qui n'ont aucun rapport avec les affections du rein. Peyer décrit, dans son atlas de *microscopie clinique*, des pseudo cylindres d'urate de soude, de bactéries, de pigment, d'acide urique et de cholestérine.

Il importe de savoir reconnaître ces pseudo cylindres,

mais leur présence n'a pas de signification bien sérieuse. Les cylindres d'urates se dissolvent par la chaleur, ceux de bactéries sont formés d'éléments mobiles. Les cylindres de pigment sont fort rares, de même que ceux d'acide urique et de cholestérine.

On s'est demandé quelle était la provenance des cylindres dans l'urine et diverses théories ont été émises pour en expliquer la genèse. Nous nous bornerons à les énoncer ici en observant, avec le docteur Tahier, que chacune d'elles, prises à part, contient vraisemblablement une part de vérité et que la meilleure expression est ici l'éclectisme.

D'après Henle et la majeure partie des auteurs allemands, les cylindres urinaires seraient constitués par de la fibrine exsudée des vaisseaux en même temps que les autres éléments de l'urine.

Pour d'autres, les cylindres seraient formés par les cellules elles-mêmes, soit par une agglomération de cellules dégénérées qui se fusionnent peu à peu, soit par des produits coagulables sécrétés par ces mêmes cellules. Cette dernière manière de voir est particulièrement défendue par Cornil.

Enfin, au moins pour les cylindres hyalins, de nombreux auteurs, parmi lesquels Cornil et Lépine, professent que leur formation est due à une *transsudation* du plasma sanguin, ou pour mieux préciser les faits, à une transsudation de l'albumine de sérum. Lécorché et Talamon pensent qu'il s'agit ici d'une *modification acide de*

PLANCHE III

Cylindres urinaires. Cylindroïdes.

1. — CYLINDRES HYALINS PURS.

2. — CYLINDRES GRANULEUX.

3. — CYLINDRES ÉPITHÉLIAUX.

4. — CYLINDROIDES.

PLANCHE II

Cylindres urinaires. — Cylindroïdes.

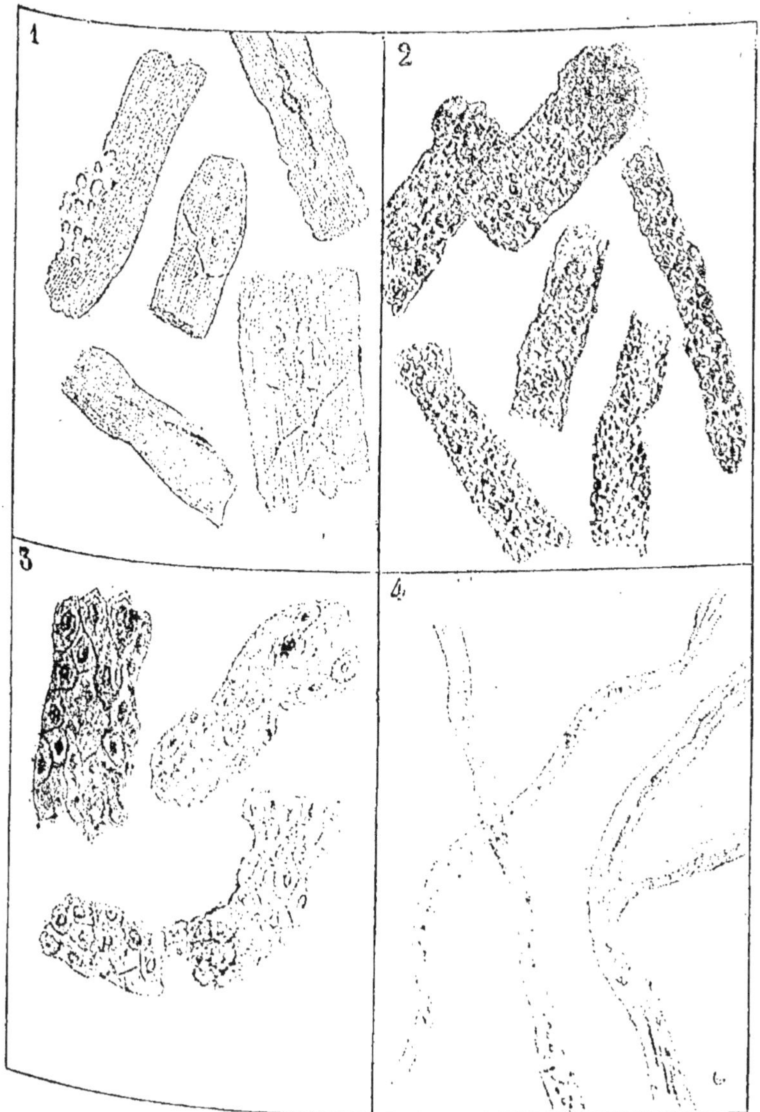

l'albumine due à l'action de l'épithélium rénal, qui est naturellement acide.

Le cylindre serait *l'albumine même, condensée, figurée, visible* (Hallé).

Ce qu'il faut retenir de tout cela c'est que, comme l'écrit le professeur Cornil, « *chaque fois que l'on trouve des cylindres dans l'urine, on trouve également de l'albumine, mais la réciproque n'est pas vraie* ».

Relativement à la valeur diagnostique des cylindres dans l'urine, diverses opinions ont été émises : les uns leur attribuent une importance capitale, les autres au contraire nient presque absolument leur signification pathologique. Exception faite pour les cylindres hyalins, qui ne semblent pas avoir une signification bien précise, on peut affirmer que la présence des cylindres indique toujours un état inflammatoire du tissu rénal. « *Toute urine*, écrivent Neubauer et Vogel, *qui renferme une grande quantité de cylindres hyalins ou granuleux d'une manière assez persistante provient d'un rein enflammé.* »

Spehl, en 1877, dans son *Précis d'exploration clinique et de diagnostic médical*, pose les conclusions suivantes :

Les cylindres indiquent l'existence certaine d'une lésion rénale (primitive ou consécutive).

Lorsqu'ils présentent des globules rouges : *hémorragie rénale* ;

Lorsqu'ils présentent des globules blancs : *émigration hors des vaisseaux* ;

Lorsqu'ils présentent des cellules épithéliales : *desquamation des canalicules ;*

Lorsqu'ils présentent des gouttelettes de graisse : *dégénérescence graisseuse du rein* (empoisonnement par le phosphore).

Les cylindres cireux caractérisent surtout la néphrite aiguë et subaiguë ; affections graves.

Les cylindroïdes n'ont pas de signification clinique déterminée.

Si les cellules épithéliales sont nombreuses et qu'il existe en même temps des cylindres, il y a lésion du rein.

En ce qui concerne les relations de présence des cylindres et de l'albumine, il semble bien démontré, comme le soutient le professeur Cornil, que toute urine contenant des cylindres, même hyalins, est par définition, une urine albumineuse. C'est l'opinion généralement admise et professée en particulier par Ribbert, Bartels, Neubauer, Labadie-Lagrave, etc....

« Bartels, dit Labadie-Lagrave, identifie la signification diagnostique de la présence dans les urines des cylindres hyalins et de l'albuminurie. La constatation des cylindres dans une urine, indique donc que la maladie réalise les conditions nécessaires au développement de l'albuminurie proprement dite, de l'albuminurie rénale. »

Sénator, dont le nom fait justement autorité en pareille matière, n'est pas moins affirmatif. Pour lui, la présence des cylindres implique toujours l'existence d'une albuminurie vraie. Dans les *cas rares* où l'on découvre des cylindres hyalins sans albuminurie, on doit admettre un état pathologique des reins, ne fût-ce qu'un désordre dans la circulation (stase).

Ajoutons enfin qu'on a cherché à déterminer la provenance de l'albuminurie d'après le nombre et la nature des divers cylindres. M. le professeur Florence a posé à cet égard un certain nombre de conclusions reproduites par Mercier, mais qui ne possèdent à nos yeux, qu'une valeur très relative. L'urologiste n'a qu'à décrire très exactement ce qu'il rencontre sous le champ du microscope ; c'est au médecin qu'il appartient ensuite de se prononcer, en faisant appel à l'ensemble des signes cliniques que lui révèle l'examen du malade.

CHAPITRE QUATRIÈME

Examen bactériologique des urines pathologiques.

L'analyse bactériologique de l'urine offre, dans certains cas, une importance capitale; ajoutons, par contre, qu'elle présente de très grandes difficultés. Nous ne pouvons songer à exposer ici, d'une façon complète, tout ce qui se rattache à la bactériologie de l'urine, et nous nous bornerons, comme nous l'avons fait pour d'autres questions, à des généralités et à quelques indications pratiques.

1. — Les *microbes pathogènes* de l'urine peuvent arriver au rein de deux façons : soit par la voie sanguine, soit par les voies urinaires. Dans le premier cas, ils donnent naissance aux *néphrites infectieuses médicales* qui peuvent elles-mêmes, être *primitives* ou *secondaires* ; dans le second, ils occasionnent ce que l'on appelle les *néphrites chirurgicales* ou *néphrites ascendantes*.

On ne sait que très peu de choses sur les néphrites infectieuses primitives. Elles résultent « d'une invasion microbienne qui n'a d'autre localisation que le rein ou du moins dans laquelle cette localisation prime toutes les autres... Les urines sont troubles, d'un rouge sale, rares et ne dépassant guère 300 à 400 gr. ; quelquefois l'anurie est complète. L'albumine est abondante dans ces urines qui se font remarquer encore par la présence de globules rouges et blancs, de cylindres hyalins et granuleux et des micro-organismes... En général, les voies digestives paraissent être la porte d'entrée de l'infection » (1).

Letzerich a décrit une *néphrite bacillaire interstitielle* primitive qui reconnaîtrait pour cause la présence d'un bacille particulier, caractérisé par une forme de croissant recourbé, parfois rectiligne et court. A part cette observation de Letzerich, on ne sait à peu près rien de précis sur la bactériologie des néphrites primitives. » Il faut d'ailleurs avouer, remarque le professeur Labadie-Lagrave, que ces études présentent d'énormes difficultés, surtout en ce qui concerne l'urine qui est souvent l'habitat de micro-organismes très variés » (2).

Les néphrites infectieuses secondaires peuvent se produire dans toutes les maladies infectieuses ; c'est ainsi que des microbes spécifiques ont été signalés dans le rein de malades atteints de scarlatine, de variole, de diphtérie, de fièvre typhoïde, de pneumonie, de tuberculose, etc., etc.

Cependant, il faut observer que « le passage de microbes à travers le rein ne détermine pas toujours de la néphrite... D'autre part, des microbes capables de provoquer

(1) Labadie-Lagrave : *Pathogénie et traitement des néphrites*, p. 51.
(2) Id. ibid. p. 57.

la néphrite, peuvent, dans certaines conditions, traverser le rein sans y produire d'altération appréciable. Cela peut s'expliquer soit par leur petit nombre, soit par leur faible virulence, soit par un état de résistance suffisante des éléments du rein... Enfin la néphrite, dans une maladie infectieuse aiguë, n'est pas toujours produite par le microbe pathogène de cette maladie. Dans la fièvre typhoïde, par exemple, le bacille d'Eberth peut se trouver associé dans les reins à des microbes d'autre nature, tels que le bacille colique d'Escherich ou le staphylocoque »[1].

La recherche dans l'urine du bacille spécifique des néphrites infectieuses, outre qu'elle est extrêmement difficile, n'offre pas un grand intérêt au point de vue du diagnostic, puisqu'elle ne peut que confirmer ce que la clinique a déjà surabondamment démontré. Il faut toutefois faire une exception à cette remarque, en ce qui concerne le bacille de la tuberculose, parce que sa présence dans l'urine implique une tuberculisation du rein plus ou moins avancée, qu'on ne peut guère diagnostiquer à coup sûr par d'autres moyens. Nous décrirons donc plus longuement la recherche du bacille de Koch dans les urines, d'autant que c'est le seul peut-être pour lequel les méthodes ordinaires de coloration puissent donner des résultats certains, sans qu'on ait besoin d'avoir recours aux cultures.

Si la bactériologie urinaire offre peu de ressources, sauf

(1) Cf. Gaucher et Gallois : *Thérapeutique des maladies du rein*, I. p. 41.

pour le diagnostic de la tuberculose rénale, dans les néphrites infectieuses médicales, il n'en est pas de même dans les néphrites ascendantes. Ces néphrites, qui résultent d'une infection ayant débuté en général par la vessie, sont habituellement suppurées (1).

Le microbe spécifique le plus commun de ces sortes de néphrites serait le *coli-bacille*, « Les recherches de Clado, d'Albarran et Hallé, de Krögius, de Morelle, de Denys, de Barlow, de Schmidt et Aschoff ont montré que cet organisme est l'hôte le plus habituel des urines purulentes » (2). Voici comment le décrit le docteur Hallé dans les leçons cliniques sur les maladies des voies urinaires :

« Cette bactérie se présente dans l'urine purulente *acide*, sous la forme de bâtonnets courts, de dimensions variables, à extrémités arrondies, isolés ou réunis en courtes chaînettes, plus souvent en groupes serrés, volumineux, extra-cellulaires ; son abondance est parfois extrême dans le sédiment purulent. Malgré le polymorphisme de ce microorganisme qu'on peut rencontrer dans l'urine sous tous les aspects, depuis la forme ovoïde jusqu'à celle de longs filaments, le sédiment purulent coli-bacillaire de l'urine a un aspect spécial : un observateur exercé, sans affirmer, peut prévoir à la simple vue l'espèce du microbe ; le plus souvent ses prévisions sont confirmées par les méthodes de culture. Le coli-bacille se décolore par la méthode de Gram : il cultive aisément sur tous les milieux

(1) Cf. GAUCHER et GALLOIS : Loc. cit. p. 36.
(2) Cf. GUYON : *Voies urinaires*. I. p. 345.

usuels et ne liquéfie jamais la gélatine. Je n'insiste pas sur les caractères et les variétés de ses cultures aujourd'hui bien connues, non plus que sur sa virulence et son pouvoir pathogène » (1).

A côté de ce bacille on a encore signalé dans les néphrites ascendantes, l'*urobacillus liquefaciens septicus* de Krögius, le *staphylococcus* et le *streptococcus pyogenes* et enfin, dans les uréthrites, le *gonocoque spécifique* de Neisser.

Voici, au surplus, d'après le professeur Macé, de Nancy, la liste des microbes pathogènes que l'on peut rencontrer dans l'urine :

Staphylocoque doré.
— blanc.
Streptocoque pyogène.
Gonocoques et autres bactéries de l'urèthre.
Pneumocoque.
Bacille de la tuberculose.
— du smegma.
— de la lèpre (Babès).
— de la diphtérie (Budjwid).
— de la morve (Philippowicz).
— typhique.
Coli-bacille.
Bacillus lactis aerogenes.
Pneumobacille de Friedlander.
Bactérie septique de la vessie de Clado.

(1) Cf. Guyon: loc. cit. I. p. 346

Bactérie pyogène de la vessie d'Albarran et Hallé.
Bacilles de Doyen.
Bacilles des urines d'éclamptiques de Blanc.
Urobacillus liquefaciens septicus de Krôgius.
Proteus vulgaris.
Diplobacille de Teissier.
Muguet (Schmorl).
Amibes (Posner).

Nous ne nous occuperons que de quelques-unes de ces espèces microbiennes, mais nous devons auparavant dire quelques mots de la technique applicable à leur recherche.

II. — *Technique bactériologique.* — L'analyse uro-bactériologique repose sur l'emploi combiné de deux procédés : l'examen microscopique des micro-organismes colorés par les méthodes appropriées à chacun d'eux et surtout les cultures sur plaques de gélatine ou de gélose. Cette seconde méthode est souvent la seule qui permette d'arriver à des résultats certains, mais elle est peu employée pour l'urine, au moins dans la pratique courante.

L'examen bactériologique doit toujours être précédé de l'examen histologique et si le sédiment contient beaucoup de sels, il sera nécessaire de le traiter par la solution aqueuse concentrée de borax et d'acide borique, qui les dissoudra en respectant les éléments histologiques et les micro organismes.

Le dépôt obtenu par centrifugation est étendu sur des lamelles qu'on laisse *sécher lentement à l'air* sous une cloche de verre. Nous donnons ci-dessous, d'après le bel ouvrage du professeur Macé, le résumé complet du manuel opératoire à employer :

« Une goutte du liquide est placée sur un couvre-objet *parfaitement propre*, à l'aide d'un fil de platine ou d'une baguette de verre préalablement passés dans la flamme, puis refroidis. Le liquide est étalé en couche très mince. Les liquides très riches en bactéries devront être dilués avec de l'eau distillée pure de germes. Si c'est une culture épaisse qui est à examiner, on en délaye une parcelle dans une goutte d'eau pure. Si l'on a affaire à des liquides épais, visqueux, comme du sang, du pus, des crachats, on les étale en stries sur la lamelle avec la pointe du fil de platine, de façon à avoir des couches suffisamment minces, ou on les écrase entre deux lamelles, que l'on sépare en les frottant l'une sur l'autre. Les lamelles sont séchées à une douce température à l'abri de la poussière, la face chargée tournée en haut.

» La mince pellicule obtenue par dessiccation est fixée en passant par trois fois la lamelle, tenue à l'aide d'une pince fine, dans la flamme bleue d'un bec de Bunsen ou d'une lampe à alcool, lentement.

» La lamelle est déposée sur le bain colorant contenu dans un verre de montre ou un godet, froid ou chauffé vers 50-60°, la face préparée tournée en dessous, de façon qu'elle soit complètement mouillée par le liquide, sans bulles d'air interposées. La coloration demande un temps variable suivant la préparation ; on en surveille les progrès en soulevant de temps à autre la lamelle avec des pinces.

» La préparation est lavée à grande eau jusqu'à ce qu'elle ne cède plus de couleur. Lorsque la couche colorée se délite, ce qui peut arriver avec les liquides qui ne contiennent pas de matières coagulables ou avec certaines espèces qui ne se collent que difficilement à la lamelle ou d'autres qui se décolorent très vite, il faut éviter de laver ; l'excès du bain coloré est enlevé avec du papier buvard.

» On procède alors à la décoloration, si elle est nécessaire, en agitant la lamelle dans de l'alcool absolu ou plus ou moins étendu, et en arrêtant, par un lavage à l'eau qui doit souvent être immédiat, par l'évaporation de l'alcool qui mouille la lamelle, si l'action est lente, ou en déposant sur la lamelle une goutte de solution d'acide azotique au tiers et passant rapidement à l'eau dès que la coloration vert jaune apparait pour faire agir de nouveau du réactif si la décoloration n'est pas suffisante. On peut alors traiter par un bain différent pour obtenir une double coloration qui est souvent nécessaire lorsque le liquide contient d'autres éléments que l'on veut étudier » (1).

Voici les formules de quelques-uns des bains colorants les plus souvent employés.

Solution d'Ehrlich

Eau anilinée......................	10 c.c.
Solution alcoolique saturée de violet de gentiane ou de fuchsine......	1 »

(1) MACÉ : *Traité pratique de bactériologie*, p. 317.

(L'eau anilinée se prépare en faisant dissoudre 3 c. c. d'aniline dans 7 c. c. d'alcool absolu et en complètant avec 90 c. c. d'eau distillée).

Bleu de méthylène alcalin de Loeffler.

Solut. alcool. concentrée de bleu de méthylène....................	1 volume
Solut. de potasse à 1/10,000	2 —

Ce réactif colore fortement les micro-organismes en bleu foncé, les noyaux cellulaires en bleu moins intense, les corps protoplasmiques en bleu très pâle et les globules sanguins en vert. Après cinq à dix minutes de séjour dans ce réactif, on lave les préparations à l'eau, on sèche et on monte dans le baume de Canada.

Rouge de Ziehl

Acide phénique cristallisé..........	5 gr.
Alcool	10 gr.
Fuchsine.........................	0 25
Eau.............................	100 gr.

Un bon moyen de diagnostiquer à coup sûr, certaines espèces bactériennes, est de leur appliquer, après coloration, la méthode de Gram qui consiste à plonger les lamelles dans une solution d'iode ioduré (liquide de Gram) : puis à laver dans l'alcool absolu ou mieux dans un mélange de deux tiers d'alcool absolu et un tiers d'acétone.

Au point de vue spécial de la bactériologie urinaire, les

bacilles suivants conservent leur coloration, malgré l'action du Gram :

Staphylocoque doré.

blanc.

Streptocoque pyogène.

Bacille de la tuberculose, etc., etc.

Au contraire se décolorent :

Le gonocoque.

Le coli bacille, etc., etc.

Liquide de Gram-Nicolle

Iode..	1
Iodure de potassium....................	2
Eau distillée..............................	200

Bacille de la tuberculose. — Ce bacille se présente dans l'urine avec ses caractères habituels, sa forme de mince bâtonnet droit ou incurvé, en grains séparés par des espaces moins colorés. En général, il est rare dans l'urine, parce qu'il y cultive mal, ce qui rend sa recherche longue et minutieuse.

Les urines de la tuberculose rénale « présentent souvent du sang et parfois en quantité assez faible pour n'être appréciable qu'au microscope ».

Parfois les globules sont agglomérés de façon à reproduire la forme des cylindres urinaires, c'est là un caractère indiquant nettement l'origine rénale de l'hématurie. Outre le sang, on trouve ordinairement du pus dans l'urine. Le pus est généralement abondant, ce qui, d'après Guyon, est un signe d'altération rénale. Dans ces urines purulentes, on rencontre assez fréquemment des grumeaux de matière tuberculeuse dont la valeur diagnostique est capitale. C'est dans les grumeaux surtout que la recherche du bacille aura des chances de donner des résultats positifs. Les bacilles s'y trouvent soit isolés, soit groupés sous forme de fagots » (1).

Les meilleurs liquides colorants pour le bacille tuberculeux sont ceux d'Ehrlich et de Ziehl. Ils restent colorés par la méthode de Gram.

Le bain colorant doit s'employer chaud, à 60° environ et la décoloration se fait par l'acide nitrique au tiers.

Coli-bacille. — (*Bactérie septique de Clado. — Bactérie pyogène d'Albarran et Hallé*). — Cette bactérie a été signalée par Clado dans l'urine des cystites et des pyélo-néphrites. On le trouve à l'état normal dans l'intestin, d'où il parait remonter dans le foie dans certains cas d'ictère infectieux. D'après Macé, c'est l'agent pathogène qui attaque le plus souvent les reins et la vessie. C'est certainement l'agent le plus commun des cystites (2).

Ce bacille a la forme de batonnets mobiles, le plus souvent isolés ; il se colore très bien par les méthodes ordinaires et se décolore rapidement sous l'action du Gram ; il ne liquéfie pas la gélatine.

(1) Gaucher et Gallois, II, p. 168.
(2) Macé : Loc. cit., p. 739.

Le bacille de Krôgius (*urobacillus liquefaciens septicus*) se distingue surtout du précédent par sa propriété de liquéfier la gélatine.

Gonocoque : (*Micrococcus gonorrheæ*). — Ce microbe pathogène se trouve dans le pus blénnorrhagique. Voici ses caractères, d'après Hallé :

Étalé sur lamelles et étudié après une bonne coloration simple ou double, ce pus est formé par des leucocytes polynucléés dont les noyaux se colorent fortement, sous forme de masses irrégulièrement bourgeonnantes, dont les corps cellulaires restent faiblement teintés. Les *gonocoques* spécifiques, fortement colorés, forment des groupes de diplocoques, surtout intracellulaires, périnucléaires, parfois libres : groupes irréguliers ou arrondis, composés de quatre à vingt diplocoques, jamais juxtaposés, toujours séparés les uns des autres, par un intervalle égal au moins au volume du diplocoque. Chaque diplocoque long de 1 μ à 1 μ, 5, large de 0 μ, 6 à 0 μ, 8, à la forme d'un grain de café et est constitué par deux éléments juxtaposés, séparés par une mince ligne claire.

Ces *gonocoques* ne gardent pas la coloration par la méthode de Gram, c'est-à-dire qu'après teinture par une solution anilinée de violet de gentiane, même à chaud, et fixation par le réactif iodo ioduré de Gram, ils se décolorent comme les éléments cellulaires par l'alcool absolu.

Dans l'écoulement blennorrhagique aigu franc, leucocytes et gonocoques sont habituellement les seuls éléments figurés visibles : le pus ne donne aucune culture sur les milieux usuels.

Au stade de début et au décours de l'uréthrite, des cellules épithéliales de l'urèthre, petites cellules polyédriques à gros noyaux, sont mélangées aux leucocytes. La proportion des cellules éphitéliales par rapport aux leucocytes, l'abondance des gonocoques, leurs rapports avec les éléments cellulaires peuvent, d'ailleurs, varier avec le cas et l'âge de la maladie, sans qu'on puisse tirer de ces variations aucun caractère pronostic sérieux » [1].

Indépendamment de son aspect réniforme, le caractère le plus important du gonocoque de Neisser est la rapidité de sa décoloration par le Gram,

Une infinité d'autres micro-organismes ont été signalés dans l'urine, tels que diverses bactéries, microcoques, diplocoques, etc. ; mais elles sont loin d'être toutes pathogènes et leur nature est encore pour la plupart, imparfaitement déterminée.

Nous rappellerons encore une fois, qu'à l'exception du bacille de Koch et du gonocoque de Neisser, le microscope est impuissant, à lui seul à fournir une certitude suffisante sur la nature des bactéries urinaires ; le seul procédé exact est celui des cultures sur plaques de gélatine ou de gélose.

(1) Cf Guyon : Loc. cit., p. 148.

CHAPITRE CINQUIÈME

URINES
DANS QUELQUES ÉTATS PATHOLOGIQUES

Urines dans les diathèses : goutte, obésité, diabète, arthritisme, etc. — Urines dans les affections des reins et de la vessie.

Les différentes variétés d'urines pathologiques, que nous venons d'examiner, nous permettent maintenant d'en esquisser une classification générale, en nous plaçant non plus au point de vue des éléments qu'elles renferment, mais à celui des causes morbides qui engendrent l'anomalie constatée.

L'urine, avons-nous dit, est le reflet exact des échanges nutritifs ; c'est en quelque sorte la *nutrition extériorisée*. D'autre part, elle est élaborée par un organe spécial, la *glande rénale*, qui sépare du sang les éléments constituants, les concentre et les élimine « *urina dicitur quia fit in renibus una* ». Enfin, cette élimination s'opère grâce à un ensemble complexe d'organes, *les voies urinaires*, qui, indépendamment du rein, comprennent la vessie, la prostate et le canal de l'urèthre.

A ces trois grandes étapes, si l'on peut s'exprimer ainsi, de la genèse et de l'élimination de l'urine, correspondent également trois causes générales de troubles pathologiques. L'urine en effet, peut être originairement modifiée dans sa constitution normale, par suite d'un trouble nutritif, sans que d'ailleurs l'intégrité du rein ou de la vessie soit le moins du monde compromise, au moins pendant un certain temps : *urines anormales par suite d'un trouble nutritif aigu, chronique ou diathésique.*

Il est facile, par contre, de concevoir qu'un état congestif ou une lésion du rein puisse apporter à l'urine, même absolument normale par ailleurs, des perturbations plus ou moins profondes. C'est alors qu'apparaîtront des éléments pathologiques, l'albumine par exemple, sans que les rapports urologiques normaux soient de ce fait nécessairement modifiés : *urines anormales par suite d'affection rénale.*

Enfin, la nutrition peut être normale, le rein fonctionner parfaitement, alors que des désordres locaux dans la vessie ou le canal de l'urèthre seront susceptibles d'introduire dans l'urine des éléments morbides : *urines anormales par suite d'affections vésicales ou uréthrales.*

Disons tout de suite que ces classifications n'ont rien d'absolu : il ne faudrait pas en effet en tirer cette conséquence que les urines pathologiques ne doivent ce caractère qu'à l'une ou l'autre de ces trois causes, à l'exclusion des autres. Ce serait s'exposer à de grossières erreurs et aller à l'encontre de la vérité.

Il est bien certain qu'une urine anormale, par suite d'un trouble nutritif peut, à la longue, irriter le rein et créer de ce fait une lésion secondaire de cet organe ; mais il peut également se faire que la lésion rénale soit primitive et cause originelle des modifications pathologiques de l'urine.

La même observation s'applique à la vessie, à la prostate et au canal de l'urèthre ; une altération primitive de ces organes peut en provoquer une de l'urine, de même que l'état pathologique de l'urine peut altérer à la longue leur fonctionnement normal.

Sous le bénéfice de ces réserves, il est cependant permis d'affirmer que l'absence dans une urine de tout élément pathologique étranger à sa composition normale donne, au moins dans une certaine mesure, le droit de conclure à l'intégrité des voies urinaires : rein, vessie, etc. ; mais il ne faut pas perdre de vue d'autre part qu'une urine peut fort bien contenir des éléments pathologiques, sans qu'il existe nécessairement une lésion rénale ou vésicale.

C'est en ce sens que l'on a dit que l'analyse quantitative et qualitative des éléments constitutifs de l'urine ne pouvait fournir de renseignements cliniques spécialement applicables au diagnostic des lésions des reins [1]. Nous en convenons volontiers ; mais il n'en reste pas moins vrai que, même dans ce cas particulier, cette ana-

(1) GUYON : Loc. cit. p. 290.

lyse est toujours utile ; tout en effet se tient dans l'organisme et il est presque impossible, pour le rein spécialement, qu'une lésion sérieuse de cet organe n'entraîne avec elle des troubles intéressant la composition même de l'urine, c'est-à-dire la nutrition.

Nous ne pouvons songer à énumérer ici toutes les modifications pathologiques de l'urine dans les diverses affections ; ce travail, nous en convenons volontiers, n'est pas de notre compétence ; nous avons ici en vue les questions d'ordre purement analytique, laissant à d'autres le soin de traiter le côté clinique et médical. Cependant, nous n'avons pas su résister au désir de grouper ici quelques syndrômes urologiques tirés, soit de nos cahiers personnels d'analyse, soit des traités spéciaux que nous avons été à même de consulter. Il nous a semblé que, sans cela, notre étude de l'urine humaine ne serait pas complète et, qu'au demeurant, tout en se cantonnant dans son rôle de chimiste et de micrographe, le pharmacien ne pouvait se désintéresser tout à fait de certaines indications cliniques générales, qui ne sont au fond que la traduction des données de l'analyse.

I. — URINES ANORMALES PAR SUITE D'UN TROUBLE NUTRITIF

Ces urines, comme nous l'avons vu, répondent à un trouble nutritif qui peut être, suivant les cas, *aigu*, *chronique* ou *diathésique*.

A. — Urines dans les maladies aiguës.

Le trouble nutritif, à l'état aigu, résulte lui même d'une affection aiguë, c'est-à-dire à évolution généralement rapide et ne laissant après elle que peu ou point de traces. C'est dans cette catégorie qu'il faut placer, en première ligne, les urines de la fièvre en général et celles des maladies aiguës des divers appareils, tels que l'appareil respiratoire, l'appareil circulatoire, l'appareil digestif, etc., etc.

Nous ne dirons que peu de choses de ces diverses urines, parce que, d'une part, les modifications pathologiques qu'elles comportent, sont, comme la maladie elle-même qui les engendre, transitoires, et que d'autre part, leur examen est surtout intéressant pour le médecin, au point de vue des éléments pathologiques qui pourraient y apparaître accidentellement et révéler, par leur présence, une aggravation ou une complication de la maladie elle-même.

Urines fébriles. — Voici, d'après Labadie Lagrave, les principaux caractères des urines fébriles.

Couleur. — Très foncée, varie du jaune foncé au rouge.

Quantité. — Généralement diminuée pendant la fièvre, augmentée pendant la crise.

Réaction. — Très acide.

Densité. — Augmentée.

Urée. — En général augmentée.

Acide urique. Créatinine. — Augmentés.

Acide phosphorique. — Augmentation absolue ; mais diminution par rapport à l'urée. — Augmentation par rapport à l'urée pendant la convalescence.

Acide sulfurique. — Augmenté pendant la fièvre. Diminué pendant la convalescence.

Chlorures. — Diminués.

Hémoglobine. — *Albumine.* — Peuvent apparaître dans l'urine.

L'augmentation de l'urée s'explique par une désintégration plus énergique des matériaux albuminoïdes de l'organisme. Dans les maladies fébriles, au moins dans les cas graves, le coefficient des oxydations azotées est toujours diminué (1).

Dans les maladies de l'**Appareil respiratoire**, les modifications pathologiques de l'urine sont sous la dépendance de la fièvre et aussi sous celle des obstacles apportés à la circulation. Il n'est pas rare de rencontrer de l'albuminurie dans la *bronchite simple*, dans la *pleurésie* et la *pneumonie*. Dans cette dernière affection en particulier, on en trouverait dans plus de la moitié des cas. On constate en outre une diminution du volume, une augmentation de la densité et de l'acidité, une augmentation très grande de l'urée et de l'acide urique.

(1) Cf. A. Robin : In *Bulletin de thérapeutique*, 30 janvier 1897.

L'urine des **Affections cardiaques** présente deux ordres bien distincts de modifications, suivant qu'on considère ces affections à la période d'*asystolie* ou à celle de *compensation*.

Dans le premier cas, l'urine est diminuée, fortement colorée, très acide et chargée de sédiments uratiques. Nous savons que ces dernières anomalies tiennent surtout à la concentration de l'urine. L'urée est également diminuée ; mais ce qui est caractéristique dans ces urines, c'est la présence de l'albumine et de cylindres hyalins.

A la période de compensation, on constate les caractères opposés : augmentation du volume, augmentation de l'urée, pas d'albumine.

On admet, à propos de l'albumine, qu'elle ne fait son apparition dans les maladies du cœur que lorsqu'il y a abaissement de la pression artérielle, et qu'elle ne se rencontre jamais au contraire lorsque la pression artérielle atteint ou dépasse un taux normal.

Dans les **Maladies du foie**, il y a lieu de rechercher les éléments de la bile ou l'urobiline en excès (urines ictériques, urines hémaphéiques). Nous savons d'ailleurs que les urines ictériques ont une couleur caractéristique, jaune orange, verte, verdâtre ou brune, suivant les cas.

Les urines hémaphéiques ont une couleur vieil acajou qui fait penser à l'hémoglobinurie. « On les rencontre, dit le professeur Guyon, dans un certain nombre d'affections fébriles où le foie est en jeu soit primitivement, soit secondairement et plus souvent encore dans les lésions organiques de cette glande » (1).

On trouve souvent de l'albumine et du sucre dans les urines hépatiques.

L'urée est augmentée d'après les uns (Guyon), diminuée d'après les autres (Brouardel). Il est assez difficile de se faire une opinion certaine sur cette question, car tous les auteurs qui l'ont traitée, ne semblent pas s'être placés dans des conditions d'expérience suffisamment scientifiques, au point de vue en particulier de la nature de l'alimentation des malades. D'autre part, le professeur Brouardel a certainement exagéré l'influence du foie sur la production de l'urée et l'on admet aujourd'hui que les variations du taux de l'urée dépendent bien plus de l'état général de la nutrition que de celui du foie.

Les maladies du **Système nerveux** influent généralement sur la quantité de l'urine qui est très augmentée, même en dehors de la glycosurie. On sait que l'on provoque une polyurie expérimentale par la piqûre du 4e ventricule ou la section des nerfs splanchniques.

On constate fréquemment l'albuminurie et la glycosurie dans les affections nerveuses.

Dans les **Maladies de nature infectieuse**, comme la fièvre typhoïde, les fièvres éruptives, la diphtérie, etc.,

(1) GUYON : Loc. cit. 1, p. 389.

l'urine présente certains caractères qu'il est bon de connaître.

Le professeur Alb. Robin a fait de l'*urine typhique* une étude très spéciale et très complète. Pour lui, il y a surtout intérêt à suivre ici les rapports de l'urée à l'extractif, soit le rapport de l'azote de l'urée à l'azote total. Il considère que la quantité d'urée est d'autant moins élevée que les symptômes typhoïdes sont plus accusés et, au contraire, que les extractifs augmentent, dans les mêmes conditions.

L'urobiline est très augmentée dans la fièvre typhoïde.

Les phosphates semblent augmenter, tandis que les sulfates et les chlorures diminueraient.

Assez fréquemment, enfin, on rencontre de l'albumine (30 à 40 % des cas) quelquefois même du sang ou du pus.

L'urine des *fièvres éruptives* (érysipèle, rougeole, variole, scarlatine), renferme souvent de l'albumine, ce qui s'explique par la fréquence des néphrites dans ces affections. Il en est de même de la diphtérie, de la syphilis, etc., etc.

Au sujet des maladies infectieuses, le docteur Labadie-Lagrave fait observer, avec juste raison, que les urines présentent habituellement les caractères des urines fébriles compliqués cependant des désordres imputables à l'élément infectieux.

Comme conclusion générale à ce rapide exposé, nous sommes conduits à répéter ce que nous avons déjà dit, savoir que dans les affections aiguës, l'intérêt capital de l'examen de l'urine repose sur la recherche des éléments pathologiques et spécialement de l'albumine, du sucre et des pigments biliaires. Les modifications quantitatives des éléments normaux, exception faite peut-être, pour l'urée, dans le typhus, et les phosphates dans les maladies nerveuses, sont communes à tous les états fébriles et suivent les mêmes évolutions que la fièvre elle-même.

B. — **Urines dans les maladies chroniques et diathésiques.**

Si l'état morbide aigu ne crée dans l'organisme que des perturbations passagères, il n'en est pas de même lorsque cet état se prolonge et devient *chronique*. Le trouble nutritif, pour être moins prononcé, imprime alors à l'organisme tout entier un caractère de déchéance d'autant plus difficile à surmonter qu'il est plus invétéré et plus enraciné. C'est alors que l'analyse complète de l'urine, c'est-à-dire la détermination exacte des rapports pondéraux de ses éléments, acquiert toute son importance. Le médecin a donc le plus grand intérêt à suivre de près les modalités du processus nutritif dans une affection où la nutrition est toujours plus ou moins profondément viciée et c'est l'analyse de l'urine qui lui fournira les renseignements les plus précis à cet égard.

Bien plus encore que les maladies chroniques, proprement dites, les *diathèses* se caractérisent par un trouble permanent de la nutrition qui offre ceci de particulier, qu'il est généralement transmissible par hérédité, soit sous sa forme originelle, soit sous des formes rapprochées qui constituent ce que l'on a appelé *les parentés morbides*.

Le professeur Bouchard définit la diathèse : *un tempérament morbide* et, par tempérament, il faut entendre ici toutes les variations individuelles de l'activité nutritive et fonctionnelle. « *Le tempérament est la caractéristique dynamique de l'organisme, c'est tout ce qui concerne les variations individuelles des activités nutritives* » (¹).

Il y a, comme nous l'avons vu dans la première partie de cet ouvrage, une activité nutritive normale pour l'homme en état de santé ; de même, à cette activité nutritive type correspond une excrétion urinaire type, qui en est le reflet et l'image, en sorte qu'on peut dire que l'urine est en ce sens la caractéristique du tempérament, comme ce dernier l'est lui même des échanges nutritifs.

Si les échanges nutritifs sont viciés d'une façon permanente, le trouble qui les affecte se répercutera nécessairement dans l'urine et nous aurons l'urine des diathèses, d'autant plus importante à différencier de l'urine normale que la diathèse ne se révèle le plus souvent à nous que tardivement et que d'autre part elle est d'ordinaire plus justiciable des moyens hygiéniques que des médications proprement dites. « *Ce qu'il faut voir dans la diathèse,* dit le professeur Bouchard, *c'est l'habitude vicieuse du mouvement nutritif.* » Oui, sans doute, mais c'est l'habitude vicieuse de l'équilibre urologique, qui nous mettra le plus souvent en mesure de soupçonner ou même d'affirmer l'habitude vicieuse du mouvement nutritif.

(¹) BOUCHARD : Loc. cit., p. 36 et 377.

Cela posé, il est facile de comprendre que les troubles nutritifs permanents puissent être de trois ordres, étant donné d'ailleurs que l'alimentation reste normale. Il peut y avoir viciation des métamorphoses de la matière *par excès, par défaut*, ou *par perversion*. Enfin, ces trois causes de troubles peuvent porter à la fois sur la vie anaérobie et la vie aérobie, ou seulement sur l'une des deux, soit, en d'autres termes, sur les modifications de la matière azotée ou sur celles des éléments hydro-carbonés.

Bouchard a constitué un groupe clinique extrêmement intéressant des maladies par défaut de nutrition, qu'il appelle, plus justement encore, *maladies par ralentissement de la nutrition*. Nous ne pouvons les énumérer toutes et nous nous bornerons à l'examen des principales, au point de vue de leur retentissement sur la composition de l'urine. Parmi les neuf caractères que Bouchard assigne à la nutrition retardante, deux surtout nous intéressent par rapport à l'urine.

« *Il y a nutrition retardante*, dit Bouchard, *quand on voit apparaître dans les excréta des produits incomplètement élaborés, l'acide urique, l'acide oxalique, les autres acides organiques, les acides gras volatils ; quand il s'accumule dans le corps un ou plusieurs principes immédiats, l'alimentation étant d'ailleurs normale.* [1].

Nous trouvons des types se rattachant à la première de

(1) Bouchard : Loc. cit. p. 375.

ces causes dans le *rachitisme*, *l'ostéomalacie*, *l'oxalurie*, *la gravelle urique*, etc. ;

A la seconde se rattachent plus spécialement *l'obésité*, *la goutte*, *le diabète*, etc.

On a signalé dans le **rachitisme**, la présence dans l'urine de l'acide lactique (Marchand, Lehmann, Gorup-Bésanez) : c'est à cet acide que serait vraisemblablement dû le défaut de calcification du système osseux. A une cause analogue se rattacherait **l'ostéomalacie**, et de fait, l'acide lactique a été trouvé dans les os ostéomalaciques, de même que dans les urines des malades (Mors, Mack, Langendorf, Mommsen).

D'une façon générale, d'après Bouchard, la caractéristique urologique des dyscrasies acides serait la suivante :

Augmentation de l'acidité totale ;

Augmentation de l'acide urique et des urates ;

Diminution de l'urée ;

Augmentation des phosphates terreux ;

Présence d'acide lactique et autres acides organiques ;

Présence d'oxalate de chaux.

L'augmentation de l'acidité urinaire s'explique très bien par la combustion incomplète des acides organiques. C'est ici la *vie aérobie* qui est défectueuse ; lorsque son insuffisance porte spécialement sur les graisses, on aboutira à l'**obésité** ou si ce sont au contraire les sucres qui se brûlent mal, à la **glycosurie**.

Cette augmentation de l'acidité urinaire est une des causes qui favorise la précipitation des urates, alors même qu'ils ne seraient pas eux-mêmes formés en excès dans l'organisme. Elle a été constatée dans toutes les maladies à nutrition retardante, spécialement dans la **gravelle** et la **goutte**.

Certains auteurs ont conclu de cet état de dyscrasie acide que les phosphates devaient être éliminés en excès. C'est ce qu'on appelle la loi de Béneke, d'après laquelle il y aurait enchaînement entre ces trois termes :

Tendance aux précipitations uriques ou uratiques ;
Oxalurie ;
Excès de phosphates terreux.

On expliquerait *chimiquement* cette phosphaturie en disant que la prédominance des acides dans les humeurs empêche la fixation du phosphate de chaux dans les éléments anatomiques, ou enlève aux cellules la chaux et l'acide phosphorique.

Nos observations personnelles concordent mal avec la loi de Béneke, en ce sens que chaque fois que nous avons eu à analyser des urines très acides, nous avons toujours ou presque toujours trouvé l'acide phosphorique diminué, au moins par rapport à l'urée.

Les opinions relatives à l'élimination des phosphates dans les dyscrasies acides sont d'ailleurs très diverses, et souvent même contradictoires, suivant les auteurs. C'est ainsi que, pour la goutte, Stokvis a trouvé une diminution des phosphates terreux dans l'intervalle des attaques, de même que pendant celles ci ; Tessier et Lécorché signalent au contraire une augmentation dans les mêmes circonstances.

Nous estimons que, pour arriver à se faire une idée exacte sur ces questions, il faut cesser de considérer seulement les proportions absolues des éléments urinaires, mais bien envisager leurs proportions relatives.

A l'appui de cette thèse, nous transcrivons ici l'analyse de l'urine d'un arthritique obèse :

Volume des 24 heures..	1460 c. c.
Densité..........................	1025
Acidité en acide sulfurique...	1.46
Azote total	13.90
Azote de l'urée	11.60
Azote extractif....	2.30
Urée	24.67
Acide urique et corps voisins	1.41
Acide phosphorique total	2.89
Chlorure de sodium..................	19.86
Rapport azoturique.............	83
de l'acide urique à l'urée	5.8
de l'acide phosp. à l'urée	12

A ne considérer que les chiffres absolus de cette analyse, on constate d'abord une quantité d'urée à peu près normale, mais une très forte augmentation de l'acide urique et une légère diminution de l'acide phosphorique.

Nous ne parlerons pas des chlorures dont l'excès peut être sous la dépendance de l'alimentation.

En examinant les rapports des éléments entre eux, nous avons pour le rapport azoturique une diminution très sensible (83 au lieu de 87 à 90). Le rapport de l'acide urique à l'urée est au contraire très élevé ; celui de l'acide phosphorique à l'urée est un peu augmenté, mais bien faiblement.

Nous sommes donc en droit de conclure que chez ce sujet, la vie anaérobie est des plus défectueuses. Les matériaux azotés sont mal brûlés et de ce fait s'explique l'accumulation des graisses et l'excès relatif d'acide urique. Le malade est d'ailleurs un graveleux qui a eu depuis cette analyse des coliques néphrétiques.

On a dit, à propos de l'obésité, qu'il ne fallait pas toujours y voir une maladie par ralentissement de la nutrition, parce que le pluqart des obèses, un grand nombre au moins, « ont dans l'urine une quantité d'urée égale ou même supérieure à la normale physiologique [1] ».

Il y a dans cette manière de voir une confusion fâcheuse. Ce n'est pas, à nos yeux, l'hypoazoturie qui caractérise le ralentissement de la nutrition, pas plus que l'hyperazoturie ne caractérise l'hypernutrition. Le ralentissement de la nutrition réside dans l'abaissement du rapport azoturique, dans l'hypo-utilisation azotée, si on peut employer cette expression.

(1) MATHIEU : *L'obésité*. In *Traité de Thérapeutique appliquée*, p. 205.

L'analyse précédente nous fait bien toucher du doigt en quelque sorte cette vérité : en chiffres absolus, il n'y a pas hypoazoturie bien marquée ; mais en chiffres relatifs, il y a au contraire hyponutrition très sensible. Cet obèse sera donc classé dans les obèses par *défaut* et à ce titre justiciable du traitement que le professeur Robin applique à cette catégorie de malades.

Nous donnons ci-dessous, d'après A. Robin, les chiffres fournis par kilogramme du poids corporel chez un enfant obèse, en comparaison avec les moyennes normales de dix enfants sains :

Par kilogrammes de poids et en 24 heures	NORMALE	OBÈSE
Quantité	28 cc.	10 cc.
Extrait total	1 ,37	0gr,622
Matières organiques	0 81	0 409
— inorganiques	0 56	0 210
Azote total	0 32	0 150
Urée	0 61	0 270
Acide phosphorique	0 067	0 022
Chlorure de sodium	0 310	0 130

« La simple lecture de ces chiffres, dit A. Robin, montre que les échanges généraux sont diminués de 50 % et que les échanges minéraux ont faibli de 60 %. Non seulement les chiffres absolus sont diminués, mais encore les rapports normaux qui indiquent les actes intimes de la nutrition, comme on peut le voir dans le tableau suivant qui interprète les résultats bruts du précédent ;

	NORMALE	OBÈSE
Rapport entre résidu total et matières inorganiques (Coefficient de déminéralisation de Albert Robin).....	41 0/0	34,2 0/0
Coefficient d'oxydation azotée de Albert Robin........ ...	90	82
Rapport de l'acide phosphorique à l'azote total	20,6	14,6
Rapport du chlore à l'azote total	60	51

Il y a donc, dans le cas étudié, insuffisance considérable de la nutrition et cette insuffisance porte à la fois sur tous les éléments ternaires, quaternaires et minéraux.

Mais, avant d'aller plus loin, tous les obèses sont-ils des malades par défaut de nutrition ? En général, oui, surtout chez les enfants, mais chez les adultes, on peut voir l'obésité coïncider avec une nutrition exagérée. Dans ce cas, il suffit d'une analyse quantitative de l'urine pour s'en assurer : une série de dosages montre vite si l'urée est en excès ou en défaut. Naturellement ces derniers malades sont, ou peuvent être de petits mangeurs, tandis que les premiers sont de gros mangeurs. On peut devenir obèse par excès de recette ou par économie de dépense, le résultat définitif est le même, mais le mécanisme est fort différent » (1).

(1) A. Robin : In *Bulletin général de Thérapeutique*, 30 octobre 1897.

Considérons maintenant l'urine d'un arthritique hépatique, avec commencement de glycosurie :

Volume de 24 heures	1500 c. c.
Densité	1020
Éléments solides	66
Azote total	12.6
Azote de l'urée	8.77
Azote extractif	3.82
Urée	18.75
Acide urique	0.85
Acide phosphorique	2.70
Acidité en SO^3, HO	2.56
Rapport azoturique	69
— de l'acide urique à l'urée	1/21
— de PHO^5 à l'urée	1/6.6

La quantité de sucre est très minime (1.32 par 24 heures).

On constate dans cette urine les caractères ordinaires de l'urine et de la nutrition ralentie :

Excès d'acidité.

Excès d'acide urique.

Diminution absolue de l'urée.

Diminution du rapport azoturique.

Diminution absolue de l'acide phosphorique.

La diminution de l'urée est surtout très marquée et semble bien accuser ici un trouble fonctionnel de la glande hépatique, qui se traduit en outre par la présence d'une petite quantité de sucre ; il y a là, à la fois, ralentissement de la vie anaérobie et de la vie aérobie, ralentissement plus prononcé cependant pour la première. Le rapport azoturique est en effet très inférieur à la normale, et, par contre, le rapport uréique lui est très supérieur. Si le rapport de l'acide phosphorique à l'urée dépasse la normale, c'est que le *chiffre absolu* de l'urée est proportionnellement plus abaissé que celui des phosphates.

Enfin, comme dernier exemple d'urines de ce genre, prenons l'urine suivante qui est celle d'une femme de 60 ans, obèse, et très franchement arthritique :

Volume de 24 heures	1750 c.c.
Densité	1013
Éléments fixes	47.60
Azote total	14.75
Azote de l'urée	9.57
Azote extractif	5.18
Urée	20.46
Acide urique	0.78
Acide phosphorique	2.43
Acidité	0.98

Rapport azoturique	64
— de l'acide urique à l'urée	1/25
— de PhO^5 à l'urée	1/8

Le volume de l'urine dépasse la normale, mais la malade avait été soumise au régime de l'eau d'Evian et en absorbait une bouteille par jour en dehors des repas. C'est ce qui explique la faible acidité de l'urine. Tous les autres éléments, excepté l'acide urique, sont exerétés en proportions absolues inférieures à la normale. Le rapport azoturique est très faible, mais très élevé par contre le rapport uréique (de l'acide urique à l'urée).

Nous pourrions multiplier ces exemples pris dans nos cahiers d'analyse, mais nous estimons qu'ils suffisent à établir que la caractéristique des urines de la nutrition ralentie est celle que nous venons d'indiquer : abaissement du rapport azoturique et du rapport de l'urée aux phosphates, exagération au contraire du rapport de l'acide urique à l'urée. En tous cas, l'analyse de l'urine montre bien une perturbation dans les mutations nutritives en même temps qu'elle en indique le sens et c'est tout ce que nous voulions démontrer pour le moment.

Cette perturbation nutritive ne s'accuse pas toujours par une diminution absolue dans les exeréta, ni même par une diminution relative. Le professeur A. Robin a montré, pour l'obésité en particulier, qu'on pouvait devenir obèse *par excès* aussi bien que par *défaut*.

Il en va de même dans la glycosurie, bien que, le plus fréquemment, elle suppose un excès dans la vie anaérobie. Voici, d'après A. Robin, la note urologique habituelle du diabète :

Augmentation de la désassimilation totale ;
Augmentation spéciale de la désassimilation azotée ;

Augmentation du coefficient d'utilisation azotée ;
Augmentation du coefficient d'oxydation du soufre ;
Augmentation du coefficient d'oxydation du phosphore.

« Il y a donc, chez les diabétiques, conclut le professeur A. Robin, une exagération de tous les actes chimiques de la nutrition générale, et je crois avoir établi qu'il existe en outre, une suractivité spéciale de certains organes, au premier rang desquels figurent le foie et le système nerveux » (1).

Bretet, de Vichy, est arrivé aux mêmes conclusions que Robin, en ce qui concerne le rapport azoturique chez les diabétiques. Sur 48 coefficients d'oxydation déterminés chez des malades glycosuriques, il en a trouvé 30 de supérieurs à la normale et 18 seulement d'inférieurs. Les coefficients d'oxydation les plus élevés se rencontrent presque toujours, au dire de Bretet, chez des malades ayant de grandes quantités de sucre et d'urée, chez les diabétiques azoturiques. Les diabétiques en général auraient donc une vie anaérobie intense, à côté d'une vie aérobie profondément viciée.

L'urologie de la goutte a, comme il était naturel de s'y attendre, beaucoup de rapports avec celle des dyscrasies acides. Toutefois, il faut distinguer ici, avec tous les auteurs, les urines de l'accès et celles des périodes intercalaires. Ce sont surtout ces dernières qui nous intéressent au point de vue diathésique ; leur analyse a une

(1) Robin : Loc. cit. p. 116.

telle importance que le Docteur Lécorché prétend avoir pu, par ce seul moyen, annoncer trois ou quatre ans à l'avance une attaque de goutte ou de gravelle. Quoi qu'il en soit, voici les caractères généraux de l'urine des goutteux :

Volume généralement très abondant ;
Densité élevée (1.025 à 1.030) ;
Couleur foncée ;
Acidité très prononcée et persistante ;
Urée,
Acide urique, } *augmentés ;*
Acide phosphorique,
Oxalate de chaux (fréquent) ;
Albuminurie ou glycosurie transitoire (1) ;
Rapport de l'acide urique à l'urée augmenté.

Au moment des accès, l'aspect de l'urine change et revêt l'aspect général des urines fébriles. Toutefois, il ne faudrait pas croire que la caractéristique de l'urine goutteuse consiste uniquement dans l'excès d'acide urique, attendu que le même fait, ainsi que nous l'avons vu, se présente dans nombre d'autres affections. Il est à présumer, comme l'affirme Schetelig, que l'acide urique se trouve surtout à l'état libre dans les urines des goutteux.

« L'urologie de la goutte, remarque le docteur Œttinger, ne se borne pas exclusivement à une quantité exagérée d'acide urique ; il y a encore des conditions de solubilité dont il faut tenir compte et qui tiennent, soit à des

(1) Lécorché : *La Goutte*, p. 135 et suiv.

modifications physiques de cette substance, soit à la présence d'autres principes, toutes conditions que nous ignorons encore complètement.

Quoi qu'il en soit, l'urine d'un goutteux doit être de temps à autre analysée pour pouvoir se rendre compte de la manière dont s'accomplit la nutrition générale..... on aura de la sorte un critérium de valeur pour juger l'évolution de la maladie et la manière dont se font les échanges nutritifs en même temps que la valeur de la thérapeutique instituée » [1].

Nous savons bien que toutes les théories que nous venons d'exposer, sont passibles de plusieurs objections et qu'elles comportent en pratique de nombreuses exceptions. Cependant, quoique bien incomplètes encore, elles nous semblent répondre à des idées générales vraies au fond et dont une expérimentation plus suivie et plus complète ne tardera sans doute pas à démontrer l'exactitude.

Ajoutons enfin que les perturbations plus ou moins profondes apportées à l'excrétion des éléments normaux par un trouble diathésique, n'excluent nullement la présence possible d'éléments pathologiques. Nous savons, par exemple, que, dans le diabète, l'albuminurie est fréquente ; il n'est pas rare, non plus, de la rencontrer dans la goutte, de même que la glycosurie coïncide fréquemment avec cette dernière.

Ainsi, nous savons maintenant que ces troubles nutri-

(1) Œttinger : *Thérapeutique du rhumatisme et de la goutte*, p. 143.

tifs permanents impriment à l'excrétion urinaire un aspect spécial où ils se reflètent, soit par l'augmentation ou la diminution de certaines substances, soit en changeant les proportions normales de ses parties constituantes, soit encore en provoquant l'apparition de substances anormales.

Nous pouvons appliquer à ces urines ce que le professeur Bouchard dit des vices nutritifs eux mêmes. « Ces vices de la nutrition, avec les modifications qu'ils entraînent dans la constitution du corps, ce n'est pas encore la maladie ; c'est la disposition à la maladie, c'est la diathèse »[1]. De même pour l'urine, ce ne sont pas encore les urines de la maladie, ce sont les urines de la diathèse. Mais, prévoir la diathèse par l'urine, comme Lécorché l'a fait souvent pour la goutte, n'est ce pas du même coup prévoir la disposition à la maladie et, dans une certaine mesure, en reculer l'éventualité.

II. — URINES ANORMALES DANS LES AFFECTIONS RÉNALES.

L'urine des néphrites est surtout intéressante par la présence d'éléments figurés, dont la nature peut, jusqu'à un certain point, permettre de fixer le diagnostic.

Les variations, en plus ou en moins, des éléments normaux, ont beaucoup moins d'importance, bien qu'elles

1 Bouchard, loc. cit., p. 246.

aient dans certains cas, une constance assez remarquable pour devenir caractéristique.

Voici, d'après le Docteur Labadie-Lagrave, les caractères les plus saillants des urines néphritiques.

Néphrites aiguës. — Volume très diminué. Le malade rend tout au plus un demi-litre d'urine dans les 24 heures. Dans quelques cas, il y a *anurie*.

Urines *troubles*, *riches en urates* et *en phosphates*. Sa couleur varie du rose pâle au rouge sombre, suivant la quantité de sang qu'elle contient.

Dépôt brun, épais, constitué par des cylindres urinaires, des globules blancs, des globules rouges, des cellules épithéliales.

Densité élevée, réaction acide, *urée* très diminuée ainsi que les *chlorures*.

Albumine constante, mais parfois en très minime quantité, parfois aussi en très forte proportion.

Hématurie presque de règle.

Cylindres hyalins, colloïdes, à aspect plus ou moins granuleux, tapissés de cellules altérées, de cellules épithéliales, de coagula sanguins.

Néphrite parenchymateuse chronique. — Urines diminuées, troubles, foncées en couleur, sédiment abondant.

Albumine toujours en quantité considérable;

Urée généralement diminuée;

Acide urique et *urates* augmentés en apparence par suite de la concentration de l'urine qui occasionne leur précipitation ;

Chlorures toujours diminués ;

Cylindres urinaires nombreux; leucocytes, parfois hématies.

Néphrite interstitielle chronique. — *Augmentation* considérable de la quantité des urines (peut atteindre 10 à 15 litres), aspect limpide, pâle, densité faible, pas ou très peu d'*albumine*.

Urée. — En quantité à peu près normale, au moins dans les premières périodes. L'abaissement constant du taux de l'urée a toujours une valeur diagnostique sérieuse.

Acide urique toujours très diminué, il en est de même des *chlorures* et des *phosphates* [1].

Mais ce sont surtout, comme nous l'avons dit, les éléments figurés qui caractérisent les néphrites. Voici ceux que l'on rencontre le plus habituellement.

Néphrites aiguës
- *Globules rouges.*
- *Cellules de l'épithélium des canalicules urinifères.*
- *Cylindres hématiques, fibrineux.*
- — *granuleux.*
- — *hyalins.*
- — *épithéliaux.*

(1) Cf. Labadie-Lagrave : *Pathogénie et traitement des Nephrites.*

Néphrites subaiguës	*Globules rouges.* *Cellules lymphatiques.* *Cellules de l'épithélium des canalicules urinifères.* *Cylindres lymphatiques.* — *épithéliaux* — *granuleux.* — *hyalins.* — *cireux-colloïdes.* *Cylindroïdes.*

Néphrite interstitielle chronique. — *Cylindres très peu nombreux ou absents, cylindres hyalins et granuleux.*

Néphrite cantharidienne	*Globules sanguins.* *Cylindres hématiques et granuleux.* *Epithélium des canalicules urinifères*

Néphrite phosphorée. — *Cylindres granulo-graisseux.*

Nous reproduisons ci-contre, d'après Bizzozero, les principaux éléments du diagnostic des néphrites tirés de l'état des urines et de leur examen microscopique.

DIAGNOSTIC DIFFÉRENTIEL DES DIVERSES NÉPHRITES

	NÉPHRITE diffuse aiguë	NÉPHRITE diffuse chronique	NÉPHRITE interstitielle chronique
Quantité d'urine	Diminuée.	Diminuée.	Abondante.
Albumine......	Abondante.	Très abondante.	Peu abondante fait parfois défaut.
Globules blancs.	Nombreux.	Nombre variable, parfois abondants,	Rares.
Globules rouges	Nombreux.	Rares.	Rares.
Cellules épithéliales des reins	Souvent nombreuses et bien conservées ; parfois en voie de dégénérescence graisseuse.	Modérément abondantes : souvent en voie de dégénérescence graisseuse.	Rares et ordinairement libres de dégénérescence graisseuse.
Cylindres.	Souvent abondants, d'ordinaire hyalins et contenant des globules rouges, des leucocytes et des cellules épithéliales.	Abondants, hyalins (contenant des cellules épithéliales en voie de dégénérescence graisseuse et des amas de granulations grasses) ou cireux.	Rares, presque exclusivement hyalins.

Voici, enfin, les principales conclusions de la remarquable thèse du docteur Tahier sur les éléments figurés de l'urine dans les néphrites, thèse à laquelle nous avons fait de très larges emprunts :

I. Les cylindres urinaires sont surtout fréquents dans les néphrites aiguës, subaiguës, et dans la néphrite chronique évoluant vers le gros rein blanc. Ils existent aussi dans les empoisonnements (cantharide, acides), et dans l'hémoglobinurie paroxystique *a frigore*.

II. Leur présence dans l'urine existe généralement, mais pas toujours en même temps que l'albumine.

III. Dans la néphrite chronique interstitielle évoluant vers le petit rein rouge contracté, on ne rencontre jamais de cylindres.

IV. Si on a rencontré ces éléments dans quelques cas de sclérose rénale, c'est qu'il s'agissait de reins mixtes, intermédiaires, dans lesquels le parenchyme était plus ou moins altéré, et non du vrai petit rein rouge contracté.

V. Dans les néphrites, on trouve, outre des cylindres, les éléments suivants : globules rouges, cellules lymphatiques, cellules de l'épithélium rénal.

III. — URINES ANORMALES PAR SUITE D'AFFECTIONS VÉSICALES OU URÉTHRALES.

Nous venons de voir, à propos des lésions du rein, que l'analyse quantitative des éléments normaux de l'urine ne présentait qu'un intérêt secondaire et que la présence des éléments figurés dominait toute la scène morbide. La même observation s'applique bien plus encore aux urines devenues pathologiques par suite d'une affection de la vessie, de la prostate ou de l'urèthre.

Il est cependant un point de l'analyse qui acquiert ici une importance capitale et sur lequel nous devons insister, c'est celui de la *réaction* qui devient souvent *alcaline* ou *ammoniacale* sous l'influence des lésions que déterminent dans les organes urinaires les maladies dont ils sont atteints.

Nous savons que l'urine normale peut présenter, dans certaines circonstances, sous l'influence d'un régime alimentaire non azoté ou après l'absorption d'eaux minérales alcalines, une réaction neutre ou même alcaline ; mais l'alcalinité pathologique qui se rencontre dans certaines maladies des voies urinaires est toute différente; c'est une *alcalinité ammoniacale*, une alcalinité de putréfaction.

« Ce sont, dit le professeur Félix Guyon, les urines alcalines et ammoniacales qui acquièrent une importance considérable dans l'étude des affections des voies urinaires, en nous révélant un état de souffrance plus ou moins avancé de la vessie et particulièrement de la muqueuse » [1]. Nous avons, en parlant de la réaction de l'urine, indiqué le moyen de reconnaître si une urine alcaline est ammoniacale ; il faudra bien s'assurer, et ce point est extrêmement important, que cette alcalinité existe au moment même de l'émission et n'est pas la con-

(1) GUYON ; p. 395.

séquence d'une fermentation putride ; de plus, qu'elle n'est pas sous la dépendance d'un régime alimentaire ou d'une médication spéciale.

On peut poser en principe que toutes les urines ammoniacales à l'émission sont mélangées de pus (Guyon). Les causes habituelles de cette fermentation intravésicale seraient d'ordre mécanique, comme la rétention vésicale, et surtout d'ordre pathologique, comme la cystite. C'est surtout à cette dernière cause qu'il faudrait attribuer, d'après Guyon, l'état ammoniacal de l'urine dans la vessie ou la rapidité plus ou moins grande de la fermentation alcaline, après l'émission. Cette modification extra vésicale s'opère avec une rapidité d'autant plus grande que les symptômes de la cystite sont plus accusés.

En un mot, pour résumer la théorie de Guyon, la fermentation ammoniacale de l'urine est bien sous la dépendance d'un ferment spécial, mais ce ferment ne produit cette fermentation dans la vessie que lorsque la muqueuse de cette dernière est enflammée, c'est-à-dire lorsqu'il y a de la cystite. « La cystite est aussi nécessaire à la transformation ammoniacale que les ferments le sont à la cystite pour aboutir à cette transformation » (1).

Les éléments pathologiques les plus fréquents dans les maladies des voies urinaires sont : le *sang* et le *pus*. Nous allons étudier rapidement les diverses influences sous lesquelles ces symptômes se produisent et quelle est leur signification.

(1) GUYON : p. 387.

Sang. — Nous avons appris à reconnaître la présence du sang dans l'urine, mais l'analyse seule ne saurait suffire à en indiquer la source. *Le sang dans l'urine indique qu'un problème pathologique est posé, mais ne sert pas à le définir* (1).

L'hématurie peut, en effet, provenir de causes multiples :

Traumatisme du rein, de l'uretère, de la vessie, de l'urèthre :

Inflammation Lésions organiques Corps étrangers	de ces mêmes organes.

Nous avons précédemment donné, d'après Labadie-Lagrave, quelques indications pouvant aider au diagnostic du siège de l'hématurie ; nous ne reviendrons pas sur ce sujet. Le diagnostic du siège de l'hématurie ne peut se faire que par le médecin et par l'examen clinique du malade.

Observons, avec Guyon, à propos de la présence des cylindres dans l'urine hématurique, qu'elle a une valeur considérable au point de vue du diagnostic des néphrites, mais, par contre, que leur absence ne signifie pas grand'-chose.

Pus. — « *La présence du pus dans l'urine*, dit Guyon, *est un symptôme presque constant dans les maladies des voies urinaires* ».

(1) GUYON : p. 751.

Nous avons vu comment on pouvait constater la présence du pus dans l'urine, par l'examen microscopique.

Il faut savoir que toute urine purulente est en même temps une urine albumineuse. A propos de cette albumine du pus, on a longtemps écrit que c'était un mélange de *serine*, de *pyine* et de *mucine*. M. Leidié a montré, dans un récent travail sur les *albuminoïdes des urines purulentes* (1) que, loin d'être des variétés naturelles d'albumine, ainsi qu'on l'avait admis jusqu'à présent, la pyine et la mucine sont des produits de transformation qui résultent de l'action des alcalis sur les éléments du pus.

En résumé, conclut M. Leidié, ce que l'on a appelé *pyine* est un alcali-albumine; ce que l'on a appelé *mucine* des urines purulentes ammoniacales est une *nucléo-albumine*, ce que l'on appelle quelquefois *mucine* des urines acides, provenant du prétendu mucus de la vessie, est un mélange où domine une *globuline* qui s'est précipitée sous l'influence de l'acidité urinaire.

Ce qu'il faut savoir encore, c'est que dans les urines purulentes, primitivement acides, qui deviennent ammoniacales par fermentation, la proportion de l'albumine croît à mesure qu'on laisse la putréfaction se prolonger, jusqu'à devenir double ou triple de la quantité primitive (Leidié).

Etant données les modifications nutritives que subissent les leucocytes lorsqu'ils séjournent dans une urine alca-

(1) In *Journal de Pharmacie et Chimie*, 1er août 1896.

fine, il est fort présumable que cette augmentation du taux de l'albumine est due à leur altération et que ce sont eux qui fournissent ce supplément de matériaux albumineux.

Il faut se garder de confondre avec les urines purulentes les urines normales dans lesquelles on rencontre des *fi-[illegible]* contenant des leucocytes parfois abondants. Ces urines ne donnent pas la réaction de l'albumine, probablement à cause de son infime quantité.

Ces filaments, que l'on décrit habituellement, sous le nom de filaments muqueux, sont surtout abondants dans les *urétrites chroniques*. On y rencontre des leucocytes et des cellules épithéliales.

Voici la description que donne le docteur Hallé de ce *filament muqueux normal*.

Ce filament est une mucosité transparente et légère, en forme de fil allongé, onduleux et pelotonné d'une manière élégante ; il renferme souvent quelques fines bulles d'air ; flottant dans l'urine du premier jet, il ne s'y dissout pas, et ne tombe au fond que très lentement. Saisi par une aiguille courbe ou une pince, il vient tout entier en se tirant. Tantôt il est absolument transparent, à peine visible, tantôt il est rendu partiellement opaque et plus manifeste par des points ou des stries blanchâtres.

Le filament est formé d'une substance amorphe transparente, homogène, filante, difficile à dissocier, lente à se dessécher, se colorant lentement et faiblement par le picro-carmin; bien par le bleu de méthylène alcalin, surtout après dessiccation.

« Malgré la discussion chimique ouverte par Méhu au sujet de la présence du mucus dans l'urine, on ne peut donner que le nom de mucus à ce substratum du filament normal de l'urèthre, produit de ses glandes muqueuses. Le filament normal entraîne et englobe toujours un certain nombre d'éléments cellulaires, qui sont :

» Des cellules épithéliales uréthrales plates à petits noyaux ;

» Des cellules épithéliales polyédriques, ou arrondies à gros noyaux ;

» Des leucocytes, parfois abondants.

» Ces éléments histologiques sont souvent disposés en petits amas ou en séries allongées dans le mucus.

» Dans ce filament normal, on ne voit point de microorganismes. Les microbes de l'urèthre normal, très divers et d'abondance fort différente suivant les sujets, ne se voient que dans la sécrétion recueillie au méat, parmi les grandes cellules épithéliales plates de l'épithélium de cette région ».

CHAPITRE SIXIÈME

CONCLUSIONS

Nous pouvons maintenant, en résumant les notions éparses dans ce livre, nous faire une idée à peu près complète de l'état actuel de l'urologie.

Nous avons vu que les aliments introduits dans l'organisme, appartenaient à deux grandes espèces chimiques : les *aliments azotés* et *les aliments ternaires*.

En suivant de près, à la lumière des découvertes de la chimie biologique, les diverses métamorphoses de ces aliments, nous avons été conduits à considérer deux ordres de phénomènes dans la nutrition, les uns sous la dépendance de fermentations sans intervention d'oxygène : *vie anaérobie* ; les autres, dérivant d'oxydations directes ou indirectes : *vie aérobie*.

Les aliments azotés passent tout d'abord à l'état de peptones, qui se transforment à leur tour, soit dans le sang, soit dans d'autres organes, en albumines diverses : *globulines, hémoglobine, caséine*, etc. Tous ces composés sont des substances azotées quaternaires auxquelles s'ajoute le *soufre*, comme élément de combinaison.

De ces matières protéiques dérivent : *les acides biliaires (glycocholique et taurocholique), la névrine, la tysosine, la leucine, la xanthine, l'hypoxanthine, la créatine, la sarcosine.* Pour arriver enfin à l'état excrémentitiel, ces matières azotées subissent de nouveaux dédoublements toujours sans intervention d'oxygène, qui donnent :

1° *Des principes azotés cristalloïdes.*

2° *Deux séries de corps organiques non azotés.*

3° *Des corps inorganiques.*

Les principes azotés les plus importants, sont :

L'urée.

L'acide urique.

L'acide oxalurique.

L acide hippurique.

La créatine.

Les matières colorantes.

Viennent ensuite deux séries d'acides organiques. Les uns paraissent dériver de *l'inosite* ou des sucres organiques et ont pour type :

L'acide lactique.

Les autres dérivent des matières grasses et constituent les *acides gras volatils*, dont les principaux sont :

L'acide caprylique.

— *caproïque.*

— *valérique.*

l'acide butyrique,
propionique,
acétique,
oxalique.

Ces deux séries d'acides subissent normalement des oxydations successives (vie aérobie) qui, lorsqu'elles sont complètes, les font passer à l'état *d'eau* et *d'acide carbonique*.

Enfin nous trouvons deux acides minéraux, *les acides sulfurique et phosphorique*, qui résultent en partie de l'alimentation, mais surtout de l'oxydation du soufre et du phosphore des substances albuminoïdes. C'est en ce sens que nous avons vu que leur élimination par les urines pouvait servir de mesure à l'intensité de la désassimilation organique.

Un troisième acide minéral, *l'acide chlorhydrique*, est surtout d'origine alimentaire.

L'urine humaine, considérée par rapport à la nutrition, est, ainsi que nous l'avons montré, le miroir exact des échanges nutritifs. Si ceux-ci sont normaux, c'est-à-dire si les dédoublements et les oxydations intraorganiques sont parfaits, l'urine ne contiendra que des principes excrémentitiels parfaits, *l'urée* en première ligne, qui en représente à elle seule la majeure partie. Au contraire, que la nutrition soit viciée pour une cause quelconque, des principes anormaux apparaîtront dans l'urine et les rapports normaux de ses éléments constituants seront plus ou moins profondément bouleversés.

Nous avons longuement étudié cette importante question de *l'urine normale* et nous avons montré que c'était surtout l'équilibre de ses divers éléments qui devait servir de pierre de touche pour reconnaître une urine normale, bien plus encore que leurs proportions absolues. De même en effet que la physiologie nous enseigne qu'il doit y avoir un rapport normal entre l'alimentation azotée et l'alimentation ternaire, de même il doit y avoir un rapport normal entre les divers produits excrémentitiels, rapport en fonction directe lui-même de l'alimentation normale.

A ces considérations théoriques, nous ne croyons pas qu'aucune objection soit possible; mais les difficultés se présentent nombreuses quand on peut en faire une application pratique par *l'analyse chimique de l'urine.*

Dans cette seconde partie de notre travail, nous nous sommes surtout attachés à ne décrire que des procédés d'analyse pratiques et suffisamment exacts, répudiant tout aussi bien les méthodes sommaires que celles dont l'application n'est réalisable que dans les laboratoires d'étude et de recherches. Il nous a semblé qu'entre ces deux extrêmes, il y avait place pour une technique relativement simple, à la portée du pharmacien instruit et bien outillé, sinon du clinicien qui n'a ni l'habitude des manipulations chimiques, ni l'installation et le temps nécessaires pour les entreprendre.

Nous avons donné une place prépondérante aux dosages de l'azote total, de l'azote de l'urée et de l'acide urique. C'est, à nos yeux, la base fondamentale de toute analyse d'urine bien conduite, base nécessaire en tous cas à l'interprétation de la qualité des échanges nutritifs. Pour réaliser, dans nos dosages d'azote, l'exactitude qui leur est indispensable, nous avons proposé un nouvel azotimètre, qui nous paraît offrir quelques avantages pratiques, mais que nous ne donnons cependant pas comme l'expression dernière de la perfection.

L'examen microscopique des sédiments urinaires a été de notre part l'objet d'une étude toute spéciale, à cause de son importance dans les affections rénales où, plus qu'ailleurs, il peut aider puissamment au diagnostic. Pour permettre de l'effectuer le plus promptement possible, avant que la fermentation de l'urine ait altéré les éléments figurés, nous avons recommandé l'emploi de la *centrifugation*, qui fournit en quelques instants un dépôt consistant et favorable à l'examen microscopique.

Enfin notre étude de l'urine humaine ne nous eut pas semblé complète, si nous n'avions dit quelques mots des *urines pathologiques*. Nous avons, à ce propos, établi une distinction entre l'urine simplement anormale et l'urine pathologique, cette dernière renfermant par définition des éléments étrangers à l'urine. La recherche minutieuse de *l'albumine* et *du sucre* a particulièrement attiré notre attention et nous a fait voir combien, dans certains cas, cette recherche, simple en apparence, était délicate et minutieuse.

Nous rappelant que l'urine devait subir le contre-coup des troubles nutritifs, nous avons établi une première catégorie d'urines pathologiques en les rattachant aux principales causes perturbatrices de la nutrition. Suivant que le vice nutritif porte sur les éléments azotés, sur les sucres, les graisses ou les acides organiques, nous aurons les urines de la *goutte* et de la *gravelle*, du *diabète*, de *l'obésité*, de la *lithiase biliaire*, etc., en un mot, les **urines des diathèses.** A un trouble permanent de la nutrition doit en effet répondre un trouble permanent de l'excrétion.

Mais l'urine a, dans l'organisme, un organe spécialement destiné à sa sécrétion, le *rein*. De même qu'elle peut à la longue y provoquer des désordres par suite d'anomalies persistantes, de même aussi le rein peut être primitivement lésé et révéler son altération par les caractères spéciaux de l'urine. Nous avons eu à décrire de ce chef une seconde catégorie d'urines pathologiques, les **Urines rénales,** les urines des néphrites.

Enfin, si le rein est l'organe sécréteur de l'urine, la vessie et l'urèthre en sont les organes évecteurs. Leurs états morbides impriment également à l'urine des modifications pathologiques qu'il est utile de connaître. Nous avons, à ce titre, décrit sommairement ces modifications et tout spécialement insisté sur les urines purulentes, si fréquentes dans les cystites. Nous avons cherché à distinguer le *pus* des éléments du *mucus*, en affirmant avec la majorité des auteurs, que l'albumine était, avec le globule blanc, la caractéristique essentielle du pus.

Une dernière question se pose maintenant dont la réponse servira de conclusion à ce travail : quelle est exactement la valeur séméiologique de l'analyse de l'urine ? Il convient ici, à notre sens, de rester dans les limites étroites de la vérité et de dire tout d'abord que cette valeur est réelle, mais qu'elle ne doit être ni exagérée, ni méconnue. En tout état de cause, l'analyse de l'urine ne saurait être pour le médecin, qu'un auxiliaire, un élément souvent précieux de diagnostic, mais qui doit être toujours précédé et complété par l'examen du malade.

Le médecin seul, nous ne craignons pas de l'affirmer hautement, peut interpréter, en connaissance de cause, une analyse d'urine : les résultats que lui livre le chimiste sont lettre morte ou à peu près pour ce dernier. Ce n'est que par l'ensemble des symptômes que le clinicien constituera le dossier morbide de son malade et ce n'est que très exceptionnellement que la seule analyse de l'urine y pourra suppléer.

Par contre, nous ne saurions admettre que, sous prétexte de nécessité clinique, le médecin se substitue au chimiste pour l'examen des urines. Sans doute il lui sera possible, facile même, de constater cliniquement l'absence ou la présence de certains éléments pathologiques, mais l'analyse complète de l'urine, l'analyse méthodique et exacte ne peut se faire qu'au laboratoire. Ajoutons que si ce genre d'analyse n'est pas *toujours indispensable*, il est incontestablement *toujours utile*, à qui sait le comprendre.

On nous permettra, à l'appui de cette thèse, de reproduire en terminant les lignes suivantes du professeur Arm. Gautier.

« Le diagnostic et le pronostic d'un grand nombre d'états morbides, dit-il, peuvent être singulièrement éclairés par l'étude attentive des urines. Ce liquide, que le rein distille sans interruption, témoigne pour ainsi dire d'instant en instant, du fonctionnement normal ou irrégulier de la nutrition, de la respiration, de la circulation. Pour le médecin instruit et circonspect, le poids, la nature et les variations de l'ensemble des substances que ces urines dissolvent, sont plus que des indices de l'état de l'économie, ce sont des signes certains, constants, exactement mesurables, tout aussi éloquents que ceux que fournit le pouls et la température du malade, et cent fois plus variés. *On ne saurait donc trop étudier l'état des urines pendant les maladies et trop consulter, avec des yeux éclairés, ce livre sans cesse ouvert, où la nature inscrit à toute heure le bilan de l'organisme* » (1).

(1) Armand Gautier : *Chimie appliquée à la physiologie*. II, p. 343.

APPENDICE

DOCUMENTS ANALYTIQUES

Nous réunissons sous ce titre, divers renseignements présentant un intérêt pratique pour l'analyse des urines et qui n'ont pu trouver place dans le cours de cet ouvrage.

I. — OUTILLAGE ET MATÉRIEL

Nous ne décrivons ici que les appareils les plus usuels et les mieux appropriés aux recherches urologiques ; il va sans dire que chacun organise à son gré son labora-

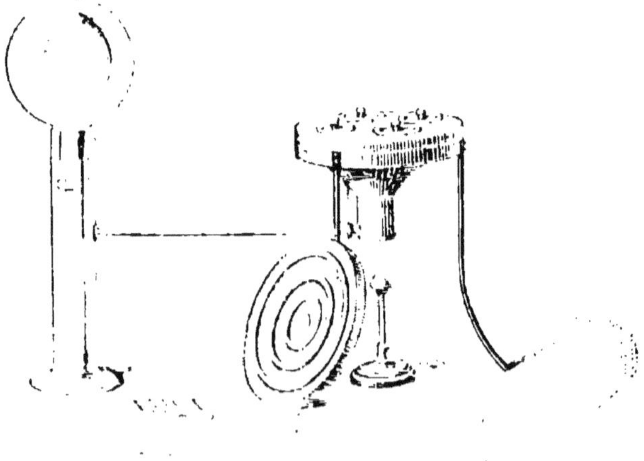

Fig. 21. — Bain-marie à niveau constant.

toire, suivant ses goûts, ses ressources et la place dont il dispose.

Cet appareil est très utile pour l'évaporation des urines; il est simple, facile à construire et réussit bien.

Étuves. — On a le choix entre divers modèles d'étuves.

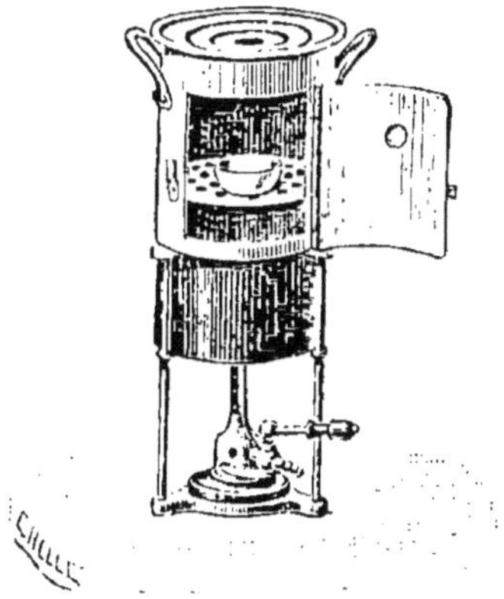

Fig 22. — Étuve du docteur Esbach

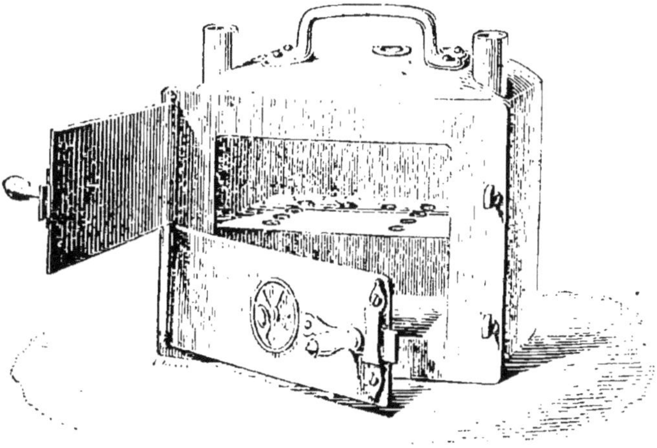

Fig. 23. — Étuve de Gay-Lussac.

Celles dont nous donnons les figures, conviennent

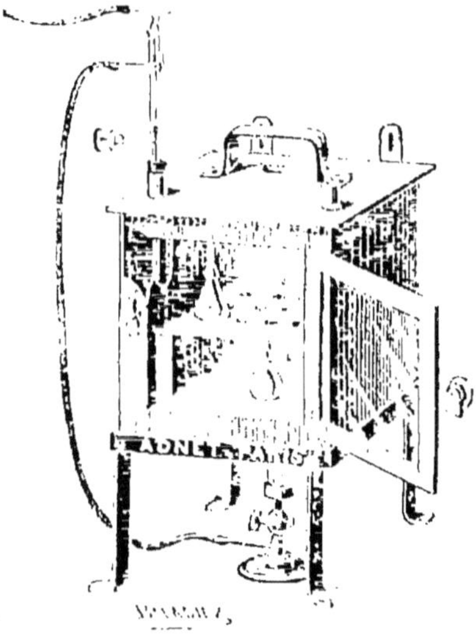

Fig. 24. — Étuve Adnet avec régulateur de température.

également. Toutefois, les étuves munies d'un bon régulateur de température, celui de Darsonval par exemple, sont les plus commodes.

Dessiccateur. — Le dessiccateur à acide sulfurique de

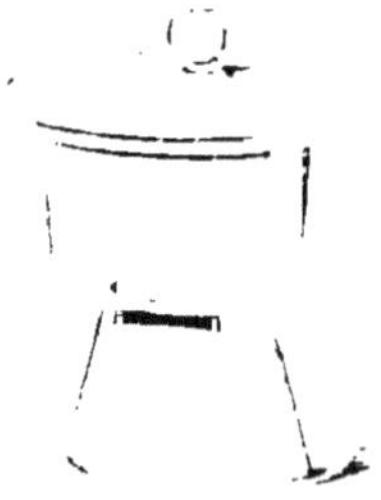

Fig. 25. — Dessiccateur de Scheibler.

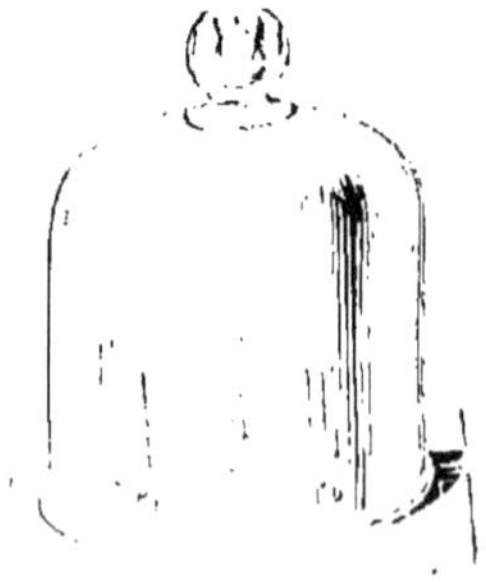

Fig. 26. — Dessiccateur à cloche.

Scheibler suffit à tous les besoins ; celui d'Esbach permet de faire refroidir à la fois un plus grand nombre de capsules ou de creusets.

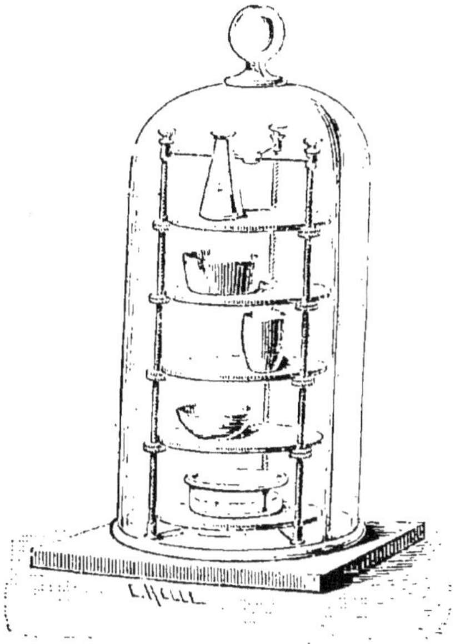

Fig. 27. — Dessiccateur d'Esbach.

Burettes graduées. — Les burettes doivent être graduées par dixièmes de c. c. Le modèle le plus employé est la burette de Mohr, à pince (fig. 25).

Beaucoup plus commodes encore sont les *burettes montées*, ou *à tubes d'affluence* ; elles offrent l'avantage de la rapidité pour le remplissage et évitent aux liqueurs titrées le contact de l'air. Le modèle ci-contre du professeur Huguet est particulièrement recommandable.

Pour faciliter la lecture. Huguet fait placer à la partie

postérieure des burettes et dans toute leur longueur, une bande d'émail rose intercalée entre deux bandes

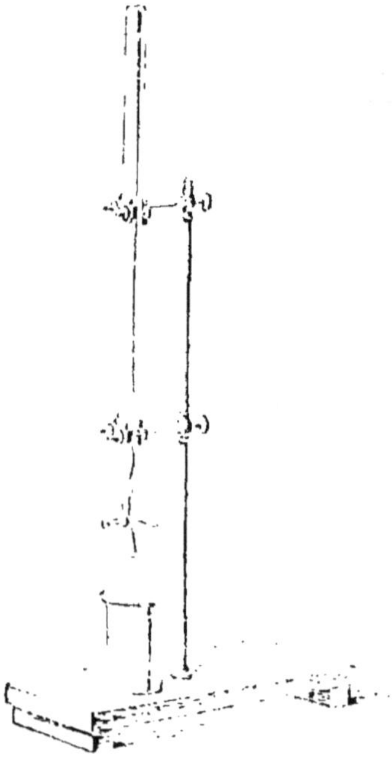

Fig. 28. — Burette de Mohr.

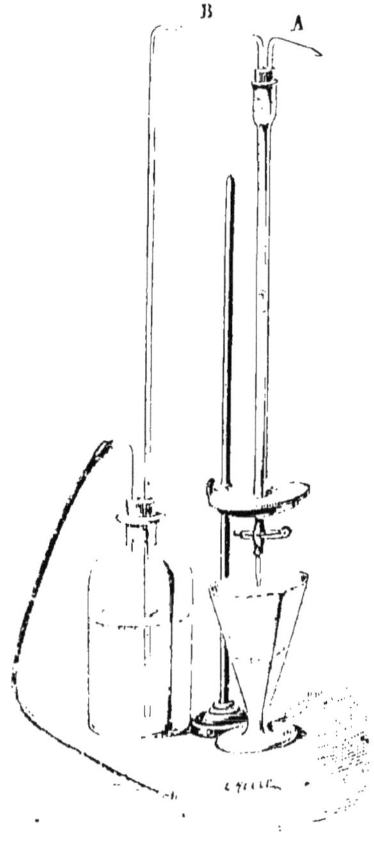

Fig. 29. — Burette HUGUET.

d'émail blanc : grâce à cet ingénieux artifice, l'œil saisit avec une très grande précision le niveau du ménisque.

II. — DOCUMENTS ET FORMULES.

Dosage de l'acidité. — *Teinture et papier de tournesol.* On prépare la teinture de tournesol de la façon suivante : on pulvérise le tournesol, on en laisse une partie en contact avec 10 parties d'eau, on filtre. Pour rendre cette liqueur sensible, dans une portion on neutralise l'alcali par de l'acide sulfurique étendu jusqu'à ce que la teinte passe du bleu au rouge ; on ajoute alors de la liqueur bleue jusqu'à disparition de la couleur rouge.

Le *papier de tournesol* s'obtient en plongeant du papier à filtrer dans la teinture bleue ou rouge.

Solution de phénol-phtaléine :

Phénol-phtaléine.......	1 gr.
Alcool.................	100

On prépare le papier à la phtaléine de la même façon que celui de tournesol.

Densité. — TABLE DE BOUCHARDAT POUR LA CORRECTION DE TEMPÉRATURE.

Température	Urine normale	Urine sucrée
0	— 0,9	— 1,3
1	— 0,9	— 1,3
2	— 0,9	— 1,3
3	— 0,9	— 1,3
4	— 0,9	— 1,3
5	— 0,9	— 1,3
6	— 0,8	— 1,2
7	— 0,8	— 1,1
8	— 0,7	— 1,0
9	— 0,6	— 0,9
10	— 0,5	— 0,8
11	— 0,4	— 0,7
12	— 0,3	— 0,6
13	— 0,2	— 0,4
14	— 0,1	— 0,2
16	+ 0,1	+ 0,2
17	+ 0,2	+ 0,4
18	+ 0,3	+ 0,6
19	+ 0,5	+ 0,8
20	+ 0,9	+ 1,0
21	+ 0,9	+ 1,2
22	+ 1,1	+ 1,4
23	+ 1,3	+ 1,6
24	+ 1,5	+ 1,9
25	+ 1,7	+ 2,2
26	+ 2,0	+ 2,5
27	+ 2,3	+ 2,8
28	+ 2,5	+ 3,1
29	+ 2,7	+ 3,4
30	+ 3,0	+ 3,7
31	+ 3,3	+ 4,0
32	+ 3,6	+ 4,3
33	+ 3,9	+ 4,7
34	+ 4,2	+ 5,1
35	+ 4,6	+ 5,5

Azote total et urée. — Un centimètre cube d'azote pèse :

à 0° et à 760^{mm}	0,00125647
à + 15°	0,0011713

D'où l'on tire que un centimètre cube d'azote correspond :

à 0° à...............	0,002687 urée
à + 15° à............	0,002510 —

Ou encore que :

Un *centigramme d'azote*	=	0,021431 urée
Un *centigramme urée*	=	0,004666 azote

Il est facile de voir aussi par ces chiffres que :

0 gr. 01 urée à 0° et 760^{mm} donne. .	3 c. c. 712 azote
— — à + 15° — ...	3 — 983 (4 c. c.)

De même

0 gr. 01 azote à 0° et 760^{mm} donne..	7 c. c. 91 (8 c. c.)
— — à + 15° — ..	8.5 environ.

Regnard a construit des tables qui, en supposant que l'on opère sur deux c. c. d'urine, donnent directement le chiffre d'urée par litre suivant les températures auxquelles on opère. Nous les reproduisons ci-contre, d'après l'ouvrage de Mercier qui en a poussé les calculs jusqu'aux dixièmes de c. c.

URÉE. — Table pour la température de + 5°

	1	1/10	2/10	3/10	4/10	5/10	6/10	7/10	8/10	9/10
1	1,32	1,45	1,58	1,71	1,85	1,98	2,11	2,24	2,37	2,51
2	2,64	2,77	2,90	3,05	3,17	3,30	3,43	3,56	3,69	3,83
3	3,96	4,09	4,22	4,36	4,49	4,62	4,75	4,88	5,02	5,15
4	5,28	5,41	5,54	5,68	5,81	5,94	6,07	6,20	6,34	6,47
5	6,60	6,73	6,87	7,00	7,13	7,26	7,39	7,53	7,66	7,79
6	7,92	8,05	8,19	8,32	8,45	8,58	8,71	8,85	8,98	9,11
7	9,24	9,38	9,51	9,64	9,77	9,90	10,04	10,17	10,30	10,43
8	10,56	10,70	10,83	10,96	11,09	11,22	11,36	11,49	11,62	11,75
9	11,89	12,02	12,15	12,28	12,41	12,55	12,68	12,81	12,94	13,07
10	13,21	13,34	13,47	13,60	13,73	13,77	14,00	14,13	14,26	14,39
11	14,53	14,66	14,79	14,92	15,06	15,19	15,32	15,45	15,58	15,72
12	15,85	15,98	16,11	16,24	16,38	16,51	16,64	16,77	16,90	17,04
13	17,17	17,30	17,43	17,57	17,70	17,83	17,96	18,09	18,23	18,36
14	18,49	18,62	18,75	18,89	19,02	19,15	19,28	19,41	19,55	19,68
15	19,81	19,94	20,08	20,21	20,34	20,47	20,60	20,74	20,87	21,00
16	21,13	21,26	21,40	21,53	21,66	21,79	21,92	22,06	22,19	22,32
17	22,45	22,59	22,72	22,85	22,98	23,11	23,25	23,38	23,51	23,64
18	23,77	23,91	24,04	24,17	24,30	24,43	24,57	24,70	24,83	24,96
19	25,10	25,23	25,36	25,49	25,62	25,76	25,89	26,02	26,15	26,28
20	26,42	26,55	26,68	26,81	26,94	27,08	27,21	27,34	27,47	27,60
21	27,74	27,87	28,00	28,13	28,27	28,40	28,53	28,66	28,79	28,93
22	29,06	29,19	29,32	29,45	29,59	29,72	29,85	29,98	30,11	30,25
23	30,38	30,51	30,64	30,78	30,91	31,04	31,17	31,30	31,44	31,57
24	31,70	31,83	31,96	32,10	32,23	32,36	32,49	32,62	32,76	32,89
25	33,02	33,15	33,29	33,42	33,55	33,68	33,81	33,95	34,08	34,21
26	34,34	34,47	34,61	34,74	34,87	35,00	35,13	35,27	35,40	35,53
27	35,66	35,80	35,93	36,06	36,19	36,32	36,46	36,59	36,72	36,85
28	36,98	37,12	37,25	37,38	37,51	37,64	37,78	37,91	38,04	38,17
29	38,31	38,44	38,57	38,70	38,83	38,97	39,10	39,28	39,36	39,49
30	39,63	39,76	39,89	40,02	40,15	40,29	40,42	40,55	40,68	40,81

URÉE. — Table pour la température de + 10°

	1	1/10	2/10	3/10	4/10	5/10	6/10	7/10	8/10	9/10
1	1,30	1,43	1,56	1,69	1,82	1,95	2.08	2,21	2,34	2,47
2	2,60	2,73	2,86	2,99	3,12	3,25	3.38	3,51	3,64	3,77
3	3,90	4,03	4.17	4.29	4,42	4,55	4,68	4,81	4,94	5,07
4	5,20	5,33	5,46	5,59	5,72	5.85	5,98	6,11	6,24	6,37
5	6,50	6,63	6,76	6,89	7,02	7,15	7,28	7,41	7,24	7,67
6	7,80	7,93	8,06	8,19	8,32	8,45	8,58	8,71	8,84	8.97
7	9,10	9,23	9,36	9,49	9.62	9,75	9,88	10,01	10,14	10,27
8	10,40	10,53	10,66	10,79	10,92	11,05	11,18	11,31	11,44	11,57
9	11,71	11,84	11,97	12,10	12,23	12,36	12,49	12,62	12,72	12,88
10	13,01	13,14	13,27	13,40	13,53	13,66	13,79	13,92	14,05	14,18
11	14,30	14.44	14,57	14,70	14,83	14,95	15,09	15,22	15,35	15,48
12	15,60	15,74	15,87	16,00	16,13	16,26	16,39	16,52	16,65	16,78
13	16,91	17,04	17,17	17,30	17.43	17.56	17,69	17,82	17,95	18,08
14	18,21	18,34	18,47	18,60	18,73	18,86	18,99	19,12	19,25	19,38
15	19,51	19.64	19,77	19,90	20.03	20.16	20,29	20,42	20,55	20,68
16	20,81	20.94	21,07	21.20	21,33	21,46	21,59	21.72	21,85	21,98
17	22.11	22,24	22.37	22,50	22,63	22,76	22,89	23,02	23.15	23,28
18	23,41	23,54	23,67	23,80	23,93	24,05	24,19	24,32	24,45	24,58
19	24,72	24,85	24,98	25,11	25,24	25,37	25.50	25,63	25,76	25,89
20	26,02	26,15	26,28	26,41	26,54	26,67	26.80	26,93	27,06	27,19
21	27,32	27,45	27,58	27,71	27,84	27,97	28,10	28,23	28,36	28,49
22	28,62	28.75	28,88	29,01	29,14	29.27	29,40	29,53	29,66	29,79
23	29,92	30.05	30,18	30,31	30,44	30,57	30,70	30,83	30,96	31,09
24	31,22	31,35	31,48	31.61	31.74	31,87	32,00	32,13	32,26	32,39
25	32,52	32.65	32,78	32,91	33.04	33,17	33,30	33,43	33,56	33,39
26	33,82	33.95	34,08	34,21	34,34	34,49	34.60	34,73	34.86	34,99
27	35,12	35.25	35,38	35,51	35,64	35,77	35.90	36,03	36.16	36.29
28	36,42	36.55	36,68	36.81	36,81	37,07	37,20	37,33	37,46	37,59
29	37.73	37.86	37.99	38.12	38.25	38,38	38,51	38,64	38,77	38.90
30	39,02	39,16	39.29	39.42	39.55	39.68	39.81	39,94	40.07	40,20

URÉE. — Tableau pour la température de + 15°

	1	1/10	2/10	3/10	4/10	5/10	6/10	7/10	8/10	9/10
1	1.28	1,41	1.53	1,66	1,79	1.92	2,04	2,17	2,30	2,43
2	2,56	2.69	2,81	2,94	3,07	3.20	3,33	3,46	3,58	3,71
3	3.84	3.97	4.10	4.22	4,35	4.48	4,61	4,74	4,87	4,99
4	5.12	5.25	5,38	5.50	5,63	5,76	5,89	6,02	6,14	6,27
5	6,40	6,53	6,66	6,79	6,91	7,04	7,16	7,30	7,43	7,55
6	7,68	7.81	7.94	8,07	8,19	8,32	8,45	8,58	8,71	8,83
7	8,96	9.09	9,22	9,35	9,48	9.60	9,73	9,86	9,99	10,12
8	10,24	10.37	10,50	10.63	18,76	10,88	11,01	11,14	11,27	11,40
9	11.53	11.65	11,78	11.91	12,04	12,17	12,29	12,42	12,55	12,68
10	12,81	12.93	12,06	13.19	13.32	13,45	13,57	13,70	13,83	13,96
11	14,09	14.22	14,34	14,47	14,60	14,73	14,86	14,98	15,11	15,24
12	15.37	15,50	15,62	15.75	15,88	16,01	16,14	16,26	16,39	16,52
13	16,65	16.78	16,91	17,03	17,16	17,29	17,42	17,55	17,67	17,80
14	17,93	18.06	18,19	18.31	18,44	18.57	18,70	18,83	18,95	19,08
15	19.21	19.34	19,47	19.60	19,72	19,85	19,98	20,11	20,24	20,36
16	20,49	20,62	20,75	20.88	21,00	21,13	21,26	21,39	21,52	21,64
17	21.77	21,90	22,03	22.16	22,29	22,41	22,54	22,67	22,80	22,93
18	23 05	23.18	23.31	23,44	23,57	23,69	23,82	23,95	24,08	24,21
19	24,34	24.46	24.59	24.72	24,85	24,98	25,10	25,23	25,36	25,49
20	25,62	25,67	25,87	26,00	26,13	26,26	26,38	26,51	26,64	26,77
21	26,90	27,73	27,15	27.28	27,41	27,54	27,67	27,79	27,92	28,05
22	28,18	29 01	28,43	28,65	28,69	28,62	28,95	29,07	29,20	29,33
23	29,40	29,59	29,72	29,84	29,97	30,10	30,23	30,06	30,48	30,61
24	30 74	30,81	31,01	31.12	31,25	31,38	31,51	31,64	31,76	31,89
25	32,02	32 15	32,28	32,41	32,53	32,66	32,79	32,92	33,05	33,17
26	33,30	33,43	33 56	33,69	33,81	33,94	34,07	34,20	34,33	34,45
27	34,58	34,71	34,84	34,97	35 10	35,42	35,35	35,48	35,61	35,74
28	35 86	35,9	36,12	36,25	36,38	36,50	36,63	36,76	37,89	37,05
29	37,15	37,27	37,40	37,53	37,66	37,78	37,61	38,04	38,17	38,30
30	38 43	38,55	38,68	38,81	38,94	39,07	39,19	39,32	39,45	39,58

URÉE. — Table pour la température de + 20°

	1	1/10	2/10	3/10	4/10	5/10	6/10	7/10	8/10	9/10
1	1,26	1,38	1,51	1,63	1,76	1,89	2,01	2,14	2,26	2,39
2	2,52	2,64	2,77	2,90	3,02	3,16	3,27	3,40	3,53	3,65
3	3,78	3,91	4,03	4,16	4,28	4,41	4,54	4,66	4,79	4,91
4	5,04	5,17	5,29	5,42	5,54	5,67	5,80	5,92	6,05	6,17
5	6,30	6,43	6,55	6,68	6,81	6,93	7,06	7,18	7,31	7,44
6	7,56	7,69	7,81	7,94	8,07	8,19	8,32	8,44	8,57	8,70
7	8,82	8,95	9,08	9,20	9,33	9,45	9,58	9,71	9,83	9,96
8	10,08	10,21	10,34	10,46	10,59	10,71	10,84	10,97	11,09	11,22
9	11,35	11,47	11,60	11,72	11,85	11,98	12,10	12,23	12,35	12,48
10	12,61	12,73	12,86	12,98	13,11	13,24	13,36	13,49	13,61	13,74
11	13,87	13,99	14,12	14,25	14,37	14,50	14,62	14,75	14,88	15,00
12	15,13	15,25	15,38	15,51	15,63	15,76	15,88	16,01	16,14	16,26
13	16,39	16,52	16,64	16,77	16,89	17,02	17,15	17,27	17,40	17,52
14	17,65	17,78	17,90	18,03	18,15	18,28	18,41	18,53	18,66	18,78
15	18,91	19,04	19,16	19,29	19,42	19,54	19,67	19,79	19,92	20,05
16	20,17	20,30	20,42	20,55	20,68	20,80	20,93	21,05	21,18	21,31
17	21,43	21,56	21,69	21,81	21,94	22,06	22,19	22,32	22,44	22,57
18	22,69	22,82	22,95	23,07	23,20	23,32	23,45	23,58	23,70	23,83
19	23,96	24,08	24,21	24,33	24,46	24,59	24,71	24,84	24,96	25,09
20	25,22	25,34	25,47	25,59	25,72	25,85	25,97	26,10	26,22	26,35
21	26,48	26,60	26,73	26,86	26,98	27,11	27,23	27,36	27,49	27,61
22	27,74	27,86	27,99	28,12	29,24	28,37	28,49	28,62	28,75	28,87
23	29,00	29,13	29,25	29,38	29,50	29,63	29,75	29,88	30,01	30,13
24	30,26	30,39	30,51	30,60	30,76	30,89	31,02	31,14	31,27	31,39
25	31,52	31,65	31,77	31,90	32,03	32,15	32,29	32,40	32,53	32,66
26	32,78	32,91	33,03	33,16	33,29	33,41	33,54	33,66	33,79	33,92
27	34,04	34,17	34,30	34,42	34,55	34,67	34,80	34,93	35,05	35,18
28	35,30	35,43	35,56	35,68	35,81	35,92	36,26	36,19	36,31	36,44
29	36,57	36,69	36,82	36,94	37,07	39,20	37,33	37,45	37,57	37,70
30	37,83	37,95	38,08	38,20	38,33	38,46	38,58	38,71	38,83	38,96

URÉE. — Table pour la température de + 25°

	0	1/10	2/10	3/10	4/10	5/10	6/10	7/10	8/10	9/10
1	1,24	1,36	1.49	1,61	1,73	1,86	1,98	2,11	2 23	2,35
2	2,48	2.60	2.73	2.85	2,97	3,10	3,22	3,35	3,47	3,59
3	3,72	3,84	3.97	4,09	4.22	4,34	4,46	4 59	4,71	4,84
4	4.95	5.08	5.21	5.33	5.46	5,58	5,70	5.83	5,95	6,08
5	6,20	6,33	6.45	6.57	6.70	6,82	6,95	7,07	7,19	7,32
6	7,44	7.57	7,69	7,81	7,94	8,06	8,19	8,31	8.43	8,50
7	8,68	8.81	8.93	9.05	9.18	9.30	9,43	9,55	9,68	9.80
8	9.92	10,05	10,17	10,30	10.42	10,54	10.67	10,79	10,92	10.04
9	11.17	11,29	11.41	11,54	11,66	11.79	11.91	12,03	12,16	12.28
10	12.41	12,53	12,65	12.78	12,90	13,03	13,15	13,27	13,40	13,52
11	13.65	13,77	13.89	14,02	14.14	14,27	14.39	14.52	14,64	14,76
12	14,89	15,01	15.14	15,26	15,38	15.51	15,63	15,76	15,88	16,00
13	16,13	16,25	16,38	16.50	16,63	16,75	16.87	17,00	17,12	17,25
14	17.37	17,49	17.62	17.74	17,87	17.99	18,11	18,24	18,36	18,49
15	18.61	18,74	18 86	18,98	19,11	19.23	19.36	19,48	19,60	19,73
16	19,85	19.98	20.10	20,22	20,35	20,47	20,60	20.72	20,84	20,97
17	21,09	21.22	21,34	21,47	21.59	21.71	21,84	21,96	22,09	22,21
18	22,33	22.46	22.58	22.71	22,83	22,95	23,08	23,20	23,33	23,45
19	23,58	23.70	23.82	23.95	24,07	24,20	24,32	24,44	24,57	24,69
20	24.82	24,94	25,06	25,19	25,31	25,44	25,56	25.68	25,81	25,93
21	26.03	26.18	26.30	26,43	26,55	26,68	26,80	26,92	27,05	27,17
22	27.30	27,42	27.55	27,67	27,79	27,92	28,04	28,17	28,29	28,41
23	28,54	28,66	28,79	28,91	29.04	29.16	29.28	29,41	29,53	29,66
24	29.78	29.91	30.03	30.15	30,28	30,40	30,52	30.65	30,77	30,90
25	31,02	31,15	31,27	31,39	31.52	31,64	31.77	31,89	32,01	32,14
26	32,26	32.39	32,51	32.63	32,76	32.88	33,01	33,13	33,25	33,38
27	33,50	33.63	33,75	33,88	34.00	34,12	34,25	34,17	34,50	34,62
28	34,74	34.87	34.99	35,12	35.24	35.36	35,49	35,61	35,74	35,86
29	35,99	36 11	36.23	35,36	36,48	36,61	36,73	36.85	36.98	37,10
30	37,23	37,35	37,47	37,60	37,72	37,85	37.97	38.09	38,22	38 34

URÉE. — Table pour la température de + 30°

	0	1/10	2/10	3/10	4/10	5/10	6/10	7/10	8/10	9/10
1	1,22	1,34	1,46	1,58	1.71	1,83	1,95	2,07	2,19	2,32
2	2,44	2,56	2.28	2.80	2.93	3,05	3,17	3,29	3,41	3,54
3	3.66	3,78	3,90	4,04	4,15	4,77	4,39	4,51	4,64	4,76
4	4.88	5,00	5,12	5,25	5,37	5,49	5,61	5,73	5,85	5,98
5	6,10	6,22	6,35	6,47	6,59	6,71	6.83	6,96	7,08	7,20
6	7,32	7,44	7,57	7,67	7,81	7,93	8,05	8,18	8,30	8,42
7	8,53	8,67	8.79	8,91	9.03	9,15	9.28	9.40	9,52	9,64
8	9.76	9,89	10,01	10.13	10.25	10,37	10,50	10,62	10,74	10,86
9	10,99	11,11	11,23	11.35	11,47	11,60	11:72	11,84	11,96	12,08
10	12,21	12,33	12,45	12.57	12.69	12,82	12,94	13,06	13,18	13,30
11	33,43	13,55	13,67	13,79	13.92	14.04	14,16	14,28	14,40	14,53
12	14,65	14,77	14,89	15,01	15,14	15,26	15,38	15,50	15,62	15,75
13	15,87	15,99	16,11	16,24	16,37	16,48	16,60	16,72	16,85	16,97
14	17,09	17,21	17,33	17.46	17,58	17,70	17-82	17,94	18,07	18,19
15	18,31	18,43	18,56	18.68	18,80	18,92	19,04	19,17	19,29	19,41
16	19,53	19,65	19,78	19,90	20,02	20,14	20.26	20,29	20,51	20,63
17	20,75	20,88	21,00	21.12	21,24	21,36	21.49	21,61	21,73	21,85
18	21,97	22,10	22,22	22.34	22,46	22.58	22,71	22,83	22,95	22,07
19	23,19	23,32	23,44	23,56	23,68	23,81	23.93	24,05	24,17	24,29
20	25,42	24,54	24,66	24,78	24,90	25,03	25,15	25,27	25,39	25,51
21	25,65	25,76	25,88	26,00	26.13	26,25	26,37	26,49	26,61	26,74
22	26,86	26,98	27,10	27.22	27,35	27,47	27,59	27,71	27,83	27,96
23	28,08	28,20	28.32	28,45	28,57	28,69	28.81	28,93	29,07	29.18
24	29,30	29,42	29.54	29,67	29.79	29.91	30,03	30,15	30.28	30,40
25	30,52	30,64	30,77	30,89	31,01	31.13	31,25	31,38	31,50	31,62
26	31,74	31,86	31.99	32.11	32.23	32,35	32,47	32.60	32,72	32,84
27	32,96	33,09	33.21	33.33	33.45	33,57	33.70	33.82	33,92	34,06
28	34,18	34.31	34,43	34.55	34.67	34.79	34,92	35.04	35.16	35,28
29	35,41	35.53	35,65	35,77	35,89	36,02	36,14	36,26	36,38	36,50
30	36,63	36,75	36.87	36,99	37,11	37.24	37.36	37,48	37,60	37,72

Solution titrée de sulfate d'ammoniaque pour le dosage de l'azote total et de l'urée.

Formule de BAYRAC.

Sulfate d'ammoniaque pur et sec ($(AzH^4)^2SO^4$ = 132)	18 gr. 856
Eau distillée q. s. pour	1000 c. c.

Cinq centimètres cubes de cette solution représentent 0,094275 de sel ammoniacal et correspondent exactement à 0,01999 d'azote, soit en chiffres ronds à 0,02.

Nous employons la solution Petit et Monfet titrée de façon à ce que deux centimètres cubes représentent 0,01 d'azote.

Sulfate d'ammoniaque	4.714
Eau distillée	200

Si l'on préfère avoir recours au chlorhydrate d'ammoniaque, on fera la solution suivante :

Chlorhydrate d'ammoniaque pur.	15.2422
Eau distillée q. s. pour	1000 c. c.

Dix centimètres cubes de cette solution contiennent 4 centigrammes d'azote et dégagent, suivant la température, de 32 à 34 c. c. de gaz.

Ou encore :

Chlorhydrate d'ammoniaque ..	7.6211
Eau distillée	1 litre

dix centimètres cubes de cette solution n'égalent plus que 2 centigrammes d'azote.

Solution titrée d'urée.

Urée pure et desséchée.........	2 gr.
Eau distillée add................	500

10 c. c. = { 0.04 urée. / 0.01865 azote. / 16 c. c. azote. }

Hypobromite de soude.

Formule du Dr Moreigne.

Solution de soude pure à 1,33 ...	120 c. c.
Eau distillée bouillie............	60
Brome..........................	10

Formule d'Yvon.

Lessive de soude................	50 c. c.
Eau distillée....................	100
Brome	5

Formule de Bayrac, Méru, Mercier, etc.

Brome pur......................	10 c. c.
Lessive de soude (à 36)........	100
Eau distillée....................	100

Versez les 100 c. c. d'eau dans une éprouvette graduée de 250 c. c., descendez à la cave où sera toujours placé le flacon de brome, et versez-en dans l'éprouvette jusqu'à ce que le niveau supérieur de l'eau atteigne 110 c. c., puis ajoutez de la lessive de soude jusqu'à ce que vous ayez obtenu un volume total de 210 c. c. Agitez lentement en tournant l'éprouvette (refroidir dans l'eau froide, surtout en été), et quand tout le brome aura disparu, et que le réactif aura une belle couleur jaune serin, versez dans le flacon à réactif et conservez dans un lieu frais, à la cave, s'il est possible.

Solution de glucose pour les dosages d'urée.

Glucose chimiquement pur.......	20 à 25 gr.
Eau distillée......................	100 gr.

1 c. c. pour chaque dosage.

On peut encore se servir d'une solution de 30 0/0 de sucre de canne ou d'un mélange à parties égales de sirop simple et d'eau distillée.

Dosage de l'Acide urique.

Procédé Heintz.

Coefficient de correction de Zabelin.. ..	0.0045
— — de Schwanert.	0.0048

à ajouter à chaque 100 c. c. de liquide (filtrat et eau de lavage).

Dosage des Chlorures.

Solution de nitrate d'argent.

Nitrate d'argent pur et fondu...	29.076
Eau distillée q. s. pour faire....	1000 c. c.

1 c. c. correspond à 0 gr. 01 de chlorure de sodium ou à 0,006065 de chlore.

Solution à 10 0/0 de chromate neutre de potasse comme indicateur.

Dosage des Phosphates.

1° Solution d'acétate de soude.

Acétate de soude............	50 gr.
Acide acétique cristallisable..	50 —
Eau q. s. pour faire...	500 c. c.

5 c. c. de cette solution pour 50 c. c. d'urine, en employant le procédé à la touche, avec le ferrocyanure de potassium. Si l'on emploie le procédé à la cochenille, on remplace, dans la formule ci-dessus, 100 gr. d'eau par un poids égal de décoction de cochenille (2 gr. de cochenille en poudre pour la dose ci-dessus indiquée).

2° Solution de phosphate.

Phosphate de soude pur.........	5 gr. 043
Eau distillée q. s. pour faire...	500 c. c.

50 c. c. de cette solution contiennent 0 gr. 10 d'acide phosphorique.

Si l'on emploie du phosphate acide d'ammoniaque on formule ainsi :

Phosphate acide d'ammoniaque sec à 100°.	3.240
Eau distillée q. s. pour..................	1000

3° Solution d'urane.

Azotate d'urane pur....... ...	40 gr.
Eau distillée q. s. environ.....	600

Ajoutez de l'ammoniaque goutte à goutte, jusqu'à formation d'un léger précipité persistant, puis de l'acide acétique pour dissoudre ce précipité, et enfin q. s. d'eau distillée pour faire un litre.

ALBUMINE

Recherche et dosage

ALBUMINE PAR LES PESÉES. *Réactif d'Esbach.*

Acide picrique........	1 gr.
Acide acétique........	3
Eau distillée..........	100 c. c.

Faites dissoudre à chaud et filtrez.

ALBUMINE, RECHERCHE ET DOSAGE PAR LES VOLUMES (Esbach.)

Acide picrique........	1 gr.
Acide citrique.........	2
Eau distillée..........	100 c. c.

Réactif de Mehu

Acide phenique pur...	100 gr.
Acide acétique ordinaire	100
Alcool à 90............	200

Réactif de Tanret.

Bichlorure de mercure.....	4 gr. 06
Iodure de potassium.......	9 gr. 66
Acide acétique cristallisable.	60 c. c.
Eau distillée q. s. pour faire.	192

Faire dissoudre le chlorure mercurique dans l'eau

bouillante, verser cette solution dans l'iodure de potassium dissous à part, ajouter l'acide acétique, et finalement q. s. d'eau distillée, pour faire, après refroidissement, un volume de 192 c.c.

Réactif de Milliard

Acide phénique cristallisé....	7.76
Acide acétique cristallisable..	27.21
Potasse caustique	4.78
Eau distillée............	80.75

Précipite l'albumine, mais non les alcaloïdes. Précipite les peptones et l'acide urique, mais la chaleur fait disparaître le précipité.

Réactif de Spiegler.

Bichlorure de mercure.........	8 gr.
Acide tartrique	4
Eau distillée	200
Glycérine	20

L'urine est acidifiée par quelques gouttes d'acide acétique concentré et une certaine quantité de mucine est séparée par filtration.

On recouvre le filtratum de quelques gouttes de réactif : à la surface de contact, il se produit un anneau blanc (albumine). Sensibilité de 350.000. En présence de l'iode, il se produit un anneau jaune floconneux (HgI^2) qui est soluble dans l'alcool.

Réactif d'Oliver

Solution de tungstate de soude à (20 0/0)....	20 gr.
Solution saturée d'acide citrique (100/50)....	20
Eau distillée	20

Ou plus simplement :

Tungstate de soude.......	4 gr.
Acide citrique............	12.50
Eau distillée..............	43.50

Précipite l'albumine ainsi que la mucine, l'acide urique les peptones et la créatinine.

Réactif de Boureau

Acide sulfosalicylique pur.....	5 parties
Acide sulfophénique pur......	15 —

Dissolvez à chaud.

SUCRE

Liqueur de Fehling.

Sulfate de cuivre pur..........	34 gr. 64
Eau distillée.....................	270 gr.

D'autre part, faites dissoudre :

Sel de seignette................	173 gr.
Eau............................	360
Lessive de soude 1,33 (36° B).....	240

Versez ce mélange dans la solution de sulfate de cuivre, et complétez 1,000 c. c. avec de l'eau distillée. Conservez dans un endroit frais et obscur, pour recherches qualitatives. Si l'on destine cette liqueur aux recherches quantitatives, il sera alors nécessaire de la titrer.

Formule de Pasteur

La formule suivante indiquée par Pasteur donne un liquide inaltérable à la lumière et d'un bon emploi :

On fait dissoudre séparément :

	1° Soude caustique.	115 gr.
	Potasse caustique.	70 gr.
dans	Eau distillée	350 c. c.
	2° Acide tartrique	92 gr.
dans	Eau distillée	250 c. c.
	3° Sulfate de cuivre pur, cristallisé, non effleuri, que l'on a pulvérisé grossièrement	34 gr. 65
dans	Eau distillée	150 c. c.

On verse la première solution dans un vase jaugé de 1 litre. On ajoute ensuite la solution d'acide tartrique par petites portions, afin d'éviter un trop grand échauffement de la masse. On verse enfin la solution de sulfate de cuivre, également par portions et en agitant, afin d'obtenir une liqueur bien limpide. Le mélange étant revenu à la température ordinaire, on complète avec de l'eau distillée le volume de 1 litre, puis on mêle bien le tout.

Réactif de Nylander.

Soude caustique à 1,33....	60 gr.
S.-N. de bismuth.........	8
Sel de seignette	4
Eau distillée..............	95

Faites chauffer jusque vers 95 degrés, filtrez le liquide refroidi, et ajoutez 20 gr. de glycérine à 30 degrés.

Mode d'emploi. -- 1 c. c. du réactif avec environ 5 c. c. d'urine, et porter à l'ébullition : Le mélange devient gris ou noir foncé, selon la proportion de sucre en présence. En l'absence du sucre, il se forme un précipité blanc jaunâtre, mais non gris (Mercier).

Réactif de Mulder et Vogel.

Glucose

Une urine sucrée, rendue alcaline par du carbonate de soude, chauffée à l'ébullition avec du carmin d'indigo ou de la teinture de tournesol passe au vert, au rouge, puis au jaune.

Dosage du sucre par la liqueur de Fehling

Quantité de glucose par litre, d'après le nombre de centimètres cubes employés à la réduction complète de 10 c. c. de liqueur de Fehling, 10 c. c. de cette liqueur correspondant à 0 gr. 05 de glucose.

	1	1/10	2/10	3/10	4/10	5/10	6/10	7/10	8/10	9/10
1	50,00	45,44	41.68	38.46	35.70	33.32	31.24	29.40	27.76	26.30
2	25,00	23,80	22.72	21,72	20.84	20.00	19.22	18.50	17.84	17.24
3	16.65	16,00	15.62	15.14	14.50	14.28	13.88	13.50	13.14	12.82
4	12,60	12.18	11.90	11.62	11.36	11.10	10.86	10.62	10.40	10.20
5	10,00	9,86	9,60	9.42	9,24	6.05	8.92	8.76	8.62	8,50
6	8,32	9.18	8.06	7,92	7,80	7.68	7.56	7.44	7.34	7,24
7	7,14	7,04	6.94	6.86	6.78	6.66	6.56	6.48	6,40	6,32
8	6,24	6.16	6.08	6.02	5,94	5,88	5.80	5,74	5.68	5.60
9	5,54	5.48	5,42	5.36	5.30	5,24	5,20	5,16	5.12	5.06
10	5,00	4,94	4.90	4.82	4.78	4,76	4,70	4.66	4,62	4.58
11	4,54	4.50	4.46	4.42	4.38	4.34	4.30	4.26	4,22	4.20
12	4.46	4,14	4.12	4.08	4,04	4.00	3.98	3.94	3.92	3.86
13	3,84	3,80	3.78	3.76	3.74	3.70	3.68	3.66	3.62	3.58
14	3,56	3.54	3.52	3.48	3,46	3,42	3.42	3.40	3.36	3.34
15	3,32	3.22	3.28	3.26	3.24	3.22	3.20	3,18	3.16	3.14
16	3,12	3.18	3,08	3.04	3.04	3.02	3.00	2.98	3.96	2.94
17	2.94	2.92	2.90	2.88	2.86	2.84	2.82	2.82	2.80	2.78
18	2.76	2.76	2.74	2.72	2,70	2.70	2.68	2.64	2.64	2.64
19	2.62	2.62	2.60	2.60	2.58	2.56	2.56	2,54	2.52	2.52
20	2,50	2.50	2.48	2.48	2.44	2,42	2.42	2.40	2.40	2.38
21	2,30	2.36	2.34	2.34	2.32	2.32	2.30	2.30	2.28	2.28
22	2.26	2.26	2.24	2.24	2.22	2.22	2.20	2.20	2.18	2.18
23	2,16	2.16	2.14	2.14	2.12	2.12	2.12	2.10	2.10	2.10
24	2.08	2.08	2.06	2.05	2.05	2.04	2.04	2.02	2.02	2.02
25	2.00	1.98	1.98	1.96	1.95	1.95	1.94	1.94	1.92	1.92
26	1,92	1.92	1.90	1.90	1.88	1.88	1.88	1.80	1.86	1.86
27	1,84	1.82	1.82	1.82	1.82	1.80	1.80	1.86	1.89	1.80
28	1,78	1.76	1.74	1.74	1.74	1.74	1.74	1.74	1.74	1.72
29	1,72	1.70	1.70	1.70	1.70	1.68	1.68	1.68	1.68	1,66
30	1,66	1.66	1,65	1.64	1.63	1,62	1.62	1.62	1,62	1,72

Dosage du sucre par le Polarimètre

Quantité de glucose par litre d'après les degrés saccharimétriques (urine diluée de 1/10 et avec un tube de 22 centimètres de long).

	1	1/10	2/10	3/10	4/10	5/10	6/10	7/10	8/10	9/10
0	0.00	0.22	0.44	0.66	0.88	1.41	1.33	1.55	1,79	1.77
1	2.22	2.44	2.66	2,88	3,40	3.33	3,55	3,77	3.99	4,21
2	4.44	4.67	4.88	5,10	5.32	5,54	5.76	5,98	6,20	6,43
3	6,66	6.88	7.10	7,32	7.54	7.76	7.98	8.20	8.42	8,64
4	8,88	9.10	9,32	9,54	9.76	9.98	10,20	10.42	10,64	10,86
5	11.10	11,32	11,54	11,76	11,98	12.20	12,42	12.64	12,85	13,08
6	13.32	13.54	13.76	13,98	14.20	14.42	14,64	14,86	15.06	15,30
7	15.54	15.76	15.98	16,20	16,42	16.64	16.86	17.08	17,30	17,52
8	17.76	17.98	18,20	18,24	18,64	18.86	19,08	19.30	19,52	19.94
9	19.98	20.20	20,42	20,64	20.86	21.08	21.30	21,52	21.74	21,96
10	22.20	22,42	22.64	22.86	23.08	23,30	23.52	23,74	23,96	24,18
11	24.42	24.64	24,86	25.08	25.30	[illegible]	25.74	25,96	26.18	26.40
12	26.64	26.86	27.08	27.30	27,52	27.74	27.97	28,18	28.40	28,62
13	28.86	29.08	29,30	29.52	29,74	29.96	30,18	30,40	30,92	30,84
14	31.08	31.30	31.52	31,74	31,96	32,41	32.40	32,62	32,84	33,06
15	33,30	33.52	33.74	33.95	34.18	34.40	34.62	34,84	35,06	35,28
16	35.52	35,74	35,96	36.18	36,40	35,62	36,84	39,06	39.28	37,50
17	37.74	37.96	38,18	38,40	38.62	38.84	39.06	38,28	39,59	39,72
18	39.96	40,18	40,40	49,62	40.84	41.06	41,28	41,50	41,72	41,94
19	42.18	42,40	42.62	42.84	43.03	43,29	43.50	43,72	43,84	44,16
20	44.40	44,62	44,84	45,85	45.28	45.50	45.72	45,94	46.16	46,38
21	46.62	46,84	47,06	47.28	47,50	47,72	47.94	48,16	48,38	48.60
22	48,84	49,05	49,28	40.50	49.72	49.94	50,16	50.38	50,60	50,82
23	51,05	54.28	51.50	51.72	51.94	52,19	52,38	52,60	52,82	53,04
24	53.28	53.50	53,72	53,94	54.16	54,38	54,60	54.82	55,04	55,26
25	55,50	55.72	55.94	56,16	56,38	56.60	56,82	57,04	59.26	57,48
26	57.72	57.94	58,16	58,35	58.60	58,82	59.04	59.26	50,48	59,70
27	59,94	60,16	60,38	60.60	60.82	61.04	61.26	61.48	61,70	61,92
28	62.16	62.38	62 60	62.82	63,04	63,26	63,48	63,70	63,92	64,14
29	64,38	64,60	64.82	65,04	65,26	65,48	65,70	65.92	66,14	66,36
30	66.60	66,82	67.04	67.26	67.48	67,70	67.92	68,14	68,36	68,58
31	68.82	69.04	69.26	69.48	69,70	69,92	70,14	70,36	70.58	70,80
32	71.04	71.26	71,48	71,70	71.90	72,14	72,36	72,58	72.80	73,02
33	73,26	73,48	73 70	73.92	74,14	74,36	74,58	74,80	75,02	75.24
34	75,48	75.70	75,92	76.14	76.36	76,58	76,80	79,02	77,24	77,46
35	77.70	77,72	78,14	78 36	78,58	78,80	79.02	79.24	79,46	79.68
36	79 92	80,14	80.35	80,58	80,80	81,02	81,24	81,46	81,68	81.90
37	82,14	82 35	82,58	82,80	83,02	83.24	83,46	83,68	83,90	84,12
38	84.36	84.58	84 80	85,02	85,24	85,46	85.68	85,90	86.12	86,36
39	86,58	86,80	87,02	87,24	87,24	87,68	87.60	88,12	88.33	88,56
40	68.80	89.02	89.24	89.46	89.68	89.90	90.13	90,35	97.57	90,79

Pigments et Acides biliaires.

Réactif d'Ehrlich.

BILE (PIGMENT)

Acide sulfanilique.........	1 gr.
Acide chlorhydrique.......	15 c. c.
Nitrite de sodium.........	0.10
Eau distillée pour faire....	1000 c. c.

Pour la recherche de la bile, ajouter deux volumes de réactif puis quelques gouttes d'acide acétique cristallisable ; en présence de la bilirubine : coloration bleue intense, ou violette.

Réactif de Neubauer.

ACIDES BILIAIRES.

Évaporer quelques gouttes d'urine sur un verre de montre, ajouter 1 goutte d'eau sucrée (1 : 500) et une goutte d'acide sulfurique. Coloration violette sur les bords en présence d'acides biliaires.

Réactif de Pettenkofer.

ACIDES BILIAIRES.

Pour la recherche des acides biliaires, ajouter à 5 c. c. du liquide, 2 à 3 gouttes d'une solution de sucre de canne à 1/5, puis verser goutte à goutte en agitant un volume d'acide sulfurique concentré. Coloration violacée.

RÉACTIFS DIVERS

ACÉTONE.

Réactif de Chautard

0 gr. 15 de fuchsine.
250 gr. eau distilée.

Faire dissoudre en chauffant légèrement, puis faire passer un courant de SO^2, à refus, jusqu'à décoloration. (La liqueur garde seulement une teinte légèrement jaunâtre, mais nullement rouge).

Pour l'employer, on mélange parties égales de réactif et d'urine ; le liquide prend une teinte très manifestement rose en présence de l'acétone. La couleur rose n'apparaît pas immédiatement, mais seulement au bout de 1 à 2 minutes et va en s'accentuant.

Réactif de Legal.

Ajouter à l'urine une solution de nitroprussiate de soude et de la potasse, puis lorsque la coloration rouge a disparu, ajouter de l'acide acétique qui produit une teinte pourpre en présence de l'acetone.

ALCALOÏDES.

Réactif de Bouchardat.

Pour la recherche des alcaloïdes dans les urines :

Iode	10 gr.
Iodure de potassium. ...	20
Eau distillée	500 c. c

Réactif d'Yvon.

Faire bouillir 3 gr. de sous-nitrate de bismuth avec 40 gr. d'eau, ajouter 14 gr. d'iodure de potassium et 40 gouttes d'acide chlorhydrique : Coloration rouge.

INDICAN

Réactif d'Hammarsten.

Mélanger l'urine avec volume égal d'acide chlorhydrique fumant, puis ajouter goutte à goutte une solution concentrée de chlorure de chaux ; agiter ensuite avec du chloroforme qui se colore en bleu en présence de l'indican.

RÉACTIFS INDISPENSABLES POUR L'ANALYSE DES URINES (MERCIER).

Acide acétique (cristallisable).
Acide azotique (pur).
Acide chlorhydrique (pur).
Acide sulfurique (pur).
Acide trichloracétique (1/30 0/0)
Ammoniaque (à 22°).
Azotate de baryte (10 0/0).
Chlorure de baryum (10 0/0).
Chlorhydrate d'amm. (10 0/0)
Chlorure de sodium (10 0/0).
Chromate neutre de p. (100 0/0).
Chloroforme.
Extrait de Saturne.
Ferrocyanure de pot. (10 0/0).
Ferricyanure de pot. (10 0/0).
Iodure de potassium (10 0/0).
Liqueur de Labarraque
Molybdate d'ammoniaque.
Nitrate d'argent (5 0/0).
Oxalade d'ammoniaque (50 0/0).
Perchlorure de fer à 30.
Permangan. de pot. (1/200).
Phosphate de soude (10 0/0)
Phtaleine (1/100) alcool.
Potasse (10 0/0).
Reactif d'Esbach.

Réactif de Fehling.
Reactif Nylander.
Réactif de Tanret.
Solution saturée de:
Soude (10 0/0).
Sulfate d'ammoniaque.
Sulfate de soude.
Sulfate de magnésie.
Sulfate de cuivre (10 0/0).
Sulfate de magnésie (10 0/0).
Sulfate de soude (10 0/0).
Sulfocyanure de pot. (10 0/0).
Teinture de cochenille.
Teinture de tournesol.

EXPLICATION DE LA PLANCHE CI-CONTRE

FIG. I. — COUPE DE REIN NORMAL (*Substance corticale*)

a. — Glomérule de Malpighi.

b. — Tubes contournés avec leur endothelium *cubique* à la périphérie et *sphérique* dans la lumière.

c. — Cellules cubiques avec noyau, nucléoles et granulations dans le protoplasma.

FIG. II. — COUPE DE REIN PATHOLOGIQUE (*néphrite parenchymateuse*).

a. — Glomérule de Malpighi congestionné et hypertrophié.

b. — Cylindre hyalin coupé obliquement dans l'intérieur d'un tube contourné.

c. — Cylindres hyalins coupés transversalement.

d. — Tube contourné dont les éléments ont subi la dégénérescence granulo graisseuse.

N. B. — Cette planche a été dessinée d'après nature, au moyen de préparations qui nous ont été très obligeamment communiquées par M. le docteur DUBAR, professeur libre d'histologie et de technique microscopique, 4, rue Antoine Dubois.

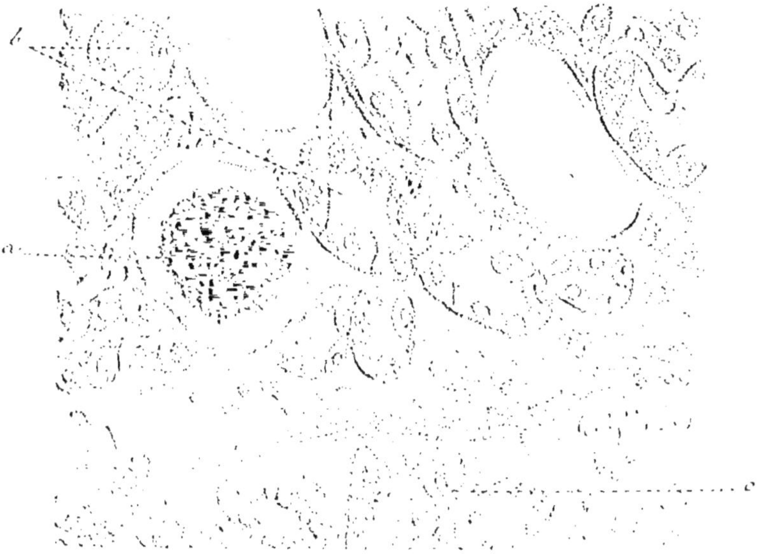
b
a
c

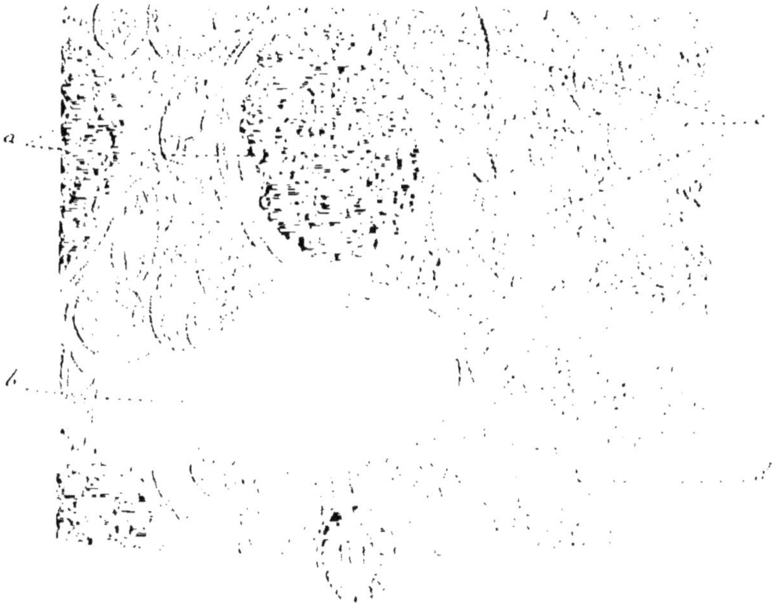
a
b

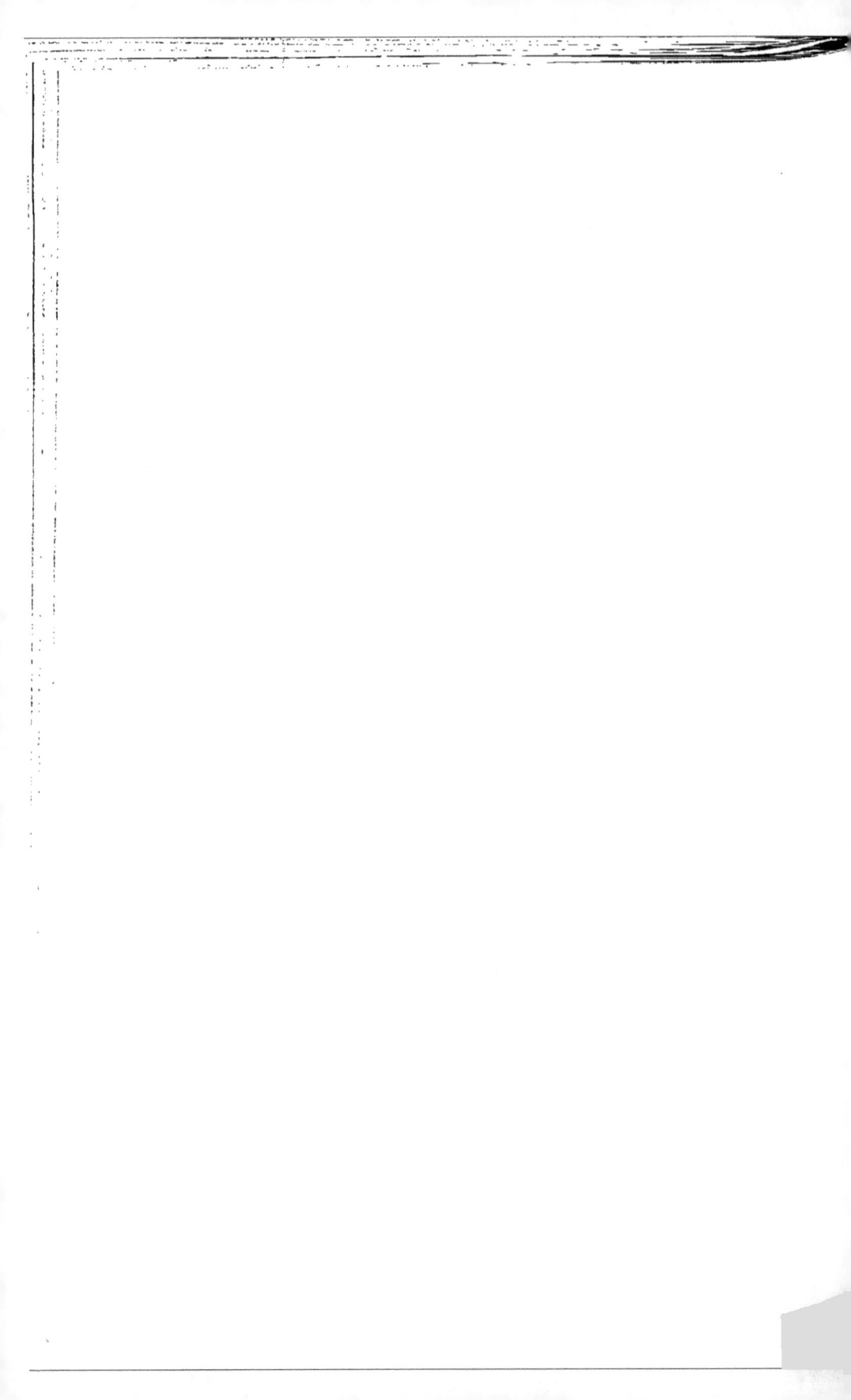

INDEX BIBLIOGRAPHIQUE

Une bibliographie complète des livres et mémoires ayant trait à l'urine, est presque impossible à réaliser. Nous ne donnerons ici que la liste des ouvrages les plus récents et de ceux en particulier qui nous ont servi dans ce travail.

Arthus (MAURICE). — Eléments de Chimie physiologique.

Bayrac (P.)— Etude du rapport de l'azote de l'urée à l'azote total dans les urines normales et pathologiques. (*Thèse de Lyon* 1887).

Beaunis. — Nouveaux éléments de physiologie humaine.

Berlioz et **Lépinois**. — Différentes combinaisons du chlore dans l'urine. (In *Journal de Ph. et de Ch.* 15 mars 1894.)

Beugnies-Corbeau. — Albumines, albuminuries, peptonuries, (Paris 1885.)

Bouchard. — Maladies par ralentissement de la nutrition : Leçons sur les auto-intoxications ; La nutrition envisagée au point de vue médical. (In *Semaine médicale* 13 mars 1895) ; Les théories de l'immunité (in *Revue Scient.* 24 août 1895) ;

Boymond. — De l'urée. (*Thèse de Paris* 1872.)

Bretet. — Du rapport azoturique dans le diabète (Vichy 1888); Rapport de l'azote de l'urée à l'azote total chez les glycosuriques. Vichy 1889 ; Sur la prétendue séparation des phosphates terreux et alcalins dans les urines. (In *Répert. de Ph.* 10 août 1894).

Carron de la Carrière et Monfet. — L'urine normale de l'enfant.

Casadevante. — La practica del analisis quimico en las orinas.

Cazeneuve et **Hugounenq**. — Sur le dosage de l'azote total. *Journal de Ph. et de Ch.* 1er juin 1888, ibid. 15 juin 1888).

Cazé. — Sur le dosage de l'acide urique. (*Thèse de Lille*, 1895).

Charrin. — Poisons de l'organisme : poisons de l'urine ; poisons du tube digestif.

Dantos. — Art. Urine. In *Nouv. dict. de Médecine et de Chirurgie*, T. XXXVII.

Demolon et **Chastang**. — Du dosage de l'albumine et de la différenciation des albumines dans les urines.

Denigès. — Détermination rapide de l'azote total dans les matières organiques et les liquides de l'économie (Bordeaux 1895).

Deroide. — Contribution à l'étude des procédés de dosage de l'acide urique (Lille 1891).

Desnos. — Traité élémentaire des maladies des voies urinaires.

Dreyfus-Brissac. — Thérapeutique du diabète sucré.

Duplaix (Simon). — Recherches sur l'urologie des cancéreux. In *Arc. gén. de Méd.* juillet 1895).

Dyce-Duckworth. — Traité de la goutte.

Elinchett (M.). — Contribution à l'étude des matières extractives non dyalisables des urines. (*Société de Biologie* 1891).

Engel et Moitessier. — Traité élémentaire de chimie biologique.

Eymonnet. — Recherches expérimentales sur l'apparition de l'acide phosphoglycérique dans l'urine. (*Journal de Pharm. et de Ch.* 1883).

Flamant. — Dosage du déchet organique de l'urine et des matières extractives. (*Thèse de Paris* 1895.)

Florence. — Travaux pratiques d'analyse quantitative. (Lyon 1891.)

Gaucher et Gallois. — Thérapeutique des maladies du rein.

Garnier. — Dosage de l'azote dans les urines. (In *Journal de Ph. et de Ch.* 1er juin 1887).

Gautier (Armand). — La chimie de la cellule vivante ; Traité de chimie biologique ; Chimie appliquée à la physiologie et à la biologie ; Toxines microbiennes et animales.

Gautrelet. — Urines (dépôts, sédiments, calculs) ; revue des maladies de la nutrition (passim).

Grimbert. — De la recherche du sucre dans l'urine (In *Journal de Ph. et de Ch.* 15 avril 1892)

Guérin (G.) — Origine et transformation des matières azotées chez les êtres vivants (1886.)

Guyon (Félix). — Leçons cliniques sur les maladies des voies urinaires.

Henninger. — Sur un procédé de dosage de l'azote total de l'urine. (*Société de Biol.* 12 juillet 1884).

Hénocque. — Spectroscopie des organes, des tissus et des humeurs.

Hugouneng. — Précis de chimie physiologique et pathologique.

Huguet. (R). — Notes d'urologie (Clerm.-Ferr. 1894) ; Dosage de l'azote total. (In *Journal de Ph. et de Ch.* 15 déc. 1894.) Dosage des matières ternaires.

Johnson. — Sur quelques causes d'erreur dans les recherches du sucre dans les urines (*Journal de Ph. et de Ch.* 15 décembre 1894.)

Jolles. — Recherche de la bile dans l'urine (In *Répert. de Ph.* 10 mars 1894.)

Labadie-Lagrave. — Urologie clinique et maladies des reins. — Pathogénie et traitement des néphrites.

Lagrange. — De l'exercice chez les adultes.

Laumonnier. — Hygiène de l'alimentation (Paris 1894.)

Lambert. — Sur les composés chloro organiques de l'urine. (In *Journal de Ph. et de Ch.* 1er mai 1894.)

Lécorché. — Traité de la goutte. — Traité du diabète.

Lépine, Eymonnet et **Aubert.** — Sur la proportion de phosphore incomplètement oxydé contenu dans l'urine (C. R. 1884.)

Lépine et **Jacquin.** — Sur l'excrétion de l'acide phosphorique par l'urine dans ses rapports avec celle de l'azote. (*Revue mensuelle* 1879).

Lereboullet. — Art. Urine. (In *Dict. encyclopédique*, 5me série, T. 1.)

Liotard. — Manuel pratique et simplifié d'analyse des urines.

Macé. — Traité pratique de bactériologie.

Mairet et Bosc. — De la toxicité de l'urine normale et pathologique (Paris 1891).

Maurel. — Manuel de séméiologie technique.

Mercier. — Guide pratique pour l'analyse des urines ; Nouvel uréomètre. (In *Journal de Ph. et de Ch.* 1er juillet 1895).

Moreigne. — Etude sur les méthodes de dosage de quelques éléments importants de l'urine (*Thèse de Paris* 1895.)

Neubauer et **Vogel.** — De l'urine et des sédiments urinaires.

Œttinger. — Thérapeutique du rhumatisme et de la goutte.

Patein. — *De la recherche et du dosage de l'albumine dans l'urine.* (In *Journal des Praticiens*, 31 août 1895.)

Petit et Monfet. — Dosage rapide de l'azote total de l'urine, (*Journal de Ph. et de Ch.* 16 mars 1893) ; Azote de l'urée et azote total de l'urine. (In *Journal de Pharm. et de Chim.* 1er avril 1893).

Poehl (Professeur). — L'analyse de l'urine et sa signification pour le diagnostic des maladies etc., (St-Pétersbourg 1896).

Pouchet (G.) — Des matières extractives de l'urine. (*Thèse de Paris*, 1880.)

Robin (Albert). — Traitement du diabète ; De la phosphaturie ; De l'azoturie ; Traité de Thérap. appliquée, fasc. 1. ; Etudes cliniques sur la nutrition dans la phtisie pulmonaire. (In *Arc. gén.* avril 1895) ; De l'influence des boissons sur la nutrition et dans le traitement de l'obésité (In *Bulletin de la Soc. des hôpitaux*, 3 février 1886). L'antipyrine, son action sur la nutrition. (In. *Bulletin acad. de Méd.* 7 décembre 1887.)

Roman et Evesque. — De la déviation gauche dans les urines (Baillère 1893.)

Richet et Chavanne. — Dosage des matières extractives de l'urine. (*Soc. de biol.* 1882).

Richet et Etard. — Dosage des substances organiques de l'urine. (*Soc. de biol.* 1882). Du pouvoir réducteur de l'urine, (C. R. 1881).

Salkowski. — Recherche de la peptone dans l'urine. (In *Répert. de Ph.* 18 mai 1894).

Slosse. — Technique de Chimie physiologique et pathologique.

Sonnié-Moret. — Eléments d'analyse chimique médicale.

Tahier. — Les éléments figurés de l'urine dans les néphrites. (*Thèse de Paris* 1895.)

Thorion. — Influence du travail intellectuel sur les variations de quelques éléments de l'urine (Paris 1893).

Tréheux. — Recherches sur l'acidité urinaire. (*Thèse de Paris* 1895.)

Tyson (James). — Guide pour l'examen pratique de l'urine.

Vicario. — Dosage de l'acide urique.

Weill-Mantou. — Manuel du médecin d'assurances sur la vie.

Yvon. — Manuel clinique de l'analyse des urines (8me édit. 1896)

Zune. — Urines chyleuses et hémato-chyleuses (Paris 1893).

TABLE ANALYTIQUE

DEUXIÈME PARTIE

CHIMIE DE L'URINE

TROISIÈME PARTIE

URINES ANORMALES ET URINES PATHOLOGIQUES

TABLE ALPHABÉTIQUE

FIN

Châteauroux. — Imp. P. LANGLOIS et Cie

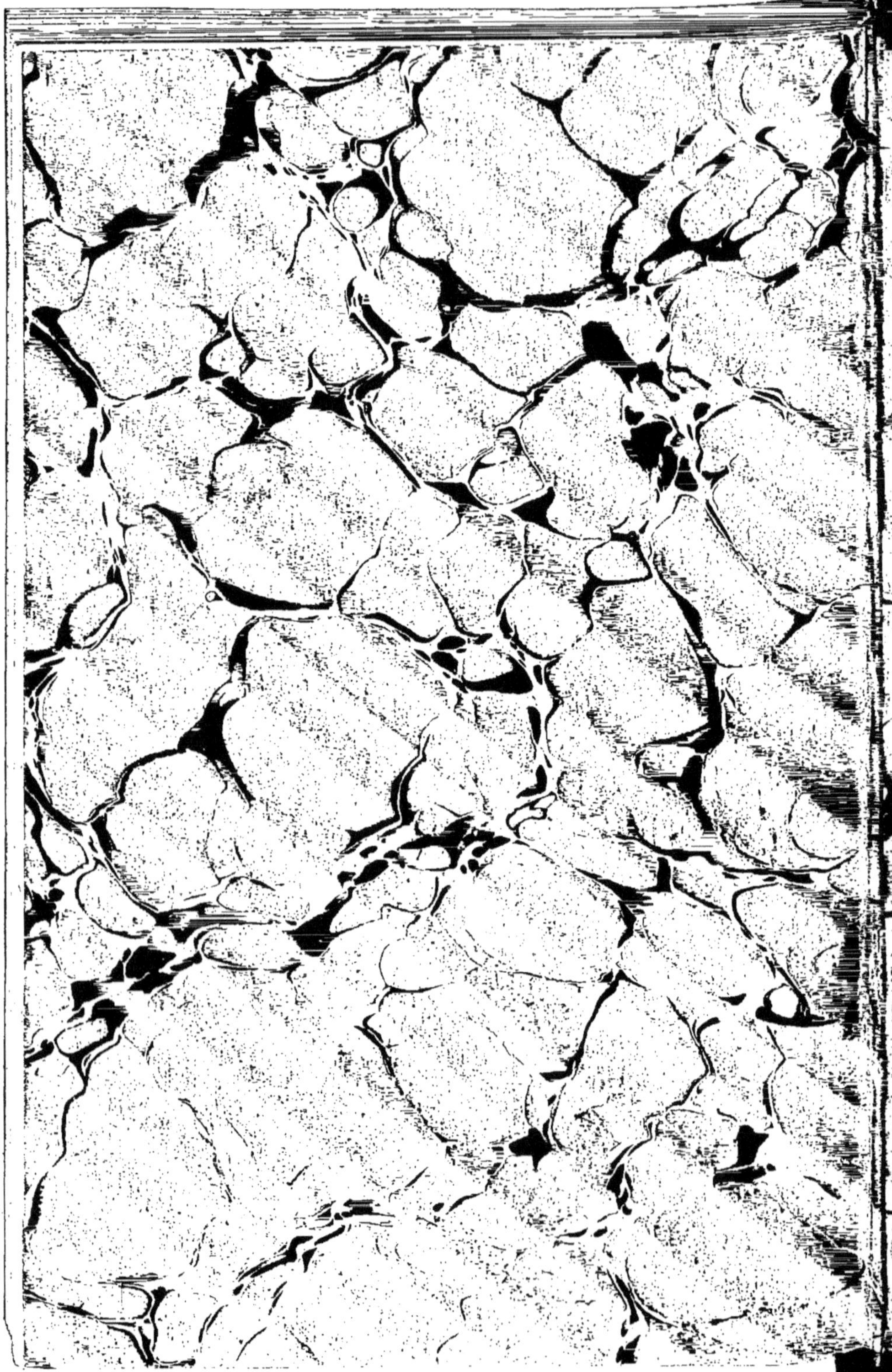

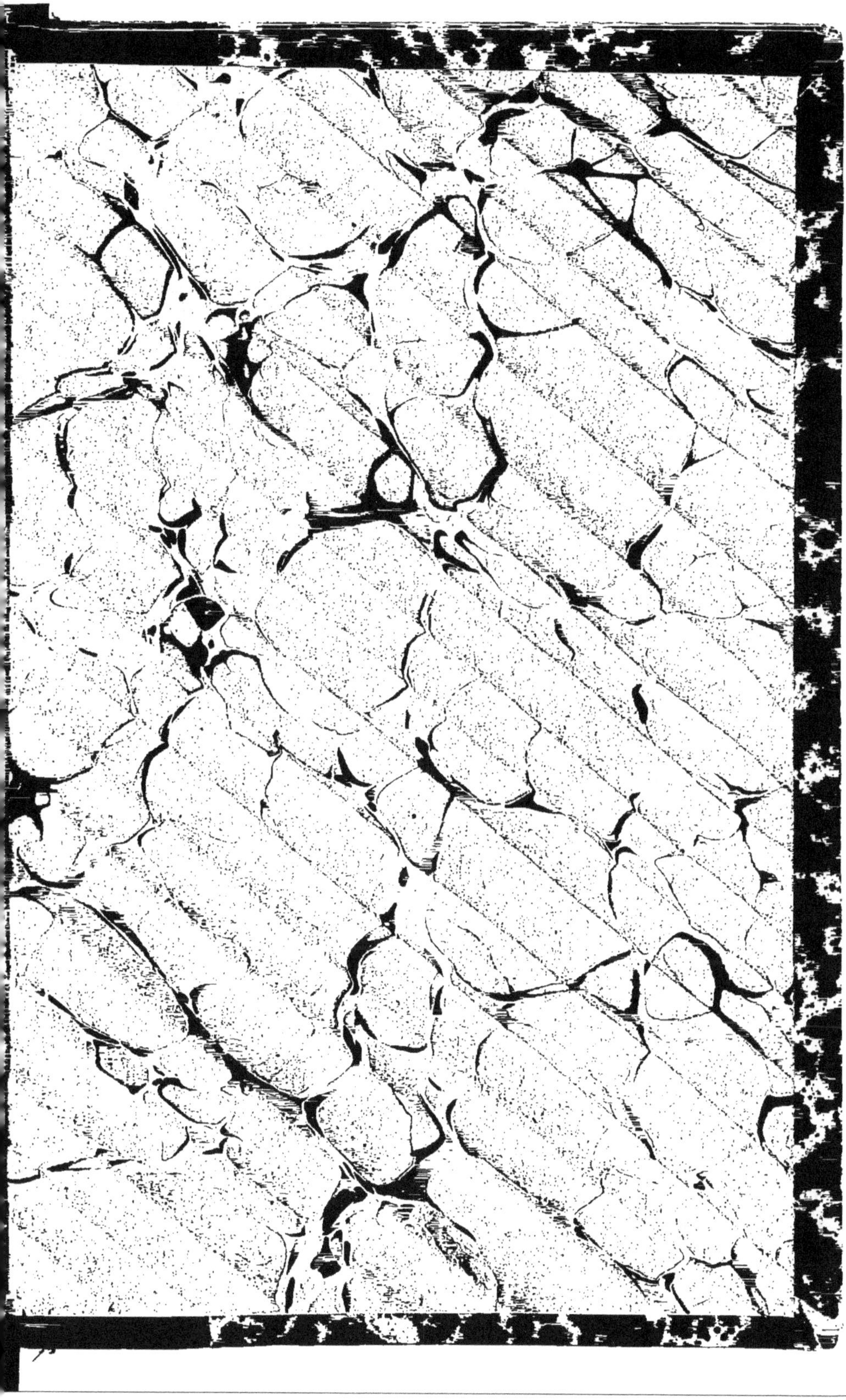

www.ingramcontent.com/pod-product-compliance
Lightning Source LLC
Chambersburg PA
CBHW031400210326
41599CB00019B/2832
* 9 7 8 2 0 1 9 5 7 3 7 7 5 *